看護カウンセリング
第2版

広瀬寛子　戸田中央総合病院看護カウンセリング室

医学書院

看護カウンセリング

発　行	1994年 9 月 1 日　第 1 版第 1 刷
	2000年 5 月 1 日　第 1 版第 4 刷
	2003年 4 月 1 日　第 2 版第 1 刷 Ⓒ
	2023年 2 月 1 日　第 2 版第 11 刷

著　者　広瀬寛子（ひろせひろこ）

発行者　株式会社　医学書院
　　　　代表取締役　金原　俊
　　　　〒113-8719　東京都文京区本郷 1-28-23
　　　　電話 03-3817-5600（社内案内）

印刷・製本　大日本法令印刷

本書の複製権・翻訳権・上映権・譲渡権・貸与権・公衆送信権（送信可能化権を含む）は株式会社医学書院が保有します．

ISBN978-4-260-33257-6

本書を無断で複製する行為（複写，スキャン，デジタルデータ化など）は，「私的使用のための複製」など著作権法上の限られた例外を除き禁じられています．大学，病院，診療所，企業などにおいて，業務上使用する目的（診療，研究活動を含む）で上記の行為を行うことは，その使用範囲が内部的であっても，私的使用には該当せず，違法です．また私的使用に該当する場合であっても，代行業者等の第三者に依頼して上記の行為を行うことは違法となります．

JCOPY 〈出版者著作権管理機構　委託出版物〉
本書の無断複製は著作権法上での例外を除き禁じられています．複製される場合は，そのつど事前に，出版者著作権管理機構（電話 03-5244-5088，FAX 03-5244-5089，info@jcopy.or.jp）の許諾を得てください．

● 第2版の序

　2000年の暮れに，1994年に上梓した本書の改訂版のお話をいただき，2001年から改訂版に取り組むことになった。

　『看護カウンセリング』を出版して9年，看護カウンセリングに関連した講演や原稿の依頼を数多く受けるようになり，読者からの手紙も多数いただき，お陰様で第4刷まで増刷された。それだけ多くの人がこの拙著を読んで下さったことに驚きと感謝の念を抱くと同時に，本を出版することの責任の重さを怖いほどにひしひしと感じてきた。

　この間，臨床を続ける中で，そしてそれを言葉にするという行為の中で，書き改めたい箇所はどんどん増えていった。というわけで，第2版といっても，全面改訂に近い形になった。それでも『看護カウンセリング』というタイトルを変えなかったのは，編集者である野崎弘幸さんの，「看護カウンセリングを通して成長していく著者のプロセスを記述する本としての意味合いを大切にすべきだ」という助言を，ありがたく受け取ったからである。

　初版を出版したとき，多くの方が書評を書いて下さった。

　わが国の看護学において看護カウンセリングの重要性を初めて提唱し，私に看護カウンセリングの道を導いて下さった見藤隆子先生は，当時，日本看護協会会長として超多忙な日々を送られていたにもかかわらず，書評を引き受けて下さった。私が見藤先生から学んだことは計り知れない。書評では，臨床心理士ではない看護師がカウンセリングを行うことの重要性を強調して下さった。臨床心理士とナース・カウンセラーとの問題は，未だ私の中で進行中である。

　私が尊敬し，また私が臨床に自信をなくしていたときにその講演から勇気を与えて下さった成田善弘先生は，書評を先生自ら書きましょうとおっしゃ

って下さった。心温まる書評をいただいたが，最後に，もう少し肩の力を抜いたらという言葉が書き添えてあった。今度はどれだけ肩の力を抜いて書けただろうか。まだまだ自信がない。成田先生のように読み手を温かくて穏やかな気分に包み込むような文章を書けるようになるのはまだ先のようである。

　故早坂泰次郎先生は現象学の視点から，拙著の甘さをお手紙で丁寧に指摘して下さった。その後，先生と直接お話をする機会がないまま，先生は他界されてしまった。私の心残りの一つである。

　困ったときにいつも相談し，支えていただいていた故都留春夫先生は，意外にも書評を引き受けて下さらなかった。随分後になって，ようやくこの本に対するコメントを書けそうですよとおっしゃって下さったが，そのまま帰らぬ人になってしまわれた。都留先生は私に何を伝えようとしていらしたのだろうか。先生の無言こそが臨床家として生きていこうとする私への厳しいメッセージだったのかもしれない。

　いま，お名前を挙げさせていただいた方たち以外からも，本当にたくさんのありがたい書評やコメントをいただいた。未熟とはいえ，失礼なミスに気づかなかったり，社会常識に欠けるようなことがあったりで，ご無礼があったことをお詫びしたい。第2版でこれらの貴重な助言にどれだけ応えられたかはわからないが，臨床の中で考えてきたことを自分の言葉で言語化したいと思った。

　患者の"いま，ここで"の在りように寄り添うこと，「あなたはあなたのままでいい」というメッセージを伝えられること。これが，看護カウンセリングで私が大切にしたいと思っていることである。それが臨床家にとって，いかに難しいことかも知っている。私の永遠の課題であろう。臨床家が患者と共に苦しみ，共に揺れること。それは揺れている自分に気づきながら揺れることができることを意味する。

　患者の苦悩を少しでも和らげたい，そう思っても何もできず，立ちつくしてしまう。怒りをぶつけられたり，恨めしそうな目でじっとみつめられるのは，まだましだ。その人は私に向かってくれているのだから。私が側に居ることを許してもらえているのだから。しかし，沈黙の中で自分がここに居て

いいのだろうかと感じることがある。言葉にすると薄っぺらなことしかいえないような気がして，言葉が出てこないこともある。もし，私がもっと深い人間になることができれば，患者も語ってくれるようになるかもしれない。語らなくても沈黙の意味が変わってくるかもしれない。自分に深みが出てきたとき，再び，言葉が自然と出てくるようになるのかもしれない。でもいまは，いまの自分で在るしかない。

　苦悩を抱えながら沈黙しているのであろうその人の苦しみを感じ，無力な自分に苦しむこと，どこまで自分がこの人の世界に入っていいのだろうかと悩むこと，そういう姿勢自体が臨床家にとっての大切な在りようではないかと思う。互いの苦しみがある瞬間，ある一点で繋がるかもしれない。共に苦しみ，共に揺れることができる能力である。専門家たる者，こういうときはこうすべきと理想を掲げ，割り切ることができれば楽である。でも，人は割り切れない世界で生きている。人とのかかわりは，曖昧なことや不確実なこと，割り切れないことで満ちている。そのことを認め，耐えなければならない。

　人の苦悩を和らげることを目的としていたら，みんなバーン・アウトしてしまうだろう。達成できない状況のほうがずっと多いだろうから。他者の苦悩を取り除くことはもちろん，和らげるなんてそんな簡単にできるものではない。それはある時は傲慢な専門家の姿勢になってしまうだろう。それより，共に苦しむこと，共に苦しめる能力を育むことを目標にしたほうがいいと思う。

　改訂版の特徴は以下の通りである。
　私は，現在，がん患者の緩和ケアのフィールドで仕事を行っている。そのため，透析患者とがん患者とを対象としていた初版から，緩和ケアの領域におけるがん患者に対する看護カウンセリングが中心となる。緩和ケアにおいては，患者と同等に家族がケアの対象となる。そのような視点から，患者ケアに加えて家族ケアについても論じる。
　精神医療の分野では，個人セラピーに加え，集団精神療法が治療として重要な位置を占める。私も患者と家族，ならびに医療者に対してサポートグ

ループを行ってきたことから，個人カウンセリングに加え，サポートグループについても論じる。

初版では「共感的理解のレベルの分類」について述べたが，その後，「共感的理解のタイプ分類」として発展させたので，それについて論じる。また，臨床の中で気づいてきた知見を全章にわたって，改訂および追加する。

構成は第Ⅰ部は総論，第Ⅱ部は各論とし，各論では読者の理解を助けるために，事例を記述する。実際に私が体験してきた看護カウンセリングの事例がもとになっているが，患者および家族，ならびに医療者個々のプライバシーを保護することに留意し，患者の背景については必要最小限度の記述にとどめ，カウンセリング・プロセスの本質を損なわない程度に事実には変更が加えられている。事例を提示する目的は，看護カウンセリングのあり方を検討することである。ナース・カウンセラーである私が，どのように患者・家族にかかわったのかを明らかにするために，私の体験世界をできるだけありのままに記述する。患者・家族の記述も，あくまでも"私にみえた，感じられた患者・家族の体験世界"である。敬虔な気持ちで，大切に記述することを心がけた。

第Ⅰ部　総論の構成は以下の通りである。
第1章では，看護カウンセリングの学問的位置づけについて論じる。看護カウンセリングの理論的枠組みと定義について考察する。
第2章では，看護カウンセリングの臨床的位置づけについて論じる。看護カウンセリングの看護の中での位置づけと他の職種との比較を通して，その特徴について検討する。
第3章では，看護カウンセリングの基本的姿勢について論じる。ロジャーズが提唱するカウンセラーとしての三つの姿勢を踏まえながら，ナース・カウンセラーに必要な基本的姿勢について述べる。
第4章では，看護カウンセリングの発展に向けて提言を行う。チーム医療の中での看護の役割，および看護カウンセリングを発展させるうえでの問題点や課題について考察する。

第Ⅱ部　各論の構成は以下の通りである．

第1章では，看護カウンセリングの方法論について論じる．病院の中で看護カウンセリングを行うときの構造と枠組みについて述べ，次に，看護師がカウンセリング的姿勢を学ぶための方法として，具体的なエクササイズを紹介する．

第2章では，看護カウンセリングの実際について論じる．実際に看護カウンセリングを行っていくうえでどのように患者に向かえばいいかを，姿勢や在り方と技法の視点から，事例を交えながら述べる

第3章では，看護カウンセリングの機能について論じる．患者・家族，および医療者にとって，看護カウンセリングがどのような機能を持つのかについて考察する．

第4章では，サポートグループについて論じる．看護カウンセリングは，個人カウンセリングのみならず，グループ療法にも拡大できる．そのような視点から，私たちの実践を記述し，患者と家族，ならびに医療者のためのサポートグループの可能性について検討する．

終章では，患者・家族とナース・カウンセラーの体験世界について論じる．患者も家族も，そしてナース・カウンセラーも，それぞれの体験世界を生きている．三者それぞれの体験世界について述べる．

本書が，学問として看護カウンセリングを学ぼうとしている人たちにも，また，臨床の場で活用したいと思っている人たちにも的確な情報を伝えられるように，学問的裏づけとともに，必要なスキルを提供できる本になることを願っている．

謝辞

私をこれまで支えて下さった多くの方々に感謝したい．

戸田中央医科グループ会長　中村隆俊先生，戸田中央総合病院院長　中村毅先生，ならびに緩和治療科部長　小野充一先生は，高校のときからの私の夢であった看護カウンセリングを仕事として行うことを叶えて下さった．病院に新たに看護カウンセリング室を開設し，自由に仕事をさせていただいて

いる。現在，共に働いている医師や看護師たちは，日々，刺激を与えて下さり，充実した毎日を過ごすことができている。私の現在のスーパーバイザーである前田健二郎先生は，医療現場の特殊性を十分理解したうえで，指導して下さっている。前田先生から教わった知見は，本書にも生かされている。

　私が出会った患者さんやご家族，看護師，医師を含めた医療者は私に貴重な体験を与え，さまざまなことを学ばせて下さった。研究協力や事例の公表を快く引き受けて下さった方々に，ここで改めてお礼を述べたい。

　恩師をはじめ，多くの先生方が私に多大な影響を与え，未熟な私を見守り続けてきて下さった。見藤隆子先生に出会わなければ，私は看護カウンセリングに出会うことはできなかったかもしれない。修士課程の指導教授であった杉森みど里先生は，看護学とは何かを教えて下さった。私は二度も大学を休学したが，特に石黒義彦先生と田口ヨウ子先生は親身になって相談に乗って下さり，落ち込む私を支え続けて下さった。グループ・アプローチの研究を始めたころ，村山正治先生と野島一彦先生は，全く面識もなく，畑も違う私の一通の手紙に資料を送って下さったり，丁寧なアドバイスを与えて下さった。春木繁一先生には透析看護に携わっていた頃からずっと支えられている。私の力量を試す場を数多く提供して下さり，暴走してしまう私を何度となく優しくたしなめて下さっている。

　友人たちが，すぐに落ち込んだり，めげそうになる私の話を辛抱強く聴き，支え続けてくれた。

　杉本恒明先生，高田重男先生をはじめとした私のかつての主治医は，私の疾患を治療するだけではなく，私の人生を考えて下さった。当時の私の病状では無謀ともいえるわがままな選択を支え続けて下さったからこそ，いま，私はこうして自分の道を歩むことができているのだと思う。

　私がこれまで生きてこられたのは，家族の変わらない愛情のお陰だと思っている。特に両親は，私の病気でどれだけ苦しんできたかと思う。

　『看護カウンセリング』を出版する機会を与えて下さった医学書院看護出版部の野崎弘幸さんは，その後もずっと私を温かく見つめ続けて下さり，今回の改訂版を出版することを勧めて下さった。制作部の重　嘉仁さんは，私のしつこい校正に辛抱強くつき合って下さり，素敵な表紙も作って下さった。

このようにふり返っていると，お礼を伝えたい方々がまだまだ浮かんでくる。すべての方々のお名前をここに挙げることができないことをお許しいただきたい。私の中ではしっかりとお名前は刻まれている。

　本書を，私が出会った多くの患者さんたちと，戸田中央総合病院に就職するときにご尽力下さり，身体の弱い私をいつも気遣いながら，ご自分が先に逝かれてしまった前副院長　西川孝戒先生，そして，亡き最愛の父と母に捧げる。

　　　　　　　　　　　　　　　　　　　　　　　　　　　広瀬寛子

● 初版の序

　本書では，精神疾患患者のみならず，身体疾患を含むすべての患者にとっての心理的ケアの重要性を提示し，看護の本質を鮮明に映し出す看護カウンセリングを紹介する。本書が，看護カウンセリングを行えるクリニカル・ナース・スペシャリストの必要性を理解してもらうための書であると同時に，すべての看護婦が患者へのよりよいケア，すなわち患者の人間的回復をめざした看護カウンセリングの姿勢を臨床で活用できるようになるための書になることを願っている。

　本書は，筆者の博士論文『看護面接の機能―透析患者との面接過程の現象学的分析―』と，透析患者や癌患者といった身体疾患患者への看護カウンセリングの実践をもとに書き進めたものである。いわゆる一般に知られている心理カウンセリングと異なる看護独自の看護活動としてのカウンセリングを強調するために，"看護カウンセリング"というタイトルを選んだ。

　医学及び医療の進歩により，治癒の見込みのなかった疾患が次々と克服され，患者の社会復帰が可能となってきた。しかし，その一方で，患者の存在から切り離された臓器中心の治療の危険性など，患者の人間性を阻害する傾向も生まれてきた。これは疾患(disease)の治療(curing)のみが優先され，人間の全体としての体験であり，個人的側面を含む病気(illness)に視点を置いた癒し(healing)が軽視されてきたことを意味する。現在の医療の傾向に伴い，看護婦も検査や機械の操作に追われ，疾患中心の看護に傾き，患者の存在そのものに目を向ける余裕をなくしつつある。このような状況の中で，患者の人間性を回復するためには，患者にとっての病気の意味を重視した全人的アプローチが重要になってくる。特に，医学の進歩によっても，治癒が不可能な慢性病を患っている患者に対しては，疾患を治せばよいという従来の医療者の態度では限界がある。むしろ，そこでは，患者が病気と共に生きる

ことを援助する役割が医療者には必要とされる。

　現象学派の精神病理学者でありヴァン・デン・ベルク(van den Berg, J.H.)は、「病気の生活は、健康な人にはおよそ想像しかねるような、完全な驚きの体験である」と述べている。さらに、「病気の生活は、彼にとって現実に生きる生活のようには思われず、ただ受け身で耐えなければならないものである。患者は打ちのめされたように感じ、困惑し、反抗的になり、あるいは、実りのなさは同じなのだが、あきらめる」(以上, The Psychology of the Sickbed. Duquesne University Press, 1966.; 早坂泰次郎・上野矗訳：病床の心理学, 現代社, p.18, 1975)と言う。患者はそのような段階から、病気を自らのものとして引き受けていくことに向かえるようになったとき、病気と共に生きることができる。看護婦は、そのような患者の病気の受容過程の中で、患者をあるべき姿に向かって変えようと操作するのではなく、患者と共に生き、患者個々の在り方を尊重しながら、その人らしく生きられるように援助する役割を持っている。看護は、科学的思考に裏付けられた看護過程の展開であると同時に、生きている人間そのものにかかわり、対人関係を基盤として援助していこうとするものである。

　このような援助という行為の基盤であり、また始まりでもあるのは、患者を"わかろう"とする姿勢である。人を"わかる"とは、単に相手についての知識を得ることでも、タイプ分けすることでも、評価することでも、判断することでもない。その人をあるがままに受け入れ(受容)、その人の心の在りように添うことである(共感)。人は、他者と真に"わかり"合えた関係の中で、心の安定と余裕を得て、自らをありのままに見つめ直すことができ、自分らしく生きる力を得る。カウンセリングとは、このような原理に基づく援助機能である。つまり、看護カウンセリングは、患者を"わかろう"とする行為がそのすべてといっても過言ではない。

　このような援助が伴わなければ、たとえ、技術的なケアを完全に遂行できたとしても、患者は「病気」という出来事を自らの人生の一部として引き受けられずに、不安、恐怖、不幸、不信の念にさいなまれ続けて、生きること自体に消極的にならざるをえない。患者がそのような状態にあれば、治療効果にも影響するであろう。

看護カウンセリングが持つこのような特性は，看護婦による患者理解という援助機能を明らかにしてくれるであろう．読者は，看護カウンセリングから看護の本質を読みとることができると思う．

　本書はいわゆる一般向けのカウンセリングとは異なる看護カウンセリング独自の機能の本質を探究している．本書を読み進むにしたがって，一般のカウンセリングと看護カウンセリングとの違いが明瞭になるであろう．また，看護カウンセリングでは，ナース・カウンセラーである看護婦自身の患者に向かう在りようを不問に付すことができないことが明らかになると思われる．トラベルビー(Travelbee, J)は，「看護に関するいかなる仮説も，人間の本性についてその人が抱いている概念から発展せざるをえない」(INTERPERSONAL ASPECTS OF NURSING. Second Edition, F.A. DAVIS, 1971.；長谷川浩・藤枝知子訳：人間対人間の看護．医学書院，p.33, 1974)と述べている．看護婦自身が変化することによって患者理解が変化し，そのことが看護の質を向上させる．そして，両者の間に新しい人間関係が生じ，その患者にとってより適切な看護が展開されていく．

　本書は，筆者のナース・カウンセラーとしての実践の中から普遍性を導き出そうとしたものが中心となっている．筆者の実践をもとに事例を織り混ぜながら，看護カウンセリングの実際を提示する．

　看護学生や看護婦から「患者を受容することや患者に共感することや患者を尊重することが看護にとっては大切であると，看護学校で教えられた．でも，それは言葉で教わっただけで，受容するとか共感するとか尊重するということが実際，どういうことなのかわからない」という疑問と悩みをしばしば聞く．そのような実践における葛藤に対する直接の答えを本書で用意することはできない．なぜなら，"わかる"とは，患者と読者自身から離れて書物や講演で実感できるものではなく，実際に，様々な性格や価値観を持った読者自身が患者と真剣に向き合うプロセスの中でしか実感できないからである．しかし，読者は，日頃の自分の実践を振り返りながら本書を読むことで，現実の患者とのかかわりを通して，患者を"わかる"ということを実感できるようになるであろう．本書が，患者と読者自身の自己実現過程を促進する看護カウンセリングについて学び，看護カウンセリング的姿勢を臨床の場で

活用できるようになる読者自身の潜在力を引き出すことを援助し，看護という専門職に読者が自信を持てるようになるための一助になることを願っている。

　本書の構成は以下の通りである。
　序章では，筆者がなぜ，看護カウンセリングを実践するようになったのかという，筆者自身の歩みを述べる。この章は，単なる"個人的体験談"を示したものではない。看護カウンセリングを行う者としての筆者のパースペクティブを表したものである。人間と直接かかわることを生業とする専門家にとっては，自分自身を見つめ，それを他者に提示することは必要不可欠な作業だと考える。これは，研究者がデータから独立しているという仮定のもとで行われる自然科学とはまったく異なる特徴である。対象と直接関与し合う学問では，研究者自身の在りようを不問に付すことはできない。読者は筆者の看護カウンセリングへの歩みを共有することで，本書をいっそう理解できると考える。
　第1章では，看護カウンセリングの学問的位置づけについて論じる。看護カウンセリングの理論的枠組みと特徴，及び看護の中での位置づけについて述べられる。
　第2章では，病院の中で看護カウンセリングを行う場合の具体的方法について述べる。さらに，一般の看護婦も活用できるような患者との会話の中で具体的に気をつけるポイントと，看護婦に必要な基礎的なカウンセリング姿勢を学ぶ方法についても考える。
　第3章では，筆者の実践を元に，病むことによって変化した患者の体験世界を記述する。病気を患者から切り離して客観的なものとしてとらえるのではなく，一人一人の病む人の中に生きている病気の主観的意味を明らかにしていく。
　第4章では，筆者の実践を元に，ナース・カウンセラーの体験世界を記述する。患者に向かう時の姿勢や在り方と技法，最後にナース・カウンセラーの葛藤の意味を明らかにしていく。
　第3章，第4章共に，実際の事例が豊富に織り込まれているので，それぞ

れの体験世界を理解しやすいものにしてくれるであろう。

　第5章では，筆者の経験から，チーム医療の中での看護カウンセリングの実践における問題点や課題を提示し，看護カウンセリングの展望について論じる。

　第6章では，筆者が行った看護カウンセリングの事例を紹介する。第3章と第4章で部分的に出てきた事例が，一人一人の患者の事例として経時的に見ることができる。

　おわりに，現在，私が看護カウンセリングを手探りながら実践させて頂いている，東京大学医学部付属病院放射線科の佐々木康人教授，青木幸昌病棟医長，蚫谷照子婦長，並びに医師，看護婦のみなさまに感謝する。看護カウンセリングの実践を現在，実際に行えていなければ，私はこのような本を書くことに自信をもてなかったと思うからである。そして，何よりも，私に貴重な体験をさせて下さり，様々なことを学ばせて下さった患者さんたち及びその家族の方々に感謝する。彼らは，私が彼らとの体験を掲載することを快く引き受けて下さった。さらに，私にこのような機会を与えて下さった医学書院の野崎弘幸氏に感謝する。

　最後に，この書は，今は亡き，最愛の母に捧げたい。

1994年7月

著者

● 目次

第I部　総論

第1章　看護カウンセリングの学問的位置づけ —— 2
I. 看護カウンセリングの学問的背景 —— 2
1. カウンセリングと人間観　2
2. 看護における援助機能　10
3. 現象学的アプローチとしての看護　16

II. 看護カウンセリングとは —— 20
1. 看護カウンセリングの定義　20
2. 看護カウンセリングの目的・目標　24

第2章　看護カウンセリングの臨床的位置づけ —— 26
I. 看護における看護カウンセリングの位置づけ —— 26
1. リエゾン精神看護と看護カウンセリングとの関連　27
2. クリニカル・ナース・スペシャリストとしてのナース・カウンセラーの役割　27
3. 看護師にとっての看護カウンセリング的姿勢　28

II. 看護カウンセリングの役割 —— 30
1. 看護カウンセリングの特徴　30
2. 他の職種との比較　38

第3章　看護カウンセリングの基本的姿勢 —— 44
I. わかるということ —— 44
1. 「わかる」とは　44
2. わかることがどうして援助的になるのか　47

Ⅱ．共感的理解 ——— 47
    1．共感的理解とは　47
    2．共感的理解のタイプ分類　48

Ⅲ．無条件の肯定的配慮と自己一致 ——— 60
    1．無条件の肯定的配慮　60
    2．自己一致　61

Ⅳ．聴くということ ——— 64

第4章　看護カウンセリングの発展に向けて ——— 67

Ⅰ．チーム医療の中で看護の役割を発揮するためには ——— 67
    1．緩和医療と看護　67
    2．看護師同士がケアを繋げていくこと　68
    3．他の医療者に繋いでいくこと　68

Ⅱ．チーム医療とナース・カウンセラー ——— 70
    1．ナース・カウンセラーに対する偏見と幻想　70
    2．看護師・医師との連携　71

Ⅲ．病院管理からみたナース・カウンセラーの経済性 ——— 73

Ⅳ．総合病院における精神的ケアシステムのモデルの確立 ——— 74
    1．医療者との連携　74
    2．看護師に対する教育　74
    3．医療者を支えること　75
    4．ナース・カウンセラーの確保とリエゾン精神科医との連携　75
    5．患者への精神的ケアの充実と継続　76

第Ⅱ部　各論　77

第1章　看護カウンセリングの方法論 ——— 78

Ⅰ．看護カウンセリングの枠組み ——— 78
    1．目的　78
    2．対象者　79
    3．紹介の方法　80

4. 面接の進め方　82
II. 看護師のためのカウンセリング的姿勢を学ぶ方法 ——————93
　　1. ロール・プレイ（role playing）　94
　　2. フォーカシング　96
　　3. 図形を使ったコミュニケーション・ゲーム　99
　　4. 感受性を広げるワーク：身体に触れること，感じること　101
　　5. 事例検討：事例をふり返るということ　105
　　6. エンカウンター・グループ　106

第2章　看護カウンセリングの実際 ——————————————109

I. 対話の中で具体的に気をつけること ——————109
　　1. 事実と真実　109
　　2. 診断と仮設的解釈　111
　　3. 患者の表現に含意されることの多様性　112
　　4. 医療者の説明は患者が理解できるものだったであろうかという問い　114
　　5. 普通の人の感覚を忘れない　118
　　6. 患者のプライバシーにもっと謙虚になる　119
　　7. 患者・家族の生きてきた歴史と物語を忘れない　119
　　8. 患者・家族の真実と医療者の解釈を混同しない　120
　　9. 繰り返し語られることにつき合っていく　122
　10. 健康な側面に目を向ける　123
　11. 希望を支える　125
　12. 医療者の価値観を押しつけない　127
　13. 時には家族のロールモデルとして　130
　14. 誠実に考えを伝える　134
　15. お互いの気持ちを認め合う　136
　16. 待つ　138
　17. 聴き手に徹する　142
　18. 逃げないで側に居る　144
　19. 患者の「異界」を尊重する　149

II. 身体感覚に焦点を当てた対話 ——————151
　　1. 呼吸に合わせて共に在ること　151
　　2. 触れること　152
　　3. フォーカシング　154
　　4. その他の療法　157

Ⅲ. 対人関係の困難さを抱えた患者・家族とつき合うために ──────── 159
 1. 対人関係の困難さを抱えた人とかかわるときの気持ちの変遷と葛藤 159
 2. かかわりのポイント 162

第3章 看護カウンセリングの機能 ──────────────── 167

Ⅰ. 患者にとっての機能 ──────── 167
 1. 病気や自分自身を否定的に意味づけていた患者がより自分らしい生き方を見つけていく 167
 2. これまでの人生をふり返って語ることを通して, 自分の生を意味づけていく 168
 3. 自分の中の健康な側面に気づいていく 168
 4. 不安や悲しみを語り, 聴いてもらうことによって癒される 169
 5. 気持ちの整理をすることで, 自分が望むことを明らかにしていく 169
 6. 自分を訪問してくれる人がいると実感できることで, 気持ちが安らぐ 170
 7. いまの自分をそのまま受けとめてもらえると実感できることで, 気持ちが楽になる 170
 8. 母性性 172
 9. リエゾン的役割 174

Ⅱ. 家族にとっての機能 ──────── 176
 1. 不安や悲しみを語り, 聴いてもらえることで, いまの生活を続けるための力を回復したり, 新しい方向性を見つけることができる 176
 2. 自分の中の健康な側面に気づいていく 176
 3. 気持ちの整理をすることで, 新しい方向性を見つけることができる 177
 4. 家族が病気になったことによって顕在化した家族関係の問題に対処する 177
 5. 死にゆく人の側に共に居てくれる人 178
 6. リエゾン的役割 178

Ⅲ. 医療者にとっての機能 ──────── 178
 1. 直接聴取できない情報を得ることができる 179
 2. チームメンバー間の意見の調整 180
 3. 気持ちの整理や, 患者・家族との間で何が起こっているかが明らかになる 180
 4. 患者や家族を前向きに理解するための余裕を得る 181
 5. 患者とかかわるためのスキルを学べる 181

Ⅳ. 看護カウンセリング室という部屋の機能 ──────── 181

第4章　看護カウンセリングの拡大：サポートグループ ——— 183

I．がん患者のためのサポートグループ ——— 183
1. 歴史と動向　183
2. 短期型サポートグループ　185
3. 継続的サポートグループ　201

II．遺族のためのサポートグループ ——— 215
1. わが国における遺族ケアの現状と問題点　215
2. グリーフワーク（悲嘆作業）　216
3. 遺族のためのサポートグループ　218

III．医療者のためのサポートグループ ——— 228
1. 医療者の苦悩　228
2. 看護師のためのサポートグループ　230

IV．グループ・アプローチの本質 ——— 236

終章　生きるということ：患者・家族とナース・カウンセラーの体験世界 ——— 238

I．患者の体験世界 ——— 238
1. 病気になったことによって変化した世界　238
2. 生と死：がん患者と透析患者との比較から　249
3. 患者の体験世界からみた看護　252

II．家族の体験世界 ——— 257
1. 家族のストレスと家族が病気になったことによって変化した世界　258
2. 家族の繋がりと曖昧さの尊重　259

III．ナース・カウンセラーの体験世界 ——— 260
1. 看護カウンセリングの事例を通して　261
2. 無力さを認めるということ　269

文献 ——— 273

あとがき ——— 285

索引 ——— 289

第Ⅰ部　総　論

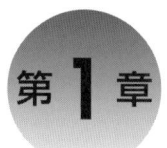

看護カウンセリングの学問的位置づけ

第1章では，看護カウンセリングの理論的枠組みとその特徴について論じる。

I. 看護カウンセリングの学問的背景

1．カウンセリングと人間観

　病める人の理解と援助の基本的方法として面接があり(岡堂，1969)，看護カウンセリングも基本的には同様である。看護師自身の人間観は，看護カウンセリングの最も基本的な概念となる。看護師の人間観が看護観，カウンセリング観の基礎となり，看護カウンセリングのプロセスに反映する。したがって，私自身の人間観の枠組みを明らかにする必要がある。
　ここでは，マスロー(Maslow AH)やロジャーズ(Rogers CR)などを中心とした人間性心理学[注1]の立場を基礎とした人間観を中心に紹介する。中でも，カウンセリングなどさまざまな対人関係の分野で人間中心のアプローチを築き上げたロジャーズの人間観を中心とする。人間は操作されうる存在ではなく，個人の中に成長への潜在力があると考えるが，これは人間性心理学のテーマと共通の基盤に立つものである。

ただし，人間性心理学以外の学問を否定するものではない。一つの世界だけにとらわれず，精神分析学や行動主義など他の学問との対話を重ね，自分自身の理論と実践に統合していきたいと考える。

1）自己実現過程

自己実現は，現代心理学に影響を及ぼした二つの潮流—精神分析学と行動主義—に加えて，第3の潮流として位置づけられる人間性心理学の基本概念である（岡堂，1978）。

マスローは，ゴールドシュタイン（Goldstein K）が初めて提唱した自己実現の思想を明確に理論化し（岡堂，1978），フロイト理論におけるような衝動を低次の欠損動機とみなし，人格全体の成長・自己実現に向かう成長動機と区別した（水島，1986）。マスローによれば，自己実現とは「有機体の潜在可能性を最大限に発揮し実現すること（Maslow，1954/1978，p323）」であり，「人間は自分のうちに，人格の統合性，自発的な表現性，完全な個性と統一性，盲目にならず真実を直視すること，創造的になること，善なること，その他多くのことに向かう力を持っている（Maslow，1962/1964，p209）」と定義されている。

一方，ロジャーズは自己実現をセラピーや教育論の核心をなすものとしてとらえ，個人は自己の内部に自己理解や自己概念，基本的態度，自発的行動を変化させていくための大きな資源を内在させており，それは心理学的に定義可能な促進的態度に出会うならば出現してくるという（Rogers，1980/

注1) 人間性心理学の主なテーマは，「個人がもつ独自な内的性質を科学的に研究すること」であり，「この内的性質は人間の基本的感情や能力を守るもの」である（岡堂哲雄(1978) はじめに―自己実現の心理と思想；岡堂哲雄編　現代における自己実現1　理論と病理．現代のエスプリ 1：12）。それは一定の理論的整合性をもつというよりは，あらゆる人間的体験を重視し，広く人間科学的・総合的ビジョンを志向し，現代社会における人間回復の実践をも志向している（水島恵一(1986)『臨床心理学』　人間性心理学体系7　大日本図書　p129）。マスローは，人間性心理学は精神分析学と行動主義をただ単に批判するのではなく，これら二つの学問の科学的実証の基盤のうえに，この二つの体系にない上部構造を打ち立てようとするものであると述べている。〔Maslow AH(1962) *Toward a psychology of being*, New York, Van Norstrand；上田吉一訳(1964)『完全なる人間』　誠信書房　p5〕

1984)。「成長促進的精神的環境」の中で，クライエントは「経験(experience)」―個人の主観的・内的世界―が尊重され，明確にされることで，経験を十分に意識化し，現実を認めることができ，自己概念と経験の一致が起きる(水島，1986)[注2]。それは建設的なパーソナリティの変化も意味する。すなわち，自己をいっそう価値のある人間と考えるようになり，自己にいっそう自信を持ち，自己指示的(self-directing)になり，自己をよりいっそう理解し，経験に対していっそう開かれ，他人に対する自分の態度をそのまま受容し，他人に対しても自分に対するのと同様の仕方でみるようになる(Rogers，1956/1967)。

　これは治療関係にだけ当てはまるものではなく，人間の成長が目的とされるいかなる状況にも当てはまる(Rogers，1980/1984)。一方，成長促進的な環境が不足すればするほど，成長の方向性を持った傾向は疎外され，歪んだ形で発展する(Rogers，1965/1977)。このようにロジャーズによれば，すべ

注2) ロジャーズのいう「経験(experience)」とは，個人の主観的・内的世界を指し，いつでも意識される可能性のある潜在的なものすべてを指している。「自己概念」は，自分自身についての自己観を指すときに用いられ，主体的自己や客体的自己の特徴についての知覚と，それらが他人や生活のいろいろな面とどのように関係し合っているかについての知覚，さらに，これらの知覚に付随している価値から構成される。自己と経験の一致(congruence of self and experience)は，ロジャーズのセラピーの経験から生じた基本概念である。自己経験が正確に象徴化され，この正確に象徴化された形で自己概念の中に包含される場合が，自己と経験との一致の状態である。これがすべての自己経験について完全に当てはまる人は十分に機能している人間となり，これがある特定の関係とかある特定の瞬間とかいうように限られた面の経験についてのみ当てはまるなら，その人はその程度だけ一致の状態にあるということになる。これに対して，自己と実際の経験の不一致とは，知覚された自己と実際の経験との間にずれが生じることである。これらのことから，一致とはセラピーに限らず，経験することと意識が正確に一致するときに用いられる用語である。さらにそれは，経験と意識およびコミュニケーションが一致するという意味にまで拡大できる。〔Rogers CR(1959) Theory of therapy, personality, and interpersonal relationships, as developed in the client-centered framework(In S Koch ed, *Psychology : A study of a Science* Vol Ⅲ, Formulation of the person and the social context). New York, McGraw-Hill, pp 184-256；伊東　博編訳(1967)『パーソナリティ理論』 ロージャズ全集第8巻　岩崎学術出版，pp 184-201／Rogers CR(1961) A tentative formulation of a general law of interpersonal relationships(In *On Becoming a Person*, Chap 18), pp 338-346；畠瀬稔編訳(1967)『人間関係論』 ロージャズ全集第6巻　岩崎学術出版　pp 206-211〕

ての人間は「自己を実現し，潜在力を発展させようとする傾向(1961/1967，p239)」を持っているといわれる。ロジャーズは，自己実現という，理論上，最適の経験から現れ出る人間を「十分に機能している人間(fully functioning person)(Rogers, 1983/1985, p122)」と呼ぶ。十分に機能する人間は「過程の中の人間(person-in-process)」であって，絶えず変化しつつある人であり，絶えず多くの自己実現をする過程の中にある(Rogers, 1959/1967)。

　フロム(Fromm E)もまた，人間にとっての自己実現の重要性を説いている(岡堂，1978)。人間には「自然に具わった，幸福と健康を追求する力がある(p6)」とし，その自己の力を用いて自分に備わった可能性を実現する人間の能力を生産性と呼び，それは人が精神的情緒的に損なわれないでいる限り，誰でも持つことのできる態度であるとする(Fromm, 1947/1972)。フロイト(Freud S)が破壊性はすべての人間に先天的なものであり，人間とは生きようとする衝動と死への衝動という二つの同程度の強さの相矛盾する力に駆り立てられる存在だとみるのに対し，フロムは，人は必ずしも悪ではないが，ただその成長発達のための適当な条件が欠けている場合に悪になるとする(Fromm, 1947/1972)。例えば種子の成長には，適当な土壌や水や日光が必要である。種子が樹木へと成長するには，種子が成長に必要な特定の条件の中に置かれることが前提となる。もし，土壌がじめじめしていて種子の成長に適さない場合には，樹木にならずに枯れてしまう。このように，適当な条件が実現される第一義的な可能性と，諸条件が生存の欲求に対立する際に実現される第二義的な可能性とがある。したがって，破壊性は，人がその第一義的な可能性を実現しえなかったときにのみ現れる，第二義的な可能性であると述べている。この「適当な条件」は，ロジャーズの「成長促進的精神的環境」と共通するものであると考えられる。

　以上の，マスローとロジャーズ，およびフロムの述べる自己実現の概念より，本書では自己実現を，人それぞれの潜在力を最大限に発揮し，実現することであり，人がより自分自身であろうとすることであると定義する。

　本来，すべての人間は潜在力を発揮し，自己実現しようとする傾向を内在しており，その方向に成長することを求めている。マスロー(1962/1964)

は，成長を「人を終局的な自己実現までもたらすさまざまの過程(p45)」としてとらえ,「成長はそれ自体,得るところの大きい刺激的過程である(p51)」とする。フロム(1976/1977)は,「変化と成長は生命の過程に内在する特質である(p48)」としている。これらは共通して,成長は過程であることを主張する。ロジャーズが述べるように,人は固定した静的な存在ではなく,絶えず変化しつつある過程の中の人間といえる。

　ここで,「成長」と「自己実現」との関係について概観したい。マスロー(1962/1964)は,暦年齢のうえで未成熟な者の精神的健康を「健康な成長」と呼び,「自己実現」と区別している。一方,ロジャーズは,すべての未成熟な成長現象を自己実現への段階とすると述べている。本書では,ロジャーズの考えを用い,すべての人間的成長を自己実現とする。これは,自己実現の内容ではなく,過程を中心に置く考え方である。人は成長促進的な精神的環境が与えられれば,自己実現に向かって成長する傾向が顕在化される。自己実現過程は,単なる滑らかな成長過程ではなく,その都度,矛盾に直面しながらの絶えざる変化,発展の過程である(水島,1978)。

2) 自己実現過程を援助するカウンセリング

　ここで取り扱うカウンセリングとは,臨床心理面接としてのカウンセリングを意味する。カウンセリングには理論的にいくつかの学派があるが,本書ではロジャーズの理論,すなわち,人間中心のアプローチ(person-centered-approach)を基礎とした立場を中心に紹介する。

　本来,人は成長促進的な精神的環境が与えられれば,自己実現に向かって成長する能力と傾向が出現してくると先に述べた。カウンセリングとは,カウンセラーが適切な精神的環境を提供し,クライエントの成長を促進する援助過程である。言い換えれば,クライエントの自己実現過程を援助するものである。

　現代社会では,「自己実現」という言葉がさまざまな分野で流行している。しかし,その意味は,先に述べたように,人それぞれが持っている潜在力を最大限に発揮し,実現することであり,人がより自分自身であろうとすることである。何も高い理想を持つ必要はない。自分らしく生きることであ

る。自分らしく生きることは，いまの世の中では難しい。学歴偏重主義の中で強迫的要素が強化され，"…ねばならない"や"…べき"にとらわれ，本当に自分が"したい"ことを実感できなくなっている。それは，自分の感情を大切にできないことにも繋がる。他者からの評価が気になり，自分を信頼できない。そのような自分に気づき，自己を信頼して生きていけるようになることが自己実現である。

　カウンセリングを自己実現の援助ではなく，自己実現過程の援助とした理由も，先に述べたように，人間の成長とは過程だからである。自己実現の内容や結果を目的として援助するのではなく，その過程を中心に置いた援助であることを強調したいからである。

　ロジャーズ(1962・1965/1967，1966/1967，1977/1980，1980/1984)によって，セラピストが作り出すクライエントの成長を促進するような精神的環境の条件が以下のように挙げられている。

＜第1の条件―純粋性(genuiness)，真実性(realness)，一致性(congruence)＞

　第1の条件は，セラピストがその瞬間に自分の中に流れる感情や態度に開かれていることを意味する。セラピストの内奥で経験されつつあることと認識されていること，クライエントに表現されることとの間に密接な一致(自己一致)が存在する。このような環境の中で，セラピストが専門家としての仮面的態度ではなく，自らのあるがままをそのまま出していることをクライエントがみるならば，クライエント自身も同じ自由を発見していく傾向がある。

＜第2の条件―無条件の肯定的配慮(unconditional positive regard)＞

　第2の条件は，セラピストがクライエントの思考や感情や行動に対して評価するのではなく，クライエントがその瞬間にどうあっても，彼を人間的可能性を持った一人の人間として肯定し，受容し，尊重する姿勢である。セラピストの受容的姿勢によって，クライエント自身も自分に受容的に耳を傾けられるようになる。もちろん，この種の配慮を常に感じ続けることは不可能であり，しばしばクライエントに対して否定的感情を抱くこともありうる。それゆえ，クライエントを建設的なパーソナリティの変化へと導くような関

係を導入するために，両者の関係の中にこの姿勢を適度に存在させることを目指す。

＜第3の条件―共感的理解（empathic understanding）＞

　第3の条件は，セラピストがクライエントによって経験されつつある感情と個人的意味づけを正確に感得し，この理解をクライエントに伝えることである。クライエントの内部を流れゆく瞬間ごとに変化する感じをつかむことを意味し，一時的にクライエントの世界に入り込み，セラピストの判断を停止する。その理解がクライエントに伝えられるとき，クライエントが内面の感情や意味づけをもっと自由に経験し，自己の経験と自己概念との不一致に気づき，自己と経験の一致に向かうことが促進される。

　クライエント自身が気づいている意味づけのみならず，漠然としか気づいていないことやほとんど気づいていない経験の意味を告げることもできる。そういうきわめて敏感な共感こそ，建設的変化が起こることの基本になる。このような共感的理解によって，クライエントは内面の体験過程[注3]のまま開かれていく。

　ロジャーズは，これら三つの基本的姿勢の相互関係について以下のように述べている。共感的に理解できるためには無条件の肯定的配慮が存在しなけ

[注3] 体験過程（experiencing）の理論は，ジェンドリン（Gendlin ET）によって確立されたものである。ジェンドリンは，体験過程を具体的，身体的な感情の過程としてとらえ，心理学的および人格の現象に関する基本を構成するものとして定義している。すなわち体験過程とは，人がこの瞬間において，いま，ここで生起する身体感覚に直接注意を向けることによって，暗々裡の前概念的なものを明細化し，的確で明白な意味を導く一連の過程を意味する。ジェンドリンは暗々裡の身体感覚に注意を向けて，身体の内部での，ある特別な気づき（a felt sense）に触れていく過程をフォーカシング（focusing）と名づけ，心理療法の新しい技法として提唱した。私たちの経験は，すでに知っていること以上にもっと多くのことを含んでいる。したがって，クライエントが自己の暗々裡の身体感覚に焦点づけることを援助することで，クライエントの体験過程を促進し，自己概念が統合されていくことを促進することができる。〔藤原正博・村山正治（1976）焦点づけの理論と技法（1）―体験過程と焦点づけ．九州大学教育学部紀要（教育心理学部門）21(1):1-9／Gendlin ET(1978) *Focusing*, New York, Bantam Books；村山正治他訳（1982）『フォーカシング』 福村出版／Friedman N(1986) On focusing. *Humanistic Psychology* 26(1):103-16〕

ればならない。しかし，これらいずれの姿勢もセラピストが純粋でなければ，両者の関係の中で意味を持つことはできない。それゆえ，一致性が最も基本的な姿勢である。

　セラピストによって経験される三つの姿勢に加え，第4の条件として，三つの姿勢がある程度，クライエントに伝えられ，クライエントによって知覚されることが挙げられている。このようなセラピストとクライエントとの共有化の過程において，パーソナリティの発達と行動の変化が起こる。

　ロジャーズ理論とは異なるが，神田橋（1996）のセラピー論についても紹介したい。神田橋は，精神療法で大切なことは「自分の内にあるくせ，思考パターン，反応パターンが，自分の中で，『内なるわれ』を，『われなる芽』を，つぶし続けているということが見えてきて，われの芽が，自己実現，自己開花していくようにすること（p98）」であり，自己開花してくれば，内発的主体が出てくると述べる。

　また，「あらゆるサイコセラピーはサポーティブ・サイコセラピーである（p105）」と主張する。これは，クライエントが自分で自分をサポートできるようなセルフ・サポーティング・システムがクライエントの中に生み出されるような治療を意味する。セラピストのクライエントに対するサポートは，当初は，いま，ここでの現実のサポートであっても，それがクライエントにとってはモデルとなり，将来的にはそれがイメージとして取り入れられ，セルフ・サポーティング・システムができあがっていく。ところが，セラピストはいつの間にか，クライエントを「問題を抱えている人」ではなく，「問題そのもの」と思い込んでしまう危険性があるという。そうなると，クライエントを丸ごと抱えようとしてしまい，クライエントの中にセルフ・サポーティブ・システムが育たないようなかかわりになってしまう。

　神田橋の述べるセラピー論は，クライエントの中の健康な部分を信頼し，育てようとする姿勢において，ロジャーズ理論と通じると思われる。

2. 看護における援助機能

1）看護における援助機能に関する文献検討

　ジョンソンとマーティン（Johnson & Martin, 1958/1973）は，医師が疾患を診断し，治療するといった手段的専門家の役割をとることに対して，看護師は患者の治療的環境を整えるために説明したり，安心させたり，理解したり，支えたり，受け入れたりするという，より直接的で養育的な活動にまでわたる，表出的専門家の役割をとると述べている。さらに看護師は，患者－医師－看護師の関係における体系統合者の役割を持つ。この役割には医師の活動を患者に伝える役割に加え，患者の世界を医師に伝えるといった患者の代弁者としての役割も含まれると考えられる。

　ベナー（Benner, 1984）は，看護師にインタビューを行って患者ケアのエピソードを語ってもらい，患者の回復に看護師が建設的な効果をもたらしたとみられる患者ケアの状況を分析した。その結果，31の看護師の能力が明らかにされ，それらの能力は七つの看護実践領域に分類された。第1の領域は「援助役割（helping role）」である。援助役割は七つの能力を含むが，看護カウンセリングと特に共通すると考えられるもの四つについて紹介する。

　まず第1は，「癒しの関係：癒しのための環境づくりと癒しへの積極的関与（commitment）の確立」である。これには三つのプロセスがある。1番目は，患者と同様に看護師も癒しへの希望を積極的に持つ（mobilizing）ことである。2番目は，病気や痛み，恐れ，不安や他のストレスとなる感情を患者が受け入れるための解釈や理解を発見することである。3番目は，患者が社会的・精神的サポート，ならびにスピリチュアル・サポートを活用できるように援助することである。

　第2は，「現存：患者と共に在ること」である。看護師は患者のために何かをしているときが，最も有効な看護をしているのだと教育されることが多い。しかし，「現存」で重視されることは，患者と看護師との人間的触れ合いである。看護師はただ黙って側に居ることで，患者が感情を表出できることを願う。

第3は,「回復過程への患者自身の参加と自己コントロールが最大限に発揮されるようにすること」である。このためには,改善に向かうための患者の力や意欲,欲求,能力を感じとり,これらの力を患者と看護師との関係性の中で積極的に持つ。多くの患者は,回復過程と治療を行うことから自分たちが疎外されているように感じている。看護師は,患者自身が回復に向かって積極的に参加し,自己をコントロールする感覚を取り戻すことを援助する。

　第4は,「触れることを通して安楽をもたらし,コミュニケーションをはかること」である。看護師は,引き込もって抑うつ的な患者に触れることで安楽を与え,かかわりを持とうとすることが多い。触れることは,身体の刺激や安楽と同様に,繋がりや支持を意味するメッセージを伝える。それは,看護ケアの中心をなす象徴的な行為である。

　ベナーは,以上のような援助関係が存在する臨床では,患者を心と肉体に分離することのない全人的アプローチが存在することを明らかにした。ベナーは,臨床において全体論的視点に立つためには,科学の概念の中に数量的には測ることができない"意味"の概念を含めることが重要であると述べている。なぜなら,全人的アプローチにおいて看護師は,病気が患者にとって何を意味し,病気が何を遮り,回復が何を意味するかを聴き,理解する専門能力が必要だからである。

2）患者の自己実現過程を援助する機能

　人は都合の悪い症状や病気を治してもらいたくて病院にやってくる。それに対して医師は検査をして診断し,処置や薬を処方して治療しようとする。しかし,そのような治療だけでは解決しない場合も多い。特に現代の医学によっても治癒が不可能な慢性の病気を患っている患者に対しては,悪い部分を治せばよいという態度では限界がある。症状や病気の背景にあるその人の生き方や葛藤,不安,苦しみを理解し,患者自身が病いと共に生きていくことができるようなアプローチが必要となる。つまり,医師の仕事が症状を悪いものとしてとらえ,それを排除することであるのに対して,看護師は患者の症状や体験の意味を理解し,ケアしていこうとする。

ベナーら(1989/1999)は，看護において「気づかい(caring)」が第一義的なものであると述べている．気づかい(ケアリング)とは，「人が何かにつなぎとめられていること」や「何かを大事に思うこと」を表す言葉であり，「思考と感情と行為を区別せず，人間の知の働きと存在を一体的に表現する言葉(p1)」であると述べている．

　ケアは，患者と看護師との対人関係を通して達成されるが，看護を対人関係理論および相互作用理論の視点から述べる看護理論家は多い．例えば，ペプロウ(Peplau, 1952/1973)は「看護とは有意義な，治療的な，対人的プロセスである(p15)」とし，トラベルビー(Travelbee, 1971/1974)は「看護とは，対人関係のプロセス(p3)」であるとする．

　彼女たちはまた，看護における援助機能を患者の自己実現の視点から述べている．ペプロウは(1952/1973)，看護の機能は患者の「パーソナリティの発達を促し，これを成熟の方向に育てていく(p10)」ことであると述べている．また，「患者にとって，病気は新しい学習の機会となり，その学習結果がその後の人生にすぐに役立ったり，あるいは長期的な影響をもたらしうる」とし，「看護婦と患者の接触はすべて，看護婦が，看護の目的を実施する─つまり困難を抱えた一人の人間としてその人を知る方法を見つける─きっかけとなり，またその人が自分の才能を(たとえわずかでも)伸ばし，本来もっている能力を発揮できるよう援助するきっかけとなる」と述べる(Peplau, 1965/1996, p35)．このとき，患者へ「関心を示す(p35)」という看護師の姿勢が最も重要であり，この「関心を示す」ということは，成長を促進する強力な対人関係能力であるという．

　一方，トラベルビー(1971/1974)は看護の目的を，病気や困難な体験を予防したり，あるいはそれに立ち向かうように，そして，必要なときにはいつでもそれらの体験の中に意味をみつけだすように，個人や家族を援助することであるとし，それが専門職としての看護の機能であると述べている．

　ハーメスとジョセフ(Hames & Joseph, 1980/1985)は，「専門援助者の究極の目的は，クライアントが自立できるようになることである．この過程では，クライアントが自分の想像力を認識し，人間としての充足感を覚え始めることが大切である．もし援助関係の中でこのことがすべて成就できるな

ら，あなたがたはクライアントが自己実現に向かうのを援助したことになるであろう(p15)」と述べている。

キング(King, 1981/1985)は，「看護婦は，人間を自己実現と健康維持へ導くような方法で，その環境と相互に行為を重ねることに深く関与すべきである(p4)」と述べている。

1)では自己実現過程について論じたが，このような体験は病気を体験している人の中にももちろん存在する。それは，病気を無意味で好ましくないものとしてとらえるのではなく，病気の中に意味を見いだし，自己実現過程である生活体験として受け入れることである(Travelbee, 1971/1974)。人間は，それぞれどんな苦難に出会っても，より自分自身であることができるような方向で，それらの体験を意味づけていく力がある。あるいは，適切な援助によって，そのような力を回復し，発揮することができる。この過程が患者にとっての自己実現過程である。

ペプロウらが述べているように，看護師が行う専門的援助関係によって，患者の自己実現過程を促進することができる。看護とは，病気という体験の中で患者の潜在力を信じ，自己実現過程を援助することであるといえる。それは患者との対話を通して行われる。その援助には当然，専門的知識や技術は必要である。しかし，それは目的そのものではなく，目的を達成するための不可欠の手段である。

3) 看護師の自己理解

患者の自己実現過程を援助するためには，看護師自身が自己実現に向かう人間であることが必要となる。このことをペプロウ(1952/1973)は，「看護は，看護場面で経験する学習の結果として患者と看護師の双方が成長するときに支援的なものとなる(pp9-10)」と述べている。これは，看護師は自己実現過程にある人間として患者を援助することによって，自分も人間として成長し，学習を深めていくことを意味する。また，「あらゆる看護場面における行動の意味は，看護師と患者の双方が持っている自己観を理解するときにより明確になる(p233)」とし，「自己を知るということは看護という仕事を行う者には絶対に欠かせない必要条件である(p57)」と述べている。

トラベルビー(1971/1974)は，看護過程の中で自分のパーソナリティを意識的に十分に自覚して用いる能力を「治療的な自己利用(p23)」と呼ぶ。その自己活用のためには，自己洞察や自己理解が必要であると述べている。

キング(1981/1985)も，「自己という概念は『私がthe I』自分自身と他者に対して『私をthe me』定義づける手段(p30)」であるから，人間行動を理解するうえで自己に関する知識は一つの鍵となるとしている。

ナイチンゲール(Nightingale, 1872-1900/1985)も，「教育の仕事は別として，世の中で看護ほど，その仕事において《自分が何を為しうるか》が《自分がどのような人間であるか》にかかっている職は，ほかにはない(p7)」と述べている。看護は看護師の人間としての豊かさ，成熟度などに大きく影響されるといえる。

さらにトラベルビー(1971/1974)は，看護師は病気，苦難，臨終にある人についての考えや感情を討論して，自分の感情を明確にすることによって，人間であることが何を意味するかに気づきはじめ，しだいに自分自身の人間性を受け入れることができるようになるといい，「自分の人間性の受容は他人を人間として受容することに先行する(p59)」と述べる。

この自己受容と他者受容との関係については，さまざまな心理学者が述べている。ロジャーズ(1956/1967)は，自己をよりいっそう理解し，自分の態度をそのまま受容できるようになると，他者に対しても，自分に対するのと同様の仕方でみるようになると述べている。

フロムは，「自分自身を信頼する人のみが他の人に対して誠実でありうる(1956/1968, p175)」と述べ，他者への愛と自分自身への愛とは二者択一ではなく，すべて自己を愛することのできる人たちには他者を愛するという態度が見いだされると主張している(1947/1972)。マスロー(1962/1964)もフロムの見解を支持している。

自己受容が他者受容の先にあるといっても，自己受容というのはあくまで他者との関係における自分の受容である。他者によくみられたい自分，他者の評価が気になる自分，他者から嫌われたくない自分，他者に弱みをみせたくない自分等々。そのような自分を理解し，自分の弱さを受け入れることができたとき，他者の弱さも受け入れることができるようになるのだろう。

4）緩和ケアと看護

　これまでの治療第一主義の医療に対する反省のもとに，がん医療の分野を中心として「緩和ケア（palliative care）」という新しいパラダイムが発展してきた（武田，1995）。WHO（2002）は緩和ケアを「生命を脅かす病に関連する問題に直面している患者とその家族のQOLを，痛みやその他の身体的・心理社会的・スピリチュアルな問題を早期に見出し的確に評価を行い対応することで，苦痛を予防し和らげることを通して向上させるアプローチである」と定義している。特徴は以下の通りである。
・痛みやその他のつらい症状を和らげる。
・生命を肯定し，死にゆくことを自然な過程と捉える。
・死を早めようとしたり遅らせようとしたりするものではない。
・心理的およびスピリチュアルなケアを含む。
・患者が最期までできる限り能動的に生きられるように支援する体制と，患者の病の間も死別後も，家族が対処していけるように支援する体制を提供する。
・患者と家族のニーズに応えるためにチームアプローチを活用し，必要に応じて死別後のカウンセリングも行う。
・QOLを高め，病の経過にも良い影響を及ぼす可能性がある。
・病の早い時期から化学療法や放射線療法などの生存期間の延長を意図して行われる治療と組み合わせて適応でき，つらい合併症をよりよく理解し対処するための精査も含む。

　緩和ケアは治療と対立するものでも，末期患者のみを対象としたケアという意味でもなく，診断から死亡まで，さらには患者が亡くなった後の家族が悲嘆から回復するまでの全経過を通じて必要なケアである。

　緩和ケアには，①疾患だけをみるのではなく，その患者個々人を対象とする，②人間の心と体を別々にとらえるのではなく，ホリスティックにとらえる。仏教でいう身心一如，③人は社会的存在である，という考えが基本に流れている。これは看護が大切にしてきたことであり，看護そのものであるといえる。その姿勢は人間性心理学に通じるものでもある。

3. 現象学的アプローチとしての看護

　現象学的アプローチは，その指針および基礎を哲学としての現象学に置き，体験をありのままに記述することを目指す。個々の対象にどれだけありのままに近づいていくかということが現象学的態度であるから，対象者の生きられた体験(lived experience)[注4]の意味を明らかにするために，研究者自身の先入見を括弧に入れて[注5]，そこで起こっている現象へ近づいていくことが要請される。この現象学的アプローチと看護師の患者へのアプローチには，共通する姿勢が流れていると思われる。

1) 現象学的アプローチの特徴

　現象学的方法とは，因果関係を明らかにしようとするものではなく，むしろ，生きられた体験(lived experience)としての現象の本質[注6]を明らかにしていくことを探求する記述的研究である(Parse et al, 1985)。
　パースィら(1985)によれば，研究方法としての現象学的方法は，まず19

注4) 体験とは，その体験をしたその人によって生かされているということを意味する。時間的，空間的，社会文化的，対人関係的，身体的，そして観念的なもろもろの地平のすべてが同時に働いて，人が生きているがままの生きられた体験を作り出し，それはすべて，その人によって黙示的に理解されている。〔Keen E (1975) *A primer in psychology*, New York, Holt, Rinehart and Winston；吉田章宏・宮崎清孝訳(1989)『現象学的心理学』 東京大学出版会 p76〕

注5) 先入見を括弧に入れる(括弧入れ，bracketing)とは，眼前における現象を過去の経験だけに頼ったり，知識に頼ったりして早急に判断して説明するのではなく，判断を一時停止することである。〔早坂泰次郎(1986)『現象学を学ぶ』 川島書店 p119〕

注6) 本質とは，ある与えられた脈絡にとって最も不変な意味のことである。具体的な記述は常に変動するが，本質は，一群のもろもろの具体的な意味から最も不変な意味を得る方法である。例えば，「椅子」の本質を考えてみよう。「黒い椅子」があったとき，椅子は黒くなければならないだろうか。赤い椅子，緑の椅子，…どれも可能であるから，色彩は「椅子であること」にとって本質的ではない。脚はどうか。脚がない丸太の椅子を考えると，脚も本質的ではないことがわかる。次に座席はどうか。座席のない椅子は想像できない。つまり，椅子にとっての本質は座席があることになる。〔Giorigi A (1990)；吉田章宏編訳(1990) 講演「現象学的心理学の今日的諸問題」 人間性心理学研究 8：12-4〕

世紀後半の哲学者ブレンターノ(Brentano F)の書で現れ，それはフッサール(Husserl E)らによって発展し，後にハイデガー(Heidegger M)によって洗練されたという。その後のメルロ-ポンティ(Merleau-Ponty M)らの仕事は，実存的現象学の意味に偉大な特異性をもたらすうえで意義あるものであったといわれる。メルロ-ポンティ(1945/1967)は，「現象学とは本質の研究であって，一切の問題は，現象学によれば，結局は本質を定義することに帰着する＜中略＞。また同時に，本質を存在へとつれ戻す哲学でもあり，人間と世界とはその＜事実性＞から出発するのでなければ了解できないものだと考える哲学である(p1)」と述べている。

ジオルジー(Giorgi，1970/1981，1975)は心理学において現象学的方法を適用することを提唱し，科学の観点から個人としての人間の問題にアプローチすることを強調し，人間科学的心理学という表現を用いた。その現象学的心理学研究の特徴として，ジオルジーは以下のように述べている。

(1) 生きられた現象への忠実性：研究のために選ばれた局面において，状況を通してその人が生きているコンテクストの中で意味がとらえられ，理解される。それは，研究者によって知覚され，理解される。したがって，対象者(subject)のコンテクストと研究者のコンテクストとを必要とする。そのために対象者と研究者の全記述が厳しく熟考され，正確に提示される。
(2) 生活世界の第一次性：理論的解釈や説明をする前の，私たちすべてによって生きられた毎日の世界を意味する「生活世界」を，研究のための出発点とする。
(3) 記述的アプローチ：現象学的研究は，コミュニケーションのための言語力に依拠するため，記述は現象学的研究の主要な技術である。
(4) 主体(subject)の視点からの状況の表現：得られるデータは，主体である対象者の視点から得られる状況である。
(5) 研究の単位としての生きられた状況は構造的アプローチを含意している：生きられた状況が研究の基礎的単位となる。つまり，研究自体が生きられた状況である。構造的アプローチとは，時間(歴史)的諸関係と外側の(lateral)諸関係(他者との主体の掛かり合い)との関係を含意している。これらの要因はすべて互いに繋がりを持ち，どの要因も全体のコンテクスト

に無関係に考慮されることはない。
(6) 個人を記述することの(biographical)強調：あらゆる人間の現象は時間的で歴史的で個人的であることから，現象学的アプローチではそのような個性的記述を避けることによってではなく，それを経ることによって，一般的・普遍的なものに達する。これは，自然科学的アプローチとの重要な違いである。
(7) 直接的に関与している研究者：研究者は，研究の現実のデータの構成に直接関与し，行動する。現象学の目的は前提のない記述である。しかし，絶対的な意味においてはそれは不可能である。したがって，研究者に存在する前提を可能な限り，明白に認めることが必要とされる。
(8) 意味の探究：測定によってではなく，意味を系統的に探究する方法によって，現象の意味に直接に達する。

以上の説明から，現象学的方法の特徴は記述的であるといえる。ジオルジー(1990)は，記述的であるということは非説明的・非構成的であることを意味し，記述は括弧に入れ(bracketing)，存在的主張(existential claim)を留保するという「現象学的還元」[注7]の態度の中で行われると述べる。この過程の後に，ある与えられた脈絡にとって最も普遍的な意味である「現象の本質」を探し求める。これが先のメルロ－ポンティの言葉に相当する。現象学的方法は生きられた実践であり，人間の意識が経験の意味を直視することが絶対に必要となる。

2) 看護における現象学的アプローチ

看護とは，患者という生の人間存在そのものに積極的に関与していくことが前提とされる。そこで生起している出来事や相手を，その場から遠ざかっ

注7) 現象学的還元とは次の二つのことを意味する。第1に，対象者によって提供された記述に新鮮に接近するために「～についての知識」を括弧に入れることである。第2に，「存在的主張(existential claim)を留保すること。これは「現象が在る」と言わないで，「現象がそう現れている(みえる)」ということを意味する。つまり，存在にではなく，現れにのみ自分自身を限定する。〔Giorgi A(1990)；吉田章宏編訳　講演「現象学的心理学の今日的諸問題」．人間性心理学研究　8:12-4〕

て傍観的に眺め，これらを分析したり説明したりすることではなく，出来事の渦中にあって相手と共に居て，了解や共感によって全体としての他者や自己，事態を理解するように要請される。類型化よりは個別化が重視され，看護現象に対して先入見を持たない開かれた態度をとる。

　つまり，看護行為の本質は現象学的といえる。それゆえ，看護行為から引き起こされる主体の経験を扱うためには，現象学的アプローチは有効である。ベナーら(1989/1999)は，ハイデガー現象学の立場から，人間は心身の二元性を持った存在ではなく，己を解釈する存在であるという考えに立つ。このような存在を客観的に研究することはできない。「人間を状況からも歴史からも切り離す研究では，＜己を解釈し，何らかの意味を生き抜く＞という人間の本質的側面は常に見落とされることになるからである(p124)」という。

　同様に，看護カウンセリングも現象学的アプローチといえる。看護カウンセリングにおいてナース・カウンセラーは，自分の先入見を括弧入れしながら，患者のありのままの理解に心がける。患者にとっての経験や経験の意味，意図，感情，概念などは数量化されれば歪められたり，切り捨てられてしまう。ジオルジーが述べている「意味の探究」は，ベナーが臨床において重視する「意味の概念」と通じるものであろう。

　ベナーら(1989/1999)は，「苦しみは病気体験の一部であり，人間的な＜意味の世界＞の一部である(p27)」とする。そして「人が人であるとは，何らかの意味を抱えて生きるということに他ならず，何が人の関心ないし問題意識の対象になるかはそうした意味によって決まる(p27)」という。ベナーらは人間の在り方を記述するとき，社会科学者が用いる「コミットメント」という言葉に代わって，ハイデガーの「関心」という語を用いる。「関心」は何かを大事に思うことで，世界に巻き込まれ関与することであり，コミットメントと比較してより質的で，人の生き抜く意味との繋がりをはっきり示すことができるという。「人間が自分の特定の関心をどのように生き抜いているか，状況にどのように巻き込まれ関与しているか(p94)」が，看護の中心的主題として語られている。看護師が患者に安らぎを与えられるのは，「患者が人々との人間的な絆と自分の関心を維持できるように手助けす

ること(p59)」によってであり,「人間に病気を乗り切る勇気を与えるのは,そうした絆と関心(p59)」だと主張する。

　研究者もしくはその主体が,自らの意識の在り方を問うことが現象学本来の姿勢であるので,現象学的アプローチにおいては,研究者自身の意識の在りようを対象と同等の重きを置いて記述する。看護においても,看護師は自分自身の患者に向かう在りようを不問に付すことはできない。

　トラベルビー(1971/1974)は,「看護に関するいかなる仮説も,人間の本性についてその人が抱いている概念から発展せざるをえない(p33)」と述べている。看護師自身が変化することによって患者理解が変化し,看護の質が向上する。両者の間に新たな人間関係が生じ,患者にとってより適切な看護が展開されていく。

　哲学としての現象学における現象学的還元が徹底的な思弁的意識によって行われるのに対して,臨床から出発する現象学的アプローチは,患者との対人関係において対話的に現象学的還元を行おうとするところに特徴がある(山本,1990)。

II. 看護カウンセリングとは

1. 看護カウンセリングの定義

　一般にカウンセリングは,直接的な言語表明を媒介にして成立する。看護カウンセリングをこれに準じて定義すれば,一般に使われている面接という技法を用いて看護を行うものである。看護であるから,行う主体は看護師である。実際には,一定時間,患者と向き合って対話し,それを継続的に行うことを意味する。この場合には,病棟の看護師とは独立した専門看護師(クリニカル・ナース・スペシャリスト Clinical Nurse Specialist)が適切であろう。

　一方,看護においてはカウンセリングをもっと広い意味でとらえることも

できる。清拭や体位変換など患者との身体接触を介した触れ合いを通したコミュニケーションや，数分間の患者との対話の中にも，カウンセリング的な人間に対する姿勢や理解の仕方を生かすことができる。

このように看護カウンセリングを広義の意味でとらえると，看護カウンセリングの姿勢は看護の基本的な姿勢ともいえる。狭義の意味における看護カウンセリングのように長い時間をかけなくても，看護師が日々の患者との対話の中にそのような姿勢を心がけるだけで，患者にとってよりいっそう援助的になるであろう。

いずれにせよ，看護カウンセリングとは，患者をその人生の過程の中にある人間として尊重し，患者の感情や体験に意味があることを知り，それらを"わかろう"とする姿勢である。人を"わかる"とは，その人をあるがままに受け入れ（受容），その人の心の在りように添うことである（共感）。

人は，他者と真にわかり合える環境の中で，心の安定と余裕を得て，自らをありのままに見つめ直すことができ，自分らしく生きる力を得る。カウンセリングとは，このような原理に基づく援助機能である。

患者をわかろうとする姿勢が伴わなくても，技術的行為は可能であり，表面的には看護ができたようにみえてしまう。しかし，患者をわかろうとする姿勢が伴わなければ，たとえ，技術を完全に遂行できたとしても，患者は病気という出来事を自らの人生の一部として引き受けられず，治療効果が期待できないだけではなく，生きること自体に消極的にならざるをえないかもしれない。これに対して，カウンセリング技法を基礎とした狭義の意味での看護カウンセリングは，患者をわかろうとする姿勢が行為のすべてである。看護カウンセリングが持つこのような特性は，看護師による患者理解という援助機能を明らかにしてくれるだろう。

これまでに看護カウンセリングに類似したタイトルで出版された書には，『看護面接の理論（INTERVIEWING in NURSING）』（Bermosk & Mordan, 1964/1983）や，飯田と見藤の『看護相談・面接』（1978）があった。私が『看護カウンセリング』の初版を出版して以降，わが国でも「看護カウンセリング」という言葉を使った書物（飯田・見藤，1997／河野他，2000）や，「看護カウンセリング」の活動報告などが目にとまるようになった。

Bermoskらの著では，看護面接を行う看護師の態度としては傾聴が重んじられ，患者の行動の意味を理解することが強調されている点では，私の考える看護カウンセリングと共通する。しかし，決定的な違いは，この書では看護面接を，患者の情報を収集し，患者に適切な情報を提供し，患者の行動の変化を期待するものとしてとらえていることである。

飯田・見藤(1978)の著書では，看護相談・面接の明確な定義はなされていない。しかし，わが国の看護学において看護カウンセリングをはじめて提唱した貴重な著書といえる。患者およびクライエント自身が最も望ましいと思える生き方をその時々に支援する行為が看護の機能に存在するという立場や，面接における人間観などは，私の姿勢に大きな影響を与えた。

また，これまでに出版された看護カウンセリング関連の本は，看護師が臨床の中で日常的に看護相談・面接，もしくは看護カウンセリングを行うための書として書かれている。

本書では，看護カウンセリングを狭義の意味で用い，以下のように定義する。

> 看護カウンセリングとは，精神看護学とカウンセリングの知識と技術を専門的に学んだ看護師がカウンセリング技法を用いて，患者と言語的および非言語的対話を行い，それを継続的に行う看護である。患者自身が病いと共に自分らしく生きていくことができるように，病いの体験を意味づけていく過程を援助する。

「患者自身が病いと共に自分らしく生きていくことができるように病いの体験を意味づけていく過程を援助する」ことの中には，苦しみに耐えることを支えることも含まれる。ベナーら(1989/1999)は，人間の苦しみを過度に単純化し，問題解決という枠組みでとらえようとする見方に警告を発する。「人間が対処するのは解決できるような『問題』ばかりではない。人間はジレンマや悲劇にも対処しなければならず，そこにはいかなる解決策もありえないことが多い。そうした場合，自分の備えている関心と意味を保持したまま試練を耐え抜くことだけが人間にできる最大限のことなのである(xi)」と述べる。

また，看護カウンセリングを行う専門看護師を，ナース・カウンセラー（nurse counsellor）と呼ぶ。
　諸外国の文献検討では，nurse counsellor，nurse psychotherapist，nurse therapist，psychotherapist nurse など，さまざまに呼ばれていることがわかった。
　乳がん患者のサポート・サービスとしてカウンセリングを行うナース・カウンセラーについて論じた文献では，そのカウンセリングが患者への精神的サポートを行い，患者が怒りや恐れといった感情を表出することを受け入れ，真実の情報を提供することで患者自身が現在の自分の状況を理解し，自分の生を再びコントロールしなおすことができるように援助するものであることが述べられている（Oakes & Teasdale, 1992）。
　Handron（1993）は，厳しい身体疾患を持つ患者の否認に対するアプローチに焦点を当て，ナース・サイコセラピストの役割を述べている。それによると，ナース・サイコセラピストはクライエントの喪失と怒りの表現のための安全な場を提供し，直面化を用いて喪失と悲嘆を表現する能力を促進することによって，クライエントの葛藤を明確化し，不一致を緩和するための意味を明らかにすることを援助する。
　Rancour（1991）は，治癒が不可能な慢性身体疾患のクライエントに癒しをもたらす誘導イメージについて述べている。ナース・セラピストは誘導イメージのアプローチを用い，クライエントが否認してきた自己に再び接し，修正することを援助することによって癒しを促進できるとする。このような癒しはクライエントが病気の体験を意味づけ，成長し続けることを援助できるという。
　がん患者にカウンセリングを行っている人々を対象に行った調査研究では，カウンセリングを行っている人の半数以上が看護師であることが報告されており，特別なカウンセリングの理論モデルを用いている人のほとんどがロジャーズ理論を適用していた（Roberts & Fallowfield, 1990）。

2. 看護カウンセリングの目的・目標

1）看護カウンセリングの目的

　心のケアを必要としている人たちは精神障害者だけではない。身体の病気を持つ人たちも，病気になることによって不安になったり，気分が落ち込んだり，どうして私がこんな病気になったのかと怒りや悲しみの感情が湧いてきたりする。特に身体の機能を喪失した人や，完全に治癒することのない糖尿病や慢性腎不全などの慢性疾患や難病，がんなどの患者は，生きている間，長期にわたって病気とつき合っていかなければならない。このような患者への心のケアは，彼らが傷害や病いと共に自分らしく生きられるようになるために，看護にとって重要な役割である。終末期の患者にとっても患者の人間的回復が期待されるであろう。このように，精神疾患の患者のみならず，身体疾患の患者に対しても精神的ケアは不可欠である。精神的ケアによって，治療の効果および患者の回復の促進が期待される。

　たとえ，患者の側に精神的ケアに対する顕在的ニーズがなくても，潜在的にはニーズが存在する場合がある。病気の生活が長期になるにしたがって，顕在的ニーズが現れてくる可能性もある。したがって，患者のニーズを適切に見立てながら，患者にかかわるすべての医療者が精神的ケアを積極的に行っていく。

　以上のことから，看護カウンセリングの目的は，カウンセリングの専門技術を持ったナース・カウンセラーが，医師および看護師，その他の医療職と協力しながら，カウンセリング的アプローチを用いて患者への精神的ケアを行うことによって，患者への全人的アプローチの一翼を担うことである。一言でいえば，看護カウンセリングの目的は精神的ケアの充実となる。それは，患者の人間的回復を促進するためのものである。

2）看護カウンセリングの目標

　看護カウンセリングの目標は，患者がこれまでの生き方を自分なりに意味づけていくプロセスを通して，病いと共に自分らしく生きていくことができ

るように援助することである。患者個々の自己実現過程を援助するともいえる。

　ロジャーズ(1956/1967)は,「もし看護師が患者とこのような関係〔筆者注：適当な精神的環境〕を作り出すことができるほど,患者の成長と治癒を促進する精神的力を解放することができ,それと同時に,生理的力をも同じ方向に向けていくことができるようになるであろう(pp14-15)」と述べている。慢性疾患患者の看護においては,ロジャーズの提唱するアプローチか指示的アプローチかに限定するのではなく,患者の状況やカウンセラーの臨床的判断によって,両方のアプローチを用いることが好ましいといわれる(Eidenfield, 1984/1967)。ロジャーズが提唱するクライエント中心のアプローチを基本姿勢としながら,必要に応じて看護師としての専門知識を提供し,指導することが望ましいだろう。

第2章 看護カウンセリングの臨床的位置づけ

第2章では,看護カウンセリングの臨床的位置づけについて論じる。

I. 看護における看護カウンセリングの位置づけ

　多くの医療現場では,看護師の人員を増やさない限りは,看護業務の中に,さらに看護カウンセリングの業務を取り入れることは難しい。それは不可能ともいえる。患者の安全を保障されない状況での患者への精神的ケアはありえないからである。一方,看護カウンセリングは精神的ケアの必要性を感じれば誰でもできるものではなく,その専門的知識と技術の訓練を必要とする。また,病棟で患者との関係に直接巻き込まれている看護師に,第三者的な立場にある専門家が客観的な見立てを行って援助することによって,患者と看護師との相互関係を改善することに貢献できる。
　以上のような現状と看護カウンセリングの専門性を考えた場合,病棟の看護師とは独立した,看護カウンセリングを行うナース・カウンセラーというクリニカル・ナース・スペシャリスト(clinical nurse specialist, CNS)の必要性がみえてくる。

1．リエゾン精神看護と看護カウンセリングとの関連

　専門看護師とは，看護のある特定の分野を専門とする看護師であり，病棟の看護師とは独立して存在し，病棟の看護師への教育的機能を持つ。そのような専門看護の一つに，精神看護の領域を専門とするリエゾン精神看護がある。リエゾン(liaison)とは連携とか橋渡しという意味を持っている。

　リエゾン精神看護では，身体的な病気を持つ患者のケアを行っている看護師と連携をとって，看護師の相談に乗り，看護師に患者の精神的ケアのアドバイスや指導を行ったり，時には患者の精神的ケアを直接に行ったりする。リエゾン精神看護がどちらかといえば，看護師のための専門家として看護師を教育することにより，患者の精神的ケアの質を向上させることに重きを置く役割を持つのに対して，身体的病気を持つ患者に直接かかわり，精神的ケアを専門に行うことのほうに重点を置く専門領域もある。これが看護カウンセリングである。

2．クリニカル・ナース・スペシャリストとしてのナース・カウンセラーの役割

　看護カウンセリングを行うナース・カウンセラーは専門看護師(クリニカル・ナース・スペシャリスト)としての役割を持つ。その仕事は患者に対する精神的ケアが中心であるが，リエゾン精神看護と同様にいくつかの役割がある。

1) 患者に対する精神的ケア

　病気のために精神的に不安定になっている患者に対してカウンセリングやリラクセーションなどを行って，精神的苦痛の緩和を目指す。また，個人カウンセリングのほかに，同じような問題を抱えた人たちのサポートグループを組織することで，患者同士が悩みを語り合ったり，情報を交換し合える環境を提供し，患者同士のサポート機能を促進する。

2）患者の精神的ケアに関するコンサルテーション

　看護師が患者とどのように対応したらいいのか困っている場合に，看護師の相談に乗ってケアの問題点を明確にすることによって，看護師がその患者に対する対応の仕方を学び，より質の高い精神的ケアを提供できるように導く。また，看護師を中心として行われる，ある特定の患者のケアを検討する事例検討会や定例ミーティングに参加し，患者‐看護師関係や看護師同士の関係から生ずる問題の解決や予防に当たる。

3）患者および医療者間のリエゾン

　患者・家族，看護師，医師などの間のコミュニケーションが円滑に進むように，それぞれとかかわりながら関係を調整する。

4）看護師に対する教育およびサポート

　看護師のコミュニケーション能力や対人関係能力を向上させるための教育に携わる。患者の生命にかかわる仕事による責任の重さや，患者や他の医療者との人間関係の葛藤，医療の発展に伴う仕事の複雑化と多様化，労働条件の厳しさなどから，看護師のストレスはかなりのものである。そのような看護師の精神的健康を維持し，燃えつき（burnout）を防止するために，個人カウンセリングやサポートグループを実施する。

5）研究

　研究能力を持つ専門看護師は看護師に対する研究指導を行ったり，専門看護師自身がその専門領域における研究を行い，実践の質を高め，理論を構築していく。

3．看護師にとっての看護カウンセリング的姿勢

　看護師は看護カウンセリングは行えなくても，看護カウンセリング的姿勢を生かすことはできる。看護カウンセリングのように長時間のまとまった時

間を一人の患者に用いなくても，看護師が日々患者との対話の中にそのような姿勢を心がけるだけでも，患者にははるかに援助的になる。つまり，患者を過程の中の人間として尊重し，患者の感情や体験に意味があることを知り，それを理解しようとする姿勢である。

　ニコルス(Nichols, 1993)は身体疾患の患者への精神的ケアの欠落を指摘し，精神的ケアの重要性を提唱している。精神的ケアを提供する人としては医療従事者の中では最も数が多く，しかも24時間，患者の側にいる看護師がいちばん適切であると述べている。看護師の時間がないという問題に関しては，現実が忙しすぎることを認めたうえで，看護師の時間が優先順位の低い仕事に使われている現状を指摘している。また，再入院してきた患者の事例を通して，看護に要する時間を節約するために精神的ケアの時間を投資しなければならないという興味深い提言をしている。事例では，最初の入院で精神的ケアが十分になされなかったために，再入院によって，さらにその患者に看護の時間を割かなければならなくなったと述べられている。長期的展望でみれば，精神的ケアはスタッフの時間と医療費の両方を救える投資であるという。精神的ケアをもっと看護の中で優先されるべきものとして意識することで，精神的ケアを行うための時間を設けることができる。

　しかし，忙しすぎると，精神的ケアを行う精神的ゆとりがなくなることも事実である。忙しいというのは単なる言い訳で，看護師の姿勢が問題であるという批判も聞く。しかし，忙しさや余裕のなさはその人らしさを奪い去る。忙しさは看護師に悪影響を与え，患者に悪影響を与え，それは病院自体に悪影響を及ぼす。

　ニコルスは，カウンセラーやサイコセラピストとは別に，看護師として精神的ケアを提供することの必要性を述べている。看護師に対するベーシック・カウンセリングのトレーニングの目的はセラピーの代わりを意味するものではなく，患者にアドバイスを行うことから離れて，患者自身が語ることを通して問題を解決していけるように援助するアプローチができるように，看護師が変化することであるという。看護師にはまた，セラピーが必要な患者をサイコセラピストや専門のカウンセラーに照会する役割があるという。

　看護師が看護カウンセリングによって自らの役割を拡大することで，同時

に，看護師が個々の患者の行動や体験の意味を理解することに努めるように自らの意識を変革することで，看護の中でいま以上に患者に貢献できることが十分に存在するはずである。

II. 看護カウンセリングの役割

1．看護カウンセリングの特徴

1）身体へのアプローチ

　看護師にとって，脈をとるとか，痛みのある部分をマッサージするなど，看護技術を用いて患者の身体に触れることは重要なアプローチの一つである。それは身体の状態を知るうえで大切な方法であるだけではなく，コミュニケーションとしても意味がある。

　鷲田(1999)は，「ふれる」と「さわる」の違いを述べている。「さわる」という行為は主体と客体とのある隔たり（自－他，内－外，能動－受動）をおいた関係として発生するもので，触れながら触れるものが触れられるものと分離している。それに対して「ふれる」は，触れるものと触れられるものとの相互浸透や交錯という契機を必ず含んでいるという。つまり，「ふれる」ことは「ふれあう」こととして生成するといわれる。

　身体を拭いたり，痛みのある部分をさするといった身体接触によって，言葉はなくてもお互いの気持ちが身体と身体の触れ合いを通して通じ合う。自分では意識していなくても，患者にどのような気持ちを抱いているかによって身体への触れ方は異なってくる。患者は看護師の手から伝わってくる心を感じとっている。身体に直接触れられることで患者の気持ちは和らぎ，心を開いてくれることもある。向き合っているときは自分の内面をなかなか語らない患者が，患者の背後でその背中をさすっていると，ぽつぽつと自分の気持ちを語りはじめることもある。

　ナース・カウンセラーも，その患者の身体の状態や病気に関心を持って患

者に会う。ベッド上での生活を余儀なくされている患者にとっては，安楽でいられることに対する欲求は高い。そのような患者には，対話の前にまず安楽な体位になるように援助する。患者に出会ったとき，ナース・カウンセラーなら，その人の体位が安楽であるかどうかが目に飛び込んでくるであろう。

　骨転移で寝たきりになってしまった患者が，ナース・カウンセラーが訪室するたびに「先生にやってもらいましょ」と言って，体位変換を依頼してきた。以前にその人が安楽な姿勢を保持できるようにかかわって以来，その人はナース・カウンセラーを信頼して，自分の身体を委ねるようになったのだった。

　また，看護の独自性である身体接触を用いて，痛みのある部分のマッサージなどを随時，取り入れる。痛みやだるさの世界の中に在る患者には，言葉による対話よりは，その世界に添って身体をさすることのほうがずっとその人に寄り添ったかかわりになることがある。意識水準が低下した患者に対しては，ただ黙って側に居ることもある。そのときは患者の呼吸に合わせて呼吸する。

　勿論，触れるにあたっては触れられたくない人もいるし，家族との時間や関係を邪魔しないように心がけなければならない。触れることを巡って，人は深いところの感情を刺激される。毎日，毎回，入れ替わりケアに来る看護師に対する感情と違うものを，ナース・カウンセラーには感じることがある。それは家族も同様で，患者が心地よく感じれば感じるほど，家族の中に複雑な感情を引き起こす場合もある。一般に精神療法では，触れる行為は治療者の acting out（行動化）になる。したがって，自分の行為が関係性に与える影響を自覚しないと危険である。

　カウンセラーは医師や看護師と違って，用いることができる道具を何も持っていない。使える道具は唯一自分だけである。肉体的痛みは勿論，患者のスピリチュアルな痛みに触れると，言葉は何も役に立たないと感じてしまうことがある。言葉が出てこなくなる。そんなとき，もし患者の身体をさすっている自分がいたら，要注意かもしれない。ただ黙って傍らに居るのが申し訳なくて，つらくて，何かをしているほうが安心だからと，自分のために行

っている行動かもしれないからである。思わず手が出てしまいそうになる自分に耐え，何もできないでいる自分に耐えることのほうが大切なときもあるだろう。そのつらさは，まさにいま，患者が感じている苦しみに通じる。

2）母性性

　患者は，身体のケアを行ってくれる存在として，看護師をみている場合が多い。それは母性性を期待することでもある。患者はナース・カウンセラーに対しても，実際のケアまで行ってくれるかどうかは別として，母性性を期待することがある。終末期の患者には，特にそれを感じる。

　終末期患者と母のイメージとの関係について，平山（1996）は次のように述べている。

　　　臨床医の河野博臣は自らの夢分析の体験の中で「やさしい女性性を示す女性の出現と介護が，臨死患者に生き生きとした力を与え，自然治癒力を活性化させるように見える。そこに男女の差はなく，患者は優しく包み込んでくれる母親のやさしさを求める。そして母なるもののイメージ像としてマリヤ像や観音像を求める結果にもなる」と記している。そして，「65歳の胃がんの男性は，前日まで，何一つ食べられず嘔吐をくり返していたが，『やさしい乙女に抱かれて寝ている』夢を見て，みるみる元気になり，茶碗二杯のごはんを食べることができる場面に出会った」という。このように，暖かく懐かしくも美しい母性や女性が存在の聖化を促し，生命力を賦活化させる力を持っているということは注目に値する。しかもこうした母性や女性が老いや死に直面している人々に，生気を吹き込む癒しの力をもっていることは重要である（p51）。

　平山は，ターミナルケアにとって最も大切なのは温かい雰囲気であり，このような雰囲気が精神の緊張を和らげるという。優しい女性性を示す女性や母性のイメージや，母親的ないし女性的治療者や介護者が，死の不安や恐怖を癒す力を持っているということは重要な意味を持つと述べる。私も，ナース・カウンセラーとしての自分が，患者にとって母性的な存在として機能していることを感じることがある。

3）精神的ケアに関するニーズの把握

　一般のカウンセリングは，クライエント自らが何らかの問題を感じ，自らの意志で援助を受けに来ることで始まる。ただ，親や教師に無理につれてこられるというケースもないわけではない。しかし，そういう場合も，自分では問題があると認められなくても，周りが自分の問題を感じているということはわかる。

　一方，身体疾患で病院に来る患者は，病気を治すために自分から医療機関に来院する。したがって，病気を治したいということに関してはモチベーションがある。しかし，病気を持った自分自身の在りようや，そのことが病気に与える影響にはほとんど気づいていなかったり，病気にまつわる精神的苦悩を抱えていたとしても，医療者がそこまで関心を持ってかかわってくれるなどとは思ってもいないかもしれない。しかし実際には，身体疾患の患者も病気になることによって不安になったり，気分が落ち込んだり，怒りや悲しみの感情に巻き込まれていることも多い。

　患者を看護カウンセリングに繋げる役割を担うのは，看護師である。そこに看護の特殊性がある。その対象は言語的要求のある患者だけではない。看護師が日々のかかわりの中で，精神的ケアに対する患者の非言語的要求や潜在的要求を直観的に把握していく。

　ナース・カウンセラーはそのような人たちを訪問して，何か心配なことはありませんか？とアプローチしていく。そのとき，心しておかなければならないのは，心の問題には立ち入ってほしくない人，あるいはほしくない時期があるということである。ナース・カウンセラーを受け入れるかどうかは患者の意志が尊重されることを，患者自身にもわかってもらう。

4）場と時間の独自性

　一般のカウンセリングでは，クライエントがカウンセラーの所へ出かけていく。これはカウンセラーの本拠地，つまりカウンセラーが保有する空間にクライエントがお邪魔することにもなる。勿論，カウンセリングではその時間と空間はカウンセラーとクライエントが共有するものであり，両者の契約

のもとにそれ相当の料金を支払っているのだから，クライエントが遠慮する必要はない。看護カウンセリングにおいても看護カウンセリング室で面接を行う場合はあるし，日時と時間をあらかじめ契約して行う場合もある。しかし，病状によってはナース・カウンセラーが患者のベッドサイドへ出向いていくことが多い。

　患者にとって自分のベッドと床頭台を含めた空間は，自分の唯一のテリトリーである。患者の生活の場である。病院そのものが医療者に所有されているものであるという感覚が，医療者の側にも患者の側にも暗黙のうちにあるので，患者の空間に出向いていくという意識はあまりないかもしれない。しかし，訪問看護はどうだろう。訪問看護ではカウンセリングとの違いが明瞭に現れる。家庭ではその患者および家族が主役である。医療者は靴を脱ぎ，患者の"家"にお邪魔する。まさしく，土足で患者のテリトリーに侵入することはできない。

　これは患者の空間のみならず，患者の所有する時間に関しても同じことがいえる。

　相手の土俵に向かうという特徴は，ナース・カウンセラーの姿勢にどういう影響をもたらすだろうか。

　プラスの面としては，患者に対して謙虚になることができる。入院生活の規則やスケジュールは，患者というより医療者が働きやすいように考えられているものが多い。医療者優先の考え方である。病院という社会構造の中では，その改革が叫ばれているとはいえ，患者は弱者であるという暗黙の了解が患者の側にも医療者の側にも未だに存在していることは否定できない。看護師としては患者との対等な位置でかかわることを大切にしたいと願っていても，いつの間にか，そのような社会構造の中に違和感なくはまって，麻痺している自分に気づかないことも往々にして起こる。

　それに対して，訪問看護のように靴を脱いで"家"にお邪魔することで，看護師は謙虚な気持ちにならざるをえず，患者および家族，そしてその家庭を尊重することが意識化されやすい。病院や施設で働く看護師もこのような本質を意識すれば，訪室するときに，より患者に対して謙虚な気持ちになれるだろう。

しかし，謙虚な感覚が極端になると，患者に対する遠慮が起こってくる。患者への遠慮に縛られるとどうなるであろう。患者ともはや対等にかかわることができなくなる。患者を過剰に意識し，それは逆に患者と直面化することを妨げ，専門家としての本来の力を発揮することができなくなる。

　もう一つ気をつけなければならないことは，患者が話したくないときに，率直に看護カウンセリングを断ることができるかという問題である。患者は自分の病気を治してもらいたいので，医療者，特に医師は絶対の存在であり，医師から嫌われたくないという思いが強い。看護カウンセリングを取り上げてみても，医療者に看護カウンセリングを勧められたときには，自分自身が「受けたいか，受けたくないか」という自分の気持ちを大切にするよりも，「先生はカウンセリングを受けたほうがいいと思っているのだろうか」と，患者にとっての権威者の気持ちに添おうとする場合もあろうだろう。わざわざナース・カウンセラーが来てくれたのだからと断れない人もいるだろう。

　このように患者を苦しめる状況を避けるためには，カウンセリングの初回時に，話したくないときもあるだろうからそういうときに断るのは当然であるという，状況に応じた拒否権を患者に伝えておく。しかし，それでも断れない患者は存在する。そういう場合は，カウンセラーの感受性が問われるところであろう。

　ベッドサイドでカウンセリングを行う場合が多いということは，特に大部屋では他の患者がいたり，スタッフが出入りする中で面接を行うことになる。そのため，患者に基本的安全感を提供できなかったり，カウンセリングに集中しにくい。他の患者やスタッフ，見舞客による中断や，他の患者への気遣いなどが起こる。

　一方，気軽に患者を訪問できる良さもある。患者によってはベッドから起き上がれない人もいる。また，病状も日々異なるので，話す時間を前もって決めるわけにもいかない。このように，空間や時間も患者に合わせることができる。看護には患者の疾患を理解しながら患者の生活そのものにアプローチする役割があり，患者が日常生活をしている場でのカウンセリングにこそ意味があるともいえる。ただ，患者によっては，大部屋で話すよりは二人だけで話をしたい人もいるし，同じ患者でも，病室で話すよりはカウンセリン

グ室で話すほうが話の内容の深まりが異なることを幾度も経験しているので，病院の中にカウンセリング室を設置することが必要であることはいうまでもない。

5）チーム医療の中での情報の共有

　一般のカウンセリングは，クライエントとカウンセラーとの二者関係の上に成り立っている。一方，看護カウンセリングは医療として位置づけられるので，患者の体験世界を患者とかかわる医師や看護師と共有し，患者により良い治療と看護を提供できるように活用する。ナース・カウンセラーはチーム医療に参加し，チームで患者への統合的ケアを行う。一人の患者には一人の主治医のみがかかわるわけではない。他の医師もかかわるし，看護師，ソーシャルワーカー，栄養士，カウンセラー，理学療法士，薬剤師などさまざまな職種がそれぞれの立場から患者にアプローチし，しかもそれらのアプローチが患者にバラバラに与えられるのではなく，統合されていなければならない。それがチーム医療であり，ナース・カウンセラーもチームの一員である。それが通常のカウンセリングとの違いでもある。通常のカウンセリングでは守秘義務があり，カウンセリングで語られたことを他の人と共有することはない。

　医師や看護師がカルテや看護記録を患者にかかわる専門家の間でのみ共有し，それ以外のところでは守秘義務を徹底しなければいけないように，ナース・カウンセラーの仕事も，チーム医療の中での守秘義務と考えることができる。しかし，患者はナース・カウンセラーに，自分の内面のかなり深いところや繊細なところを語る。したがって，最初に，患者に他の医療者と共有したい趣旨を説明して承諾を得ることと，話してほしくないことは絶対に他言しないことを保証する。これまで一切話してほしくないという人もいて，その場合には他の医療者に了解してもらい，記録も公式には残さなかった。患者から承諾を得た場合も，患者のプライバシーを尊重しながら，何を記録に残すかを選択する作業は非常に大切である。

6）死にゆく人へのケア

　一般のカウンセリングは，クライエントがより自分らしく生きられるように支援することが目的である。障害があってもやっかいな症状があったとしても，精神的には健康を取り戻し，あるいは症状とうまくつき合えるようになって，カウンセリングから自立していくことを願う。生きるためのかかわりである。一方，看護カウンセリングは，進行がん患者や終末期の患者も多い。自分らしく生きられるようになることを目標としていても，面接の終結は死をもってである。

　看護師や医師はある程度死の教育も受け，臨床の中で亡くなっていく患者に何度となく出会っていく。そういう中で若い看護師でも，どんなに治療してもケアしてもそこには限界があり，人間にとって死は避けられないものであることを自然に実感していく，というか認めざるをえない。ただ，慣れという危険性や，自分のつらさから逃げるために死の悲しみを感じなくなる危険性も，心しておかなければならない。

7）終結時期

　一般のカウンセリングは初回面接時の治療契約の中で，終結に関しても両者で話し合われることが多い。実際の終結に関しては，お互いの明瞭な意志のもとに面接を終結することが原則である。

　一方，看護カウンセリングは，慢性疾患患者のように生きている間病院とのかかわりを続けていく人たちが対象になることもある。病状の経過によって精神的に落ち着いている時期もあれば，不安になったり落ち込む時期もあり，そのような繰り返しだろう。したがって，カウンセリングのように期限を明確に切れないことがある。困ったときにいつでも尋ねてこられる場所であってもいいのではないだろうか。むしろ，切れないところに看護カウンセリングの特徴があるのではないかと思う。

　また，死によって終結を迎えることも多い。それは終結という難しい決断をしなくてもいいという点では，カウンセラーにとっての重要な仕事から逃れられているのかもしれない。しかし，何をもってしても人間の力では避け

ることのできない絶対的な死によって関係が切られることの苦痛は耐え難い。一つひとつの面接でこれが最後の時間になるかもしれないと心しながら，患者に対することが必要なのだろう。

8）家族とのカウンセリング

一般のカウンセリングであれば，来談するクライエントがその対象となる。一方，看護カウンセリングでは，患者を取り巻く家族とも必然的に会うことになり，家族も患者と同様，ケアの対象となる。それは継続的なカウンセリングというよりも，たまたま家族と会えたときを有効に利用して家族と話をする機会にしたり，家族が困ったときに相談に乗るという会い方が多い。そのような約束されていない出会いにいかに応え，偶然の出会いをいかに大切に活用するかが問われる。

2．他の職種との比較

看護カウンセリングの特徴をもとに，他の職種とナース・カウンセラーとの違いを述べる。

1）医師との比較

「治療戦略」，「攻略」，「兵糧攻め」など，戦争用語が診療の中で日常的に使われていることが，医師の疾患への取り組みの姿勢を如実に表しているともいえる。医師にとっては闘いなのだ。医師はさまざまな手段を用いて治療し，指導して，疾患を治そうとする姿勢が基本にある。これは医師として重要な役割であるが，疾患を治そうという思いが先行しすぎて，患者の身体の病気の部分だけ，つまり，悪い臓器だけにとらわれて，患者を人間としてみることができなくなる危険性もある。

看護カウンセリングには看護と同様，患者を指導したり，アドバイスをしたりすることが必要な場合もあるが，基本的な姿勢は患者を変えようとすることではなく，患者に寄り添うということである。それは，患者の在り方を批判したり，説得したりといった，こちらの価値観を押しつけるのではなく，

患者の気持ちや苦しみ，生き方などをわかろうとする姿勢である。患者の側に立ってその人の歩みや生き方を尊重し，信頼する。そのようなかかわりが患者が自分の心の中の真の声に耳を傾け，その人本来の姿を取り戻して，自分らしく在る方向を見つけていくことができるようになることの助けになる。

2）臨床心理士との比較

　臨床心理士とナース・カウンセラーとの違いは，一言では答えにくい。なぜなら，看護カウンセリングの役割は臨床心理士との違いというより，オーソドックスなカウンセリングと病院で行うカウンセリングとの違い，すなわち場の違いともいえるからである。病院の中で臨床心理士が仕事を始めるとき，それまで行ってきた，あるいは勉強してきたカウンセリングの構造やアプローチとの違いに戸惑うかもしれないが，患者のニーズに合わせたカウンセリングを目指せば，ナース・カウンセラーとそれほど違いはなくなってくるだろう。それでも，あえてここでは違いという観点から考えてみたい。

①身体に触れること

　ナース・カウンセラーは身体へのアプローチが特徴であると述べたが，臨床心理士はほとんどが言語を媒介としたアプローチを教育されており，身体接触はセラピストの acting out とされることも多い。ナース・カウンセラーは精神的ケアといっても，その患者の身体の状態や病気に関心を持って患者に会う。看護師であるから病気に対する知識もある。それまでに病院の中で看護師として働いてきた経験を生かした精神的ケアができる。そのように患者の身体への意識の持ち方が違う可能性がある。

②集団の中で仕事をすること

　ナース・カウンセラーは看護師として働いた経験があるので，病院の組織や看護師・医師集団のダイナミクスも理解しやすいだろう。

③死に対する感じ方

　臨床心理士の多くは死という出来事に仕事で出会うことは少なく，そういう人たちが病院の中で臨床に携わろうとすると，かなりストレスになるかもしれない。ナース・カウンセラーも死と出会うことはストレスになるが，臨床心理士とは少し感じ方が違うのだろうかと思うことがあった。

臨床心理学関係の講習会や学会でターミナルケアの話をすると，専門家としてよりも個人的体験からの質問が結構あったりする。個人的につらかった体験を感情的に語られることもある。死というテーマが心理臨床の専門家をさえも不安にさせ，個人的な感情を引き出してしまうということだろう。

こういう光景は看護やターミナル関係の学会ではほとんど経験したことがない。医療者も死によって個人的な感情が引き起こされているはずである。しかし，あまりに日常的に死が繰り返される臨床の中で，人間の死を受け入れていったり，あきらめたり，あるいは感覚が麻痺していくといったことが起きているのだろう。

④治療構造の考え方

医療者は患者が困っていたら，いつでも訪ねていくのが当然だと思っている。それはナース・カウンセラーも同様である。一方，臨床心理士が病院臨床にかかわりはじめた頃は，週に1回の面接といったような枠組みが壊されそうな，実際壊されてしまう終末期患者との面接に戸惑いを感じ，専門家として枠組みの中で葛藤が生じることがあるだろう。その後しだいに，臨床心理士もナース・カウンセラーと同様，状況に合わせて枠組みを柔軟に変えていくようになる。

私は自分のアイデンティティを持って，通常の心理療法とは異なる構造でカウンセリングを行っているが，本当にこのような曖昧な枠組みでよいのだろうか，白衣を着てカウンセリングを行うことは白衣の持つ象徴的意味を考えるとどうなのだろうかという問いが，頭の中にあった。そんなとき，岸本(1999)の『癌と心理療法』という1冊の本に出会った。岸本は内科医として白血病の患者に独自の心理療法を行ってきた。その著で，岸本は「治療構造・守り」に関して次のように述べている。

「患者は死が近いのだからと安易に構造を崩すのは，治療者の方がセンチメンタルな感情に流されているのであって，生き残る治療者と死にゆく患者という両者の溝をかえって深めることになりかねない。勿論，余命1カ月の人に週1回のペースが妥当であるかなど，個々の事例に応じて検討すべき点はたくさんあると思うが，心理療法家の場合は基本的には通常の心理療法と同様，治療

構造をある程度明確にしながら会っていくのが望ましいと思われる。しかしながら，筆者は内科医でありつつ心理療法的な接近を行ったので，場所，時間，料金という外的な治療構造を設定することは不可能であった。」（p17）

　岸本は治療的人間関係の確立という点では，情報聴取型と傾聴・受容型の2種類の聴き方を意識して話を聴いているという。

　　「その際，筆者にとって適切な心的距離を保つための守りは「白衣」であった。＜略＞「白衣」を治療構造のひとつとしていたのである。このように，場所，時間，料金の代わりに白衣を守りとして，2種類の聞き方を意識しながら治療関係を作っていった」（p18）

　また，心理療法における場の限定については以下のように述べている。

　　「河合隼雄（1986）は『クライエントの内界に接することは，限定された空間によって治療者が守られているからこそ可能であるという側面と，閉じられた空間だからこそクライエントの内界の働きが豊かに表出されるという面がある』と述べている。一方，入院という環境について考えると，入院自体が非日常的な体験であり，外的な自由も制限されるため，内的世界が活性化されやすい状況にあると言える。よく言われるように，現代においては，誕生と死は病院に追いやられ，日常生活から姿を消しつつある。これは，病院がこの世とあの世の境界，あるいは生と死の境界的な位置，意味をもつようになったことを示している。つまり病院は，物理的には閉じられた空間であるが，同時に，死の世界，非日常の世界に対しては開かれているという両義性をもつ。こう考えると，場所については病院そのものが，面接室と同じ機能を果たし得ると思われる」（p18）

　以上，岸本の論を長々と引用したのは，白衣や病院そのものが枠組みになりうることに納得させられたからである。流動的，柔軟な構造の中で，もう少し肩の力を抜いて，自然な流れに身を任せてもいいのではないかと思える。

3）看護師との比較

　ナース・カウンセラーは看護師同様，患者の疾患および治療を専門的に理解でき，さらに，患者に必要な看護がわかる。同様に，看護師には患者を指導したり，アドバイスをすることが必要なこともあるが，基本的な姿勢はナース・カウンセラーと同様，患者を変えようとすることではなく，患者に寄り添うことである。

　看護師からしばしば「忙しくて患者さんの話を十分に聴けない」とか，「カウンセラーのようにじっくり患者さんのベッドサイドに座って話を聴きたい」という声を聞く。このような気持ちは十分に理解できる。しかし，短時間では心のケアは本当にできないのだろうか。看護師だからこそできる心のケアがあるのではないだろうか。ナース・カウンセラーは，カウンセリングを目的として患者と会う。しかし，看護師は廊下で不意に患者に呼びとめられたり，点滴の準備のために病室を訪問したのに，突然，患者から気持ちを打ち明けられたりすることもあるだろう。看護師がある患者の話を聴こうとしていても，同室の別の患者から呼ばれて話を遮られることもあるだろう。このように看護師の準備が整っていないまま，あるいは限られた時間の中で，心のケアを行わなければならないことが多い。その瞬間をいかに看護に生かせるかが問われる。

　死が近づき，もはや語ることができなくなっている人に，カウンセラーができることは限られてくる。治療が生業である医師も，死が迫っている人にできることは限られてくる。一方，その人が生きている限り日常のケアは続けられ，死にゆく人に対しては生活の援助はますます必要とされる。中井(2004)は「医者が治せる患者は少ない。しかし看護できない患者はいない。息を引き取るまで，看護だけはできるのだ(p2)」と述べる。

　その人の最期まで自分たちの専門性を生かせるという特徴を看護師は理解し，自分たちの役割に自信を持ち，その責任を自覚すべきである。その人の最期のときまで，日常のケアを通して患者とのコミュニケーションを継続できる立場にあるからである。

　このように，仮に心のケアだけを取り上げるとすれば，看護師は心のケア

を行うにはかなり困難な時間と場の中で仕事をしている。また，臨床心理士やナース・カウンセラーのようには心理臨床のトレーニングを受けてはいない。その代わり，患者の生活そのものにアプローチする中で心のケアができる。

　一方，ナース・カウンセラーにとっては，"暇そうにみえること"が重要な key word ではないかと思ってきた。ナース・カウンセラーは看護師と異なり，時間に合わせて動かなければならないことが比較的少ない。例えば，泣きながら家族が訪ねてきた場合，その人が落ち着くまで1時間を超えてつき合うこともできる。患者が落ち着かないとき，半日でも一緒にいることができる。よく患者から「先生や看護師さんは忙しそうで，私以外にもたくさん患者さんがいるから，長く話を聴いてもらうのは申し訳ない」という言葉を聞く。ナース・カウンセラーも決して暇ではないが，その存在の仕方は，患者から忙しそうにみえてはいけないのだと実感した。

第3章 看護カウンセリングの基本的姿勢

1章では，ロジャーズの述べるカウンセラーとしての三つの姿勢—自己一致，無条件の肯定的配慮，共感的理解—について述べた。3章では，三つの姿勢を踏まえながら，ナース・カウンセラーに必要な基本的姿勢について述べる。なお，事例の中の『NC』はナース・カウンセラーを指す。

I. わかるということ

看護カウンセリングを一言で言うと，患者をわかろうとする行為がそのすべてであると言ってもいい。では，わかるとはどういうことなのだろうか。

1.「わかる」とは

渡辺(2000)は日本語では，『分』『判』『解』は同じ「わかる」でも微妙にニュアンスが異なると述べる。例えば，『判』は一定の基準に照らして判断するわかり方，『解』は理屈や理論を通じて理解するわかり方であるという(p48)。

そこで，「わかる」の三つの意味について考えてみたい。

一つ目は「解る」。これは相手についての知識を得ることで，全体を分解し

て解ることである。例えば「あの人は北海道出身で，スポーツが得意で…」というようなわかり方である。看護師が「あの患者の病歴は＊＊で，家族歴は＊＊で，仕事歴は＊＊で…」と理解する方法も，この「解る」に相当する。

二つ目は「判る」。これは判断することで，評価やタイプ分けをすることである。例えば「あの人は気が短い人だ」というわかり方である。

三つ目は「分かる」。これは分かち合うという意味で，その人を在るがままに受け入れ(受容)，その人の心の在りように添うこと(共感)である。

看護にはこれら三つの「わかる」が必要であるが，看護カウンセリングにおけるわかろうとする姿勢は，三つ目の「分かる」を意味する。

柳澤(1993)は原因不明の腹痛に15年もの歳月苦しみ続け，その闘病生活を『認められぬ病』という1冊の本にまとめた。柳澤は，病気そのものの苦しみよりも医療から受けた苦しみのほうがずっと大きかったと述べている。柳澤は入院中，立って歩くとふらつくようになったが，医師は心身症と診断し，取り合わなかった。柳澤は，自身のことを「美樹」という一人の女性の体験として語っている。看護師のわかる姿勢を考えるために，その中から二つの場面を取り上げる。一つ目の場面は，病室で看護師に相談した場面である。二つ目の場面は，夜間に腹痛が起き，ナース・ステーションで看護師の由美と当直医との三人で繰り広げられた場面である。

【場面1】
　美樹は気にしないように努めたが，ふらつきと気分の悪さはどうしようもない。幾部屋か先にあるトイレまで歩くことが困難になってきた。看護婦にも話してみたが，先生から介護の許可が出ていないので，何とかして歩くようにという(pp 153-154)。

【場面2】
　「おなかが痛いんだって？」「はい」「カルテは？」医師は由美の差し出したカルテをめくっていたが，突然，「この人は放っておいていいよ」と由美にカルテを渡して出ていってしまった。カルテを机の上に置くと，由美はもう一度熱いタオルをしぼって美樹の顔を拭いた。二人は無言であった。顔を拭き終わると，由美は美樹の肩に手をおいた。やわらかい手のぬくもりが伝わって

きた(p57)。

<下線は筆者>

　一つ目の場面に出てくる看護師は，美樹の病歴や家族歴，仕事歴を『解り』，おそらく医師からの情報で，美樹の診断は心身症で，その訴えは精神的なものからくるものであると『判って』いたのだろう。しかし，医師の診断で美樹をみて，いま，目の前で苦しんでいる美樹自身を『分かろう』とすることができずにいる。一方，二つ目の場面に出てくる看護師の由美は，医師が「放っておいていい」と判断しても，そういう視点のみで美樹を判ろうとするのではなく，いま，目の前で苦しんでいる美樹自身を『分かろう』としている。

　読者は，後者の看護師が看護師のあるべき姿勢であることを理解できるであろう。看護師は，患者の体験やその体験の意味を理解しようとする姿勢が望まれる。

　ベナーら(Benner & Wrubel, 1989/1999)は，「その人のある行為は，仮にその人にとってよい(good)ものでないとしても，その人の抱えている意味からすれば正しい(right)ものかもしれない」のに，その人にとっての意味は無視されるか誤解されるという。その行為は健康に向かっては作用していないかもしれないが，別の面でその人のためになっている可能性は否定できない。その人が生き抜いている意味をわかろうとしない限り，その人の行為は理解できないと述べている。

　土井(1977)は，わかるために第一に大切なことは簡単にわかってしまってはいけないことだという。何がわかり，何がわからないかの区別がわからねばならないということである。「わかる」という言葉には，「区別が明らかになる」，つまり「見分けがつく」という意味があるという。「わからない，不思議だ，ここに何かがあるに違いない」という感覚から，その何かがわかるとき，理解は一段と深まるといわれる。

2．わかることがどうして援助的になるのか

　読者は自分が落ち込んでいるときに誰かに聴いてもらいたいと思ったことはないだろうか。そのとき，「それはあなたが悪いわよ」とか，「そんなことでもうくよくよするのは止めなさい」などと，聞いてもらった相手に判断されたり，評価されたり，説教されたりすると，話さなければよかったと後悔したことはないだろうか。逆に，自分の悲しみとか落ち込みに共感してもらえたときには，問題が解決したわけでもないのに，不思議と心が軽くなる経験をしたことはないだろうか。

　相手からわかってもらえた場面では，悲しみを「話す」ことから，言葉にして自分からその悲しみを「離す」ことが起きている。それは，ある状況や感情に巻き込まれていた自分と距離を置いて，自分を見つめることができることを意味する。人は他者と真にわかり合えた関係の中で心の安定と余裕を得て，自らをありのままに見つめ直すことができ，自分らしく生きる力を発揮できる。

II．共感的理解

1．共感的理解とは

　共感的理解とは一言で言えば，その人の心の在りように添うことである。患者の内的世界をあたかも自分自身のものであるかのように感じとりながらも，患者と一緒になって悲しくなって患者の感情に巻き込まれるのではなく，患者の世界に入り込みながらも決して自分を失わないことである。患者に近づきすぎると相手の感情に巻き込まれてしまうし，かといって距離をとりすぎると，相手の気持ちを感じることはできない。患者とのほどよい距離をとることは難しい。

共感の原型は赤ん坊と母親との言葉によらないコミュニケーションであり，赤ん坊の泣き声や仕草で母親は赤ん坊が欲していることを聞き分けられるようになる（武井，2001）。土井（1977）は，共感を「気持ちを汲む」と言い換えている。「言語化できないでいる患者の心情をこちらも言語化なしに沈黙の中に察するのが，気持を汲むということの真義である（p15）」と述べる。それは容易なことではなく，「苦しみ恐れている人間に対する畏敬の念がまず何より必要である（p15）」という。

　成田（1999）は，わかったところについてはうなずいたり相槌をうったり，患者が自分のつらい感情を言葉にしにくい場合に治療者が代わって言葉にすることで，共感を伝えることもできるという。

　事柄や内容だけにとらわれるのではなく，そのときの，そう言っているその人の気持ちや感情に焦点を当てる。そのためには，「悲しいんですね（悲しい感じなんでしょうか」とか，「それはどういう感じ（気分）でしょうか（どういう気持ちから来るものなのでしょう）」などと問いかけてみる。

　共感とは，共感しようと念じてできるものではない。共感とは生じるものである。神田橋（1997）は，共感しようと意識的に努力すると思い入れや思い込みを増やし，逆にコミュニケーションのずれがひどくなってしまうと述べている。真の共感が生まれるのは，思い入れや思い込みなどの固定したイメージが何らかのきっかけで崩壊して，思いがけない視界が開けたときだという。治療者の体験としては「目からうろこが落ちた」，クライエントの体験としては「通じた」であり，関係としては「出会い」であるという。

2．共感的理解のタイプ分類

　私はかつて，透析患者との看護カウンセリングにおいて，患者とナース・カウンセラーの体験世界を現象学的アプローチを用いて解釈した（広瀬，1992a, 1992b, 1993）。そのプロセスで，患者にとってナース・カウンセラーが用いた共感的理解のベクトルが異なり，どの方向でどの程度の共感的理解が行えたかによって，患者の成長への影響や患者―ナース・カウンセラー関係が異なっていることに気づいた。そこで，ロジャーズの共感的理解の概念

とジェンドリンのフォーカシングの概念を参考にして，共感的理解の分類を試みた。その後，がん患者との看護カウンセリングを実践する中で，以前の共感的理解の分類の改良を行って『看護カウンセリング』の初版にまとめた。

その後も共感的理解の分類の検討を重ね，その結果，看護カウンセリングにおいては，ナース・カウンセラーが患者の内的な体験過程をどのように関知し，どのような共感的理解の働きかけをするかが重要なポイントとなることがわかってきた(Hirose, 1999)。この体験過程はジェンドリン(Gendlin, 1962/1993)が提唱したもので，人間の内面には常に体験過程という流れが存在し，人は体験の意味を見いだそうとして，繰り返しその吟味を重ねるというものである。

以下，ナース・カウンセラーによって知覚された患者の体験過程のレベルと，各レベルに対応した働きかけのタイプについて論じる。

1）共感的理解の検討

共感的理解の意味を分類するときに私が拠り所としたロジャーズとジェンドリンの概念について，検討を行う。

＜ロジャーズの述べる「共感的理解」の知覚的局面＞

ロジャーズ(1966/1967)は，共感的理解(empathic understanding)とは「セラピストがクライエントの宇宙の中に完全に気持ちよく入っている(completely at home)ということである。それは，"いま，ここ"(here and now)のなか，いま，ここでの現在(immediate present)のなかにある，瞬間瞬間の敏感性なのである。それは，クライエントの私的な個人的な意味づけの内面的世界(client's inner world of private personal meanings)をあたかも自分自身のものであるかのように(as if it were your own)感じとることであるが，その"あたかも…のように"という性質を絶対に失わない，ということである(p264)」と述べている。

またロジャーズは，1957年には，共感的理解を「共感状態」と表現しているが(1957/1984)，1980年には以下のように新しい定義を行った(1980/1984)。この新しい定義は，ジェンドリン(1962/1993)が公式化した体験過程の概念に通じる。

私は今ではそれを「共感という状態」と定義しない。それは過程であって状態ではないと思うからである＜略＞。他者の内部を流れゆく瞬間ごとに変化する感じをつかむこと，その個人が体験しつつあるものが恐れ，怒り，やさしさ，困惑等何であろうとつかむことを意味する。それは，一時的に他者の世界に入り込み，判断を停止して微妙に動いていくことを意味する(p133)。

＜ロジャーズの述べる共感的理解の伝達的局面＞

　ロジャーズ(1966/1967)は共感的理解の伝達的局面について，「この知覚をクライエントの水準に合致した言葉で伝達し，それによってクライエントがもっと明瞭に彼の恐れ，混乱，激怒または怒りを感じ取り，形に表すことができるということが，正確な共感的理解の伝達的な局面の本質である(p265)」と述べている。これは，カウンセラーの理解が正確にまた敏感に伝えられるとき，クライエントがその内面の感情や個人的意味づけをもっと自由に経験し，自己の経験と自己概念との不一致に気づき，自己と経験の一致に向かうことが促進されることを意味する。このようにロジャーズは，共感的理解は知覚的局面と伝達的局面とで構成されることを明らかにしている。

　さらに，「カウンセラーは，クライエントにとってまだ漠然としか気づいていないことに対して，カウンセラーが理解したことを伝えることができるし，クライエント自身がほとんど気づいていない経験の意味を告げることもできる(1962/1967, p51)」と述べている。ロジャーズはある意味で，カウンセラーの共感的理解の深さについて，「漠然としか気づいていない」と「ほとんど気づいていない」という量的レベルの問題と，「こと(経験)」と「経験の意味」という質的レベルの問題に言及したといえる。ただし，明確な分類はなされていない。

＜ロジャーズの共感的理解とジェンドリンの体験過程との関連＞

　この「漠然としか気づいていないこと」や「ほとんど気づいていない経験の意味」は，ジェンドリンのいう暗々裡の身体感覚に相当する。ジェンドリンは体験過程(experiencing)の理論を確立し，体験過程を，人がこの瞬間において，いま，ここで生起する身体感覚に直接注意を向けることによって，暗々裡の前概念的なものを明細化し，的確で明白な意味を導く一連の過程で

あるとした(藤原・村山，1976)。

　身体感覚とは，食べすぎておなかが痛いとか，二日酔いで頭が痛いとかいった感覚ではなく，ある自分の問題や気がかりなことに関連した身体の不快感や漠然とした身体の感覚のことをいう。ある人と別れた後，「何か胸につかえているような感じ」が存在することに気づいたことはないだろうか。そして，その感じが，自分の気持ちを相手に言いたいのに言えなかったことに関連していることに気づいたことはないだろうか。身体感覚とはそういう類のものを意味する。

　ジェンドリン(1978/1986)は，暗々裡の身体感覚に注意を向けて，身体の内部でのある特定の気がかりなことに関する身体の感じ(felt sense)に触れていく過程をフォーカシング(focusing)と名づけ，心理療法の技法として提唱した。われわれの経験は，すでに知っていること以上にもっと多くのことを含んでいる(Friedman, 1986)。クライエントが自己の暗々裡の身体感覚に焦点づけることを援助することで，クライエントの体験過程を促進し，自己概念が統合されていくことを促進できる。それは，クライエントにとっての漠然とした感じの意味が明確化されていくことを援助することである。

　クライエントの表現から，その経験認知と伝達についてのレベル分けがクラインら(Klein et al, 1970/1991)によってなされており，それは体験過程スケールと呼ばれる。一方，クライエントの体験過程のレベルは，セラピストの応答の仕方によって変動することから，セラピスト体験過程スケールも開発されている(Marieu-Coughlan & Klein, 1984/1991)。

＜共感的理解によるクライエントの成長＞

　これまでの検討から，以下のことが明らかになった。

　共感的理解は，カウンセラーだけが一方的に知覚するのみでは，クライエントの成長や変革にあまり援助をもたらさない。カウンセラーが感じとったクライエントの内面的な経験世界やその意味づけをクライエントに伝え返すことが，正確な共感的理解の主要な役割である。それによって，クライエントはもっと明瞭に自分の恐れ，混乱，怒りを感じとり，形に表すことができる。しかし，このときカウンセラーが，クライエント自身がいま，気づいている経験の意味を告げるだけにとどまっては，それはいま，気づいている経

験の意味をさらに明確化し，率直に表現することを援助はするが，積極的な変革にはならない。カウンセラーは，クライエントにとってはまだ漠然としか気づいていないことを感得することができる。カウンセラーには感得できるが，クライエントにとっては未だ暗々裡の身体感覚にとどまっているものに焦点を当てることによって，共感的理解が両者に共有されたときに，クライエントは自己の内面の身体感覚や感情に気づき，その個人的意味の解釈が十分に明確となり，それまでの世界の意味が変容し，可能性が一歩現実化する。

2）共感的理解のタイプ分類

私は，看護カウンセリングの面接過程の現象学的アプローチによる記述の中から，共感的理解に関するものを抽出した。その結果，ナース・カウンセラーによって認知された患者の体験過程のレベルとそれに基づいた共感的理解の言語的伝達のタイプが，以下のように導き出された（図1）。

ナース・カウンセラーによって知覚された患者の体験過程のレベル	ナース・カウンセラーによる共感的理解の言語的伝達のタイプ
レベル1：患者が言語化して表現した体験過程	→ タイプA：言語的伝達（狭義の意味）
レベル2：患者がいま，この瞬間に気づいているが，言語化していない体験過程	→ タイプB：体験の意味の直観的把握
レベル3：患者がいま，この瞬間には関心がないが，普段，確かに感じている体験過程	→ タイプC：感覚の明確化
レベル4：患者は暗々裡に感じており，ナース・カウンセラーが漠然とは気づいている体験過程	→ タイプD：暗々裡の身体感覚への焦点づけ
レベル5：患者は暗々裡に感じており，ナース・カウンセラーが明確に気づいている体験過程	→ タイプE：暗々裡の身体感覚の洞察

図1　ナース・カウンセラーによる共感的理解の分類
ナース・カウンセラーによって知覚された患者の体験過程のレベルとナース・カウンセラーによる共感的理解の言語的伝達の分類。

第3章　看護カウンセリングの基本的姿勢　53

ナース・カウンセラーによって知覚された患者の体験過程の五つのレベル

レベル1：患者が言語化して表現した体験過程
レベル2：患者がいま，この瞬間に気づいているが言語化していない体験過程
レベル3：患者がいま，この瞬間には関心がないが，普段，確かに感じている体験過程
レベル4：患者は暗々裡に感じており，ナース・カウンセラーが漠然とは気づいている体験過程
レベル5：患者は暗々裡に感じており，ナース・カウンセラーが明確に気づいている体験過程

各レベルに対応した働きかけのタイプ

タイプA：言語的伝達（狭義の意味）
　　　　患者が表現した自分の内的体験過程について，ナース・カウンセラーが理解した意味を言語化して伝える。

タイプB：体験の意味の直観的把握
　　　　患者がいま，この瞬間に気づいているが言語化していない内的体験過程について，ナース・カウンセラーが直観的に把握した意味を言語化して伝える。

タイプC：感覚の明確化
　　　　患者がいま，この瞬間には関心がないが，普段，確かに感じている内的体験過程について，ナース・カウンセラーが直観的に把握した意味を言語化して伝える。

タイプD：暗々裡の身体感覚への焦点づけへの援助
　　　　患者の暗々裡の内的体験過程の存在に，ナース・カウンセラーが漠然とながら気づいたときに，それを患者が気づくことができるように焦点づけを行う。

タイプE：暗々裡の身体感覚の洞察
　　　　患者の暗々裡の内的体験過程の意味について，ナース・カウンセラーが明確に気づいたときに，それを言語化して伝える。

＜各タイプの事例＞

各タイプの事例を対話形式で以下に示す。A〜E は各患者を，NC はナース・カウンセラーを示している。下線を引いた文章は，各タイプの共感的理解の伝達を表す。

タイプ A（狭義の意味での言語的伝達）の事例

A は告知されていないがん患者である。

A_1：もう，良くならないんじゃないかって不安なんです。
NC_1：(A の気持ちをそのまま受けとめようと思い)<u>ご自分がもうこのまま良くならないんじゃないかと不安なお気持ちなんですね。</u>

タイプ B（体験の意味の直観的把握）の事例

B_1：生きて挙げ句の果てに病気になって。
NC_1：<u>挙げ句の果てにというお気持ち。</u>
B_2：そうです。誰かを恨むわけにもいきませんしね。
NC_2：<u>そうですね。恨める対象があればいいんですけどね。</u>
B_3：そうです。
NC_3：(B の中に激しい感情を感じて)<u>それがないからどこにぶつければいいのかって思ってしまうんでしょうねえ。</u>
B_4：(即座に)そうなんです。皆さん，どこにぶつけているのか，本当に尋ねてみたいです(と，いつも控えめな B がやや大きな声で言う)。

タイプ C（感覚の明確化）の事例

C は子宮がんの手術後，放射線治療を受けていたが，下痢がひどいためにその治療を一時中断していた。この日は，下痢がいかに大変かということを語り続けていた。

C_1：(しょんぼりと)先生に，放射線は続けないと効果がないんだからって怒られてしまって。
NC_1：(C の中にある前向きな感情に焦点を当てたいと思い)<u>本当は誰よりも C さんご自身が早く照射を受けて退院したいお気持ちなんでしょうからね。</u>

C_2：そうなんですよ。もう帰りたい気持ちだけど，終わらないと帰してもらえないでしょうし。もう再発したって構わないから帰りたい気持ちだけど，やっぱりここまで我慢したんだから，最後までやらなきゃね。

タイプD（暗々裡の身体感覚への焦点づけへの援助）の事例

Dは食道がんの男性で，すでに手遅れで開腹手術のみで終わった。病気についてはポリープと聞かされている。経口摂取を禁止され，すっかり元気がなくなっていた。

D_1：どうしてこんなに身の置き所がないんだろう。

NC_1：（Dの言葉はフェルトセンスだと感じ，そこに焦点を当てたいと思って）身の置き所がない。身体中がイライラする感じ？

D_2：そうだ。食べられなくなってからだ。

NC_2：食べられなくなってからねえ。（沈黙）食べられないっていうことに対するイライラと，それからもう一つ，気持ちの面でも何かイライラしているということはないのかしら。何か良くならないことに対する焦りとか。

D_3：焦りがあるって？

NC_3：うん，焦り。そうねえ，焦り。うーん，Dさんはどう思われます？

D_4：病院にいる，ベッドにいるっていうのがなくてイライラする。

NC_4：（意味がよくわからず）病院にいるとかベッドにいるとかいうのがなくてイライラするというのは？

D_5：ベッドで寝ていたと思ったら，起きて，また横になって反対向きになったり，逆さまになったり。

NC_5：イライラしてじっとしていられない自分に，またイライラするという感じですか。

D_6：そうだよ。

NC_6：それって，一体，自分は何をしているんだ！っていう気持ち。

D_7：（即座に）そうだよ。

NC_7：なんか身体中に一杯いろんな感情が溜まっているんでしょうねえ。叫びたくなるでしょう。

D_8：馬鹿野郎！ってか。時々，叫んでいるよ。

NC_8：でも，人が居たら大声で叫べないでしょう。三四郎池でも行って，馬

鹿野郎！って叫んできましょうか。
　D₉：そうだね(と，柔らかな楽しそうな表情で応える)。

タイプE(暗々裡の身体感覚の洞察)の事例

　Eは転移性乳がんで，骨転移，肝転移がある。入院中，イライラ感がひどくなり，ナース・カウンセラーが紹介された。

　Eは初回面接の間，じっと座っていることができずに歩き回っていた。彼女はイライラしている自分に苦しみ，一方で，じっと我慢できない自分を責めていた。Eとの対話は難しいと思われたので，まず，リラクセーションを行い，身体の力を抜くことや心地よい感じを味わうことを行った。ナース・カウンセラーは「動き回ることが楽なら，いちばん楽にいられることをしていればいい。動きたくなるのは身体が望んでいるからで，動くことは自然だ。我慢する必要はない」，「イライラする自分を責めないで。そのイライラがあなたに何を伝えようとしているのかを一緒にみていこう。決して怖いものではないと思う」，「頑張っている自分に優しくしてあげて」ということを伝えた。2回目の面接では，会話が可能になってきた。イライラは治まらなかったが，ナース・カウンセラーの前回のアドバイスで，気分が楽になっていた。

　3回目の面接で，いま，気がかりなことを順番に挙げてもらうフォーカシングを行った。彼女は気がかりなことをすべて挙げたと述べた。しかし，その中には病気に関する気がかりなことが全く含まれておらず，ナース・カウンセラーは彼女にさらに近づくチャンスだと感じ，そのことに関して，彼女とあえて対決(confrontation)を行おうとした。

　NC₁：病気のことに関する気がかりが全く出てこないことが不思議なんですけど。自分の病気のことは不安ではないのですか？
　E₁　：不安ですよ！病気のことは一杯不安ですよ！首にもあるし，腰にもあるし(注：骨転移のこと)，そのうち，寝たきりになる。そしたら自分では何もできなくて，看護師さんの世話にならなきゃいけなくなる。でもそれは仕方ないと思っています。もう，どうにもならないんだから。肝臓にもあるけど，何もできない。だから痛みだけはとってほし

い。延命治療はしてほしくないんです。いま，言ったこと，覚えていて下さいね。
　　　私ね，歩けなくなる前に田舎に墓参りに行きたいんです。家族はみんな田舎にいて，こっちには誰もいない。みんなに会いたい。そうしたら心が和む気がするんです（と言いながら，涙を流した）。
NC$_2$：帰りたいんですよ！寝たきりになったら行けなくなる。歩けるうちに早く行きたいって，だから足がイライラしている。
E$_2$：（沈黙の後）ああ，そうかあ（と吐いた）。
Eはそのとき以来，イライラ感が消失した。

＜共感的理解の意義＞

　Aのように告知されていない患者が不安を示したときに，看護師は患者にこちらの嘘がばれないように，その不安を否定することが多い。しかし，ナース・カウンセラーはAが表出した不安な気持ちそのものを理解して受けとめ，Aに感情の反射（reflecting of feeling）を行っている。

　Bの場合は，ナース・カウンセラーは感情の反射を行いながら，Bの気持ちに添っていくうちに，普段，控えめにみえるBの中にある激しい感情を直観的に把握し，それをBに伝えている。その理解がBの気持ちにぴったりと合ったことで，Bは自分の中にあった激しい感情を表出できた。

　Cは不満な事柄をひたすら訴え続けていた。ナース・カウンセラーはCが視点を変えて，Cが本来確かに感じている前向きな気持ちに注意を向けてほしいと感じ，それを伝えた。Cはナース・カウンセラーの言葉を受けとめ，治療に対して前向きな姿勢を表すことができた。

　Dの場合は，ナース・カウンセラーはDの「どうしてこんなに身の置き所がないんだろう」という言葉を，Dの身体感覚からの言葉としてとらえ，Dにとって重要な意味があると感じて，そこに焦点づける問いかけを続けていった。その結果，Dは自分の感情を明確にし，表現していった。ナース・カウンセラーはこの日，なぜかDと三四郎池に散歩に行きたいと感じていた。そして，Dと三四郎池に向かう途中で，Dが夏目漱石の大ファンで，夏目漱石に由来がある三四郎池に一度行ってみたいと思っていたことを知っ

た。これは意味ある偶然の一致といえるかもしれない。

　Eはイライラしている自分に苦しみ，その一方で我慢できない自分を責めていた。ナース・カウンセラーがまず，そういう自分を責める必要はないことと，身体が望むようにさせてあげていいことを伝えることで，彼女は自分を責める気持ちから解放されていった。フォーカシングを取り入れていく中で，自分のやりたいこと，すなわち「故郷へ帰りたい」という希望を言語化できるようになった。さらに，その希望と「イライラ感」という身体感覚が結びつき，「イライラ感」という身体感覚の自分にとっての意味に気づくことができたことで，不快な症状が消えた。ナース・カウンセラーの深い共感的理解によって，病気という状況を否定的に意味づけていた彼女が，より自分らしい生き方を見つけ，自己の世界の意味を変革していくことを援助できた。

＜タイプ分類の妥当性＞

　タイプBとタイプC，タイプEに関しては，患者の応答の各タイプによって特徴がみられる（表1）。

　タイプBでは患者は「そうそう」と，即座に同意する。驚きはないが，言い当てられたという喜びがある。なぜなら，患者の中ではすでに気づいているが伝えていないことを，ナース・カウンセラーが言い当てるからである。

　タイプCでは「そうです」と，それほどの沈黙もなく同意する。新しい気づきは感じられない。それは，患者が感情レベルでの語りというよりもむしろ事柄のレベルで話しているときに，患者が実際にはすでに気づいているであろう感情に，ナース・カウンセラーが焦点を当てるからである。

　タイプEでは一呼吸置いて「ああ，そうなんだ」と，はっと気づくような感じや驚きが伴う。それが飲み込めた場合は納得し，腑に落ちたような感じになる。

　さらに，患者とナース・カウンセラーそれぞれの状態について，「いま，ここで気づいているかどうか」，「いま，ここで，その感情に関心があるかどうか」，「言語化できるかどうか」，「言語化した側」という視点でみると，各タイプの特徴があることが明らかになった（表2）。

表1　タイプB，C，およびEにおける患者の応答の特徴

- タイプB：「そうそう！」即座に同意する。驚きはないが，言い当てられたという喜びがある。
- タイプC：「そうです」それほどの沈黙もなく同意する。新しい気づきは感じられない。
- タイプE：「ああ！そうなんだ！」一呼吸置いて，はっと気づくような感じで，驚きが伴う。それが飲み込めた場合は納得し，腑に落ちたような感じがする。

表2　各共感的理解における患者とナース・カウンセラーの気づきの状態

共感的理解のタイプ／状態 対象者	タイプB Pt	タイプB NC	タイプC Pt	タイプC NC	タイプD Pt	タイプD NC	タイプE Pt	タイプE NC
患者の感情にいま，ここで気づいている	○	○	×	○	×	○	×	○
患者の感情にいま，ここで関心がある	○	○	×	○	×	○	×	○
感情を言語化できる	○	○	○	○	×	○ or ×	×	○
感情を言語化した側	×	○	×	○	○	×	×	○

Pt：患者，NC：ナース・カウンセラー

タイプDとタイプEにおいては，患者はいま，ここで自分の感情に気づいていないけれども，身体感覚のレベルでは問題の存在にいま，「何となく」気づいているという意味で，その感覚に気づいているともいえる。

3) ナース・カウンセラーにおける共感的理解のまとめ

　看護カウンセリングにおいては，より深いレベルでの共感的理解が患者とナース・カウンセラーの両者に共有されたときに，患者は自己の内面の身体感覚や感情に気づき，個人的意味の解釈が十分に明確となり，それまでの意味が変容する。そのことが患者の自分らしさの回復と共に，"いま，ここで"を生きていくプロセスを援助することに繋がる。
　ここで提言された共感的理解の分類は，看護カウンセリングのプロセス評

価およびナース・カウンセラーのトレーニングの指標としても活用できるだろう。

今後は，非言語的共感的理解についても検討する必要がある。今回提示した共感的理解の五つのタイプの言語的働きかけは完全なものではないし，完成されたものでもない。すべての共感的理解がこれらのタイプによって明確に分類できるものでもない。共感的理解の本質に限りなく近づく努力に，終わりはない。

III. 無条件の肯定的配慮と自己一致

1．無条件の肯定的配慮

無条件の肯定的配慮とは，受容することである。さらに，「セルフケアをきちんとすればあなたはいい患者ですよ」とか，「医療者に逆らわずに言うとおりにしていれば，あなたに優しくしてあげましょう」といった条件つきの姿勢ではない。「いまのままのあなたを受けとめます」という姿勢である。親が子どもに向かって「勉強をして良い成績をとれば，おまえは良い子だよ」とか，「親の言うことを聞く素直な子どもでいれば，愛してあげるよ」といったメッセージを与え続けることが，どんなにか子どもを傷つけ，その子らしさを奪ってしまうだろうか。「お前はお前のまんまでいいんだよ，そのまんまのお前を愛しているよ」という姿勢の大切さは，子ども時代を経験している読者にはよく実感できると思う。無条件の肯定的配慮とはそういうことを意味する。

臨床家が患者の思考や感情や行動に対して評価するのではなく，患者がその瞬間にどうあっても，その人を人間的可能性を持った一人の人間として肯定し，受容し，尊重する姿勢である。この姿勢を保ち続けることは不可能かもしれないが，臨床家のこのような受容的姿勢は，患者自身が自己に受容的になるために重要である。

このような姿勢はどうすれば可能になるのだろうか。評価や批判，判断，指導などは，自分の枠組みや価値観，知識などによって行われる。無条件の肯定的配慮とはそれらをいったん脇に置いて，あるいは括弧に入れて，相手のありのままを受けとめることである。現象学でいうところの「現象学的還元」に通じるものといえよう。ここには，その人の行動や言葉には必ずその人なりの意味があるという姿勢が根底にある。

さらにもう一歩進んで，患者の枠組みの中での意味であることを示すことができれば，より援助的になる。そのことを神田橋(1992)は，クライエントの判断を一応受け入れて，「しかし，その判断は，ある特定のパラダイムの中でのみ正しいのだ」ということを治療者が見抜いて，そのパラダイムに位置づけてあげることがセラピーとして有効であると述べている。

2. 自己一致

共感的理解や無条件の肯定的配慮が大切だといっても，相手に添えないことや相手を受け入れられないことはある。看護師も生身の人間なのだから，それは当然だ。このとき，臨床家として「ねばならない」という気持ちに縛られるよりも，素直に自分の気持ちを認めたり，表現することのほうが大切である。

このように自己一致とは，その瞬間に自分の中に流れる感情や態度に開かれていることを意味する。つまり，臨床家の内奥で経験されつつあることと認識されていること，および，患者に表現されることとの間に密接な一致が存在することである。

私は，自己一致を二つのステップに分けて考えてみた。例えば，患者に怒りを感じたときについて検討してみよう。

[ステップ1：自分自身を受容すること]

看護師は患者に怒りを感じることはいけないことだという自己認識のもとに，自分がいま，まさに経験している怒りという感情を否定するかもしれない。これは，経験と認識との不一致の状態である。内面では怒っているのに，

その怒りを一生懸命抑えようとし、患者に自分の感情を悟られまいとする。それはとても不自由な状態で，不自然である。看護師自身も苦しい。患者に対して自分の怒りを否定するのではなく，＜この人の身体を心配して話しているのに怒鳴られて，私は，いま，この人に怒りを感じているんだな＞と，まず，自分の感情を自分の中で明確化し，受け入れることが自己一致のステップ1である。これが経験と認識の一致である。無条件の肯定的配慮が患者を受容することを意味するのに対して，自己一致は臨床家自身を自己受容することであるといえるかもしれない。

[ステップ2：この気持ちを患者に言葉で表現してみる]

　さらに，この気持ちを患者に言葉で表現できれば，自己一致はさらに進む。そのとき，「あなたって本当に仕様のない人ね」などという，相手にレッテルを貼る言い方では，相手は傷つき，相手の怒りを助長し，コミュニケーションは閉ざされてしまう。そうではなく，自分が経験していることを率直に伝えることが自己一致である。これがステップ2であり，経験と認識とコミュニケーションの一致を意味する。

　例えば，「私なりにあなたが体重を増やしてくることを心配して話しているのですが，そのたびにあなたに怒鳴られて，そんな繰り返しのようで，私もどうしたらいいか困っています。あなたも困っているのではないでしょうか」とか，「こんな繰り返しで，いけないと思いつつ，いらいらしてきているのですが。でも，あなたも私と同様に，こんな状態にいらいらしているようにみえますが」などと伝えてみる。

　たとえ，無条件の肯定的配慮が満たされなくても，自己一致によって，そこからまた二人の関係は続いていく。いま，まさに患者に感じていることを伝えることによって，患者自身が自分の在りよう—それは自分でもあまりみたくない部分であることが多いだろう—を見つめ直す機会にもなる。つまり，このような問いかけは患者との対決も意味し，患者自身が自分の問題に直面し，自分の在りようを見つめ直す機会になる。

　成田(1999)の述べる「不思議に思う」は，この自己一致の姿勢に繋がると思われる。明確化とか直面化という技術の出発点は，カウンセラーが不思議

に思うことであるという。この「不思議に思う」という言葉は，自己一致の姿勢が相手に，矛盾しているとか，おかしいといった批判として受けとられてしまう危険性を和らげるように思う。

　神田橋(1996)の述べる，治療者の逆転移を抑圧しないで生かすということもまた，自己一致の姿勢に繋がると思われる。神田橋は，「つらいだろなあ」とか「よくわからないなあ」など，治療者の中に起こってくる広い意味での逆転移反応を手がかりにして，クライエントの状況を察知していく方法について述べている。「あなたと会っていると，何かこちらも，どうしていいのかわからないような気がちょっと起こるけど，あなたも，いまのところ，どうしていいのかわからないというのが，主訴なんじゃないの？」など，治療者が感じた不快感や，お互いに話をしなければより悪い展開になるように思われる感情を，いかに早くクライエントに伝えるかが重要であるという。

　ロジャーズが述べるように，カウンセラーの三つの基本的姿勢の中で，自己一致が最も基本的な条件である。

　成田(1993)は，レベンソン(Levenson EA)のいう治療者が患者を解釈するときの4通りの言い方を参照しながら，以下のように説明している。これは，患者が治療者に怒ってくるときに対応する言い方である。

① "You are a psychopath who is always angry."（「あなたはいつも怒ってばかりいる精神病質者だ」）
② "You are angry."（「あなたは怒っているんですね」）
③ "You feel angry here and now."（「あなたはいま，ここで怒りを感じていますね」）
④ "I feel angry here and now."（「あなたに怒られているようで，私の中にも怒りが沸いてきて困惑します」）(p61)

　①の言い方が，最も治療的でないという。なぜなら，"You are a ～"という言い方は，相手を分類し，相手にレッテルを貼ることだからである。一方，④が最も正直で治療的になりうる言い方であるという。「あなた」ではなく，「私」を主語にして，「私」の気持ちとして話す。成田(1993)はまた，サイコセラピーの原則として，「困ったときは正直に言う」と，「わからないことは患者に聞く」ということを挙げている。これは一見，簡単そうに思えるかも

しれないが，実は非常に難しい。相当の訓練と感受性が必要だと思われる。

IV. 聴くということ

　患者をわかろうとするために必要な姿勢として，自己一致，無条件の肯定的配慮，共感的理解について述べてきた。その根底に流れる姿勢が，聴くということである。
　これは積極的傾聴(active listening)と呼ばれる(Rogers, 1955/1969)。聴く側の主観や価値観を押しつけるような聞き方ではなく，相手の言葉に含まれているニュアンスを感じとり，言葉の意味や言葉の意味の背景にある感情に関心を持ちながら，注意深く熱心に聴くことである。臨床家自身や臨床家の利益のための聞き方ではなく，つまり，相手を指導したり，評価したり，自分の意見を納得させようとする聞き方ではなく，「話している人のため，つまり，話し手がいっそうよく自分を理解し，物事をはっきりと考え，自信のある行動をとることができるように助力(p308)」する聴き方である。相手の不満や個人的な問題を単に聞いてあげるテクニックではなく，「聴く人の側の心構えに根ざしたもの(p309)」でなければならない。
　ジェンドリン(Gendlin, 池見, 1999)は「傾聴する」ということの本来の意味を以下のように述べている。

　　じっと静かにすること，自らに向かって「しゃべり続ける」のをやめること，そしてまさにそこにあるもの，からだで感じられた，意味深く，より明らかになろうとし，言葉であらわせそうな何ものかを感じとることを意味している(p198)。

　これは，フォーカシングを行うときのフォーカサーの姿勢について述べたものであるが，カウンセラーがクライエントの語りを聴くときの姿勢にも通じるはずである。傾聴するとは，静かに，黙って，身体で味わうことといえ

る。

　鷲田(2000)も，答えを出したり，励ましたり，反論したりしないで，言葉をそのまま無条件で受けとめることの大切さを述べている。聴き手の反応が鏡となり，自分自身に関係する仕方を変え，同じ苦しみの中にあっても苦しみの意味づけが変わるチャンスを与えてくれるという。

　一方，ナラティブ・セラピー(McNamee & Gergen, 1992/1997；小森他, 1999；Greenhalgh & Hurwitz, 1998/2001；野口，2002)では，セラピストの姿勢は「無知のアプローチ」といわれる。セラピストは自分の経験に基づく偏見を常に持っているが，そのようなセラピストの見方を押しつけることなく，つまり，クライエントの語りを否定したり，一方的に判断しないで，クライエントに耳を傾け，未だ語られていない物語を開花させるための治療的問いを発するという。これも積極的傾聴の姿勢に通じるものであろう。

　ところで，医療や看護の中では，いまやナラティブ・セラピー，ナラティブ・アプローチ，NBM(Narrative Based Medicine)といった，『ナラティブ』が注目されている。ナラティブには「語り」と「物語」という二重の意味が含まれている。セラピストはクライエントと共に対話によって新しい物語を創造する。セラピストとクライエントが共同で新しい「物語としての自己」を構成していく。再構成された物語によって，人生の出来事がいままでとは異なる新しい意味のコンテクストへと関係づけられる。つまり，体験の意味が変わる。

　けれども，ナラティブ・アプローチを提唱する人々は，ロジャーズのパーソン・センタード・アプローチとの違いを主張する。傾聴と共感を臨床家の基本姿勢とみなすことは同様であっても，ロジャーズは「自己の核心を発見するため」とか，「パーソナリティの成長を促すため」など，人間には望ましい成長過程があり，そのことを専門家が知っているという専門知は放棄しなかったと述べる。それに比べてナラティブ・アプローチでは，「未だ語られなかった物語」を語るためにそれを行うという。ロジャーズは「いますでにあるものの変化」を目指し，ナラティブ・アプローチでは「いまはないものの創造」を目指すという。

　正直言って，私にはこの両者の違いを明確に理解できない。パーソン・セ

ンタード・アプローチにおいては，成長は過程であり，人は固定した静的な存在ではなく，絶えず変化しつつある過程の中の人間である。臨床家が望ましい方向を知っているのではなく，自分が生きたい方向はその人がいちばんよく知っているという立場に立つ。

　とはいっても，ナラティブというインパクトのある言葉によって，患者の話を傾聴することや，患者との対話や患者の生きられた世界を重視することの見直しが医療の中で行われていることは喜ばしいことだろう。

　「聴く」ことを看護師は行っているだろうか。看護師は事故で入院してきた患者の心を聴いているだろうか。その傷にしか関心を持っていないのではないだろうか。救急車が近づいてくる音を，患者は眠れない夜にどんな思いで聞いているのかと，関心を持ったことはあるだろうか。フラッシュバックを体験しているのではないか，悪夢に苦しんでいないか，眠れないのではないかなどと，患者の気持ちを思ったことがあるだろうか。自分がその立場だったら―自分が根治が難しい病気だと言われたら，自分がある日突然，事故に遭ったら―と，ほんのわずかでも思ってみるだけでいい。それだけで看護は変わるだろう。

　最後に，「看護カウンセリングの基本的姿勢」の項を終えるに当たって，中井（2004）による，急性統合失調症状態の患者に対する姿勢について紹介したい。看護の姿勢として普遍的な姿勢であると思われるからである。

　　急性統合失調症状態を無理に「理解」しようとする必要はない。折れ合おうとする必要はない。できないことを無理にすると徒労で有害なだけだ。しかし人間は理解できないものでも包容することはできる。
　　それは広い意味の「母性」である。＜中略＞ただ，「母性」にも「副作用」がある。それはきつく包容しすぎて，窒息させることである。「卵を握るような，ふわりとして落とさない包容」という感じがよかろう。
　　患者にたいするときは，どこかで患者の「深いところでのまともさ」を信じる気持ちが治療的である。信じられなければ「念じる」だけでよい。それは治療者の表情にあらわれ，患者によい影響を与え，治療者も楽になる（p142）。

第4章 看護カウンセリングの発展に向けて

　本章では，チーム医療の中での看護の役割，および看護カウンセリングを発展させるうえでの問題点や課題について述べる。

I. チーム医療の中で看護の役割を発揮するためには

1. 緩和医療と看護

　緩和医療は，治癒を目的とした治療に反応しなくなった疾患を持つ患者に対して行われる医療である。緩和医療においては，ケアの占める割合は非常に高くなる。そもそも，患者の疾患の部分のみをみるのではなく，患者をホリスティックにケアすることと，患者個人だけではなく家族を含めてケアするという緩和医療の考え方は，看護がこれまで大切にしてきたことであり，看護そのものであるといえる。一方，チーム医療は，一人の患者にかかわるさまざまな職種の人たちがそれぞれの立場から患者にアプローチし，それらのアプローチが統合されることによって，全人的医療を提供することを目指す医療である。チーム医療は，身体的，心理的，社会的，スピリチュアルな問題が顕著に現れる緩和医療の場で，その重要性が特に指摘されている。しかし，チーム医療は，本来，医療のあらゆる場で必要とされるシステムであ

るはずだ。その中で看護師は，医療者の中ではいちばん身近に存在する者として，チーム医療の中では重要な立場にある。

2. 看護師同士がケアを繋げていくこと

チーム医療の中で，看護師がその役割を十分に発揮するために必要なことは，まず，看護師同士のチーム・アプローチである。看護師は24時間，患者の側にいる医療者であるから，医療者の中では患者のことをいちばん理解しているといわれる。本当にそうだろうか？

たとえ，プライマリ・ナーシングを取り入れたとしても，一人の看護師が一人の患者に24時間ケアを提供することは不可能である。複数の看護師がかかわって，24時間のケアが確保されているにすぎない。したがって，個々の看護師がバラバラにかかわっていては，24時間のケアの良さは生かされない。看護師が自分たちの体験を共有し，それを繋げていくことなしには，医療者の中で最も身近な存在とはいえない。申し送りや看護記録の見直しが，看護師の体験を繋げていくことを妨げる方向に進まないことを願う。

3. 他の医療者に繋いでいくこと

看護師がチーム医療の中で役割を発揮するために次に必要なことは，他職種とのチーム・アプローチを行えることである。看護師はどんなに患者から情報を得たとしても，その情報を他の医療者に理解してもらい，その問題を解決するのにふさわしい専門家に行動を起こしてもらわないと，患者のケアに繋がらないことも多い。看護師自身の専門的な理解や判断を他の医療者に伝え，共有する作業が必要である。

その場合，しばしば看護師にとって問題になるのは，「医師がわかってくれない」ということである。「医師は，看護師が治療に口を出すと嫌がる」，「医師は自分が患者から聞いていることや知っていること以外は信じようとしない」などは，医師に対する不満として看護師からよく聞かされる。

かつて私は，がん看護にかかわる看護師を対象に，心のケアについて調査

第4章　看護カウンセリングの発展に向けて　　69

を行ったことがある（広瀬他，1998）。その結果の中で，心のケアを行うに当たって困難さや葛藤を感じている原因として，「医師との問題」を回答者の大半が挙げていた。確かに医師の側の問題もあるだろう。しかし，わかってもらえないことをすべて医師の責任にすることもできない。看護師の伝え方の問題もあると思えるからである。

　例えば，患者のケアに熱心なあまり，患者との適度な距離が保てなくなっている場合，どうして患者の気持ちをわかってくれないのかと，患者になり代わって代理戦争でもしかねないところまで発展する場合もある。それは医師に対してだけではなく，患者の家族に向けられることもある。そのときの看護師には患者しかみえず，医師や家族の立場は切り捨てられている。それでは対話にならない。チーム医療は何より対話が重視される場である。対話とは一方通行ではない。他者に自分の考えを押しつけることではない。まず，相手の立場を理解し，相手の考えを聴くことから出発する。それは患者とのかかわりにも通じることであろう。

　看護師の意見を述べる前に，まずは患者の真実をありのままに伝える。自分はいま，誰の立場に立って発言しているのか—患者の立場か，家族の立場か，医師の立場か，あるいは看護師の立場か—それを自覚することが，自分の感情をコントロールすることに役立つであろう。

　私は，ある放射線科外来の患者を対象として，「外来サロン」という継続的サポートグループを行ってきた。「主治医とうまくいっていますか？」というテーマで行ったときのことだった。ある若い女性患者が「主治医に自分のつらさをどんなに伝えてもわかってもらえなくて，最近はもう訴えるのを止めた」と，泣きながら話した。他のメンバーは彼女の気持ちに共感していたが，ある中年の女性が「私はわかってもらえるまで何度でも話すようにしている。こちらが訴えるのをあきらめたら，絶対に先生には伝わらない。あなたも頑張って言ってみて」と言った。厳しい言葉の中に温かい優しさが込められていた。

　これは看護師にも言えることではないだろうか。医師は言ってもわかってくれないからと伝えることをあきらめたら，もう医師には絶対に伝わらない。そのときからもう医師を責めることはできない。患者がつらい思いをするこ

とに看護師も荷担していることになるからだ。看護師が医師や患者との関係の中で，さまざまな葛藤や苦しみを感じていることは事実である。しかし，医師を責めてばかりいても問題は解決しない。そういう自分たちのつらさを受けとめながらも，自分たちにできることは何なのかをしっかり見極めていかなければならない。

　医師の告知のあり方に対する不満にしても，もし，ナースが告知する立場になったとしたら，と考えてみてはどうだろう。患者にとってこれほどつらいことをどのように話せばいいのかと考えてみると，私にとってもそれはとても難しいことで，医師の負担の重さに共感せざるをえない。自分たちに余裕がないときはとても他者のことを思いやる余裕はないが，自分たちのつらさを分かち合うことで，もう少し自分にも他者にも優しくなれるのではないだろうか。

II. チーム医療とナース・カウンセラー

　ナース・カウンセラーは患者との二者関係に終わるのではなく，ナース・カウンセラーが理解した患者の体験世界を他の医療者と共有し，チームで患者への統合的ケアを行うことを目指す。ナース・カウンセラーはまた，医療者に対する精神的ケアの役割も担う。医療者が精神的に安定することは，患者へのより良いケアに繋がる。

1．ナース・カウンセラーに対する偏見と幻想

　私はいまでこそ，医療者と良好な協力関係の中で仕事ができるようになったが，仕事を始めたばかりの頃はいくつかの病院で失敗を重ねてきたし，いまも問題がないわけではない。特に，"よそ者であるカウンセラー"に対する看護師の抵抗を経験した。その"抵抗"の本質は，自分たちが守ってきた神聖な領域を脅かされるのではないかという危惧のように思える。看護師に

とって大切な仕事である，患者への精神的ケアの役割を取られてしまうのではないかという危惧もある。

　新しい職種が入ってくる場合，そのような思いを抱くのは当然かもしれない。看護師には，ナース・カウンセラーのように時間をかけてじっくりと患者の話を聴けないという現状への焦りやジレンマもあるだろう。

　一方，医師の中には，精神的なケアはナース・カウンセラーに任せればいい，告知後のサポートはナース・カウンセラーに任せればいいといった，部分活用的な考えを持っている人もいる。カウンセラーに幻想を抱いている医療者もいる。「僕らはせん妄の患者には薬を出すことしかできないけど，カウンセラーはカウンセリングをしてせん妄を治すの？」と皮肉たっぷりに聞かれたこともあった。カウンセラーはマジシャンではない。

　患者のためというより，自分たちの仕事が楽になると勘違いして，ナース・カウンセラーを導入しようとする医療者もいる。しかし，残念ながらカウンセラーが入ることでいままでみえてこなかった問題点が明らかになって，医療者の仕事は逆に増えてしまう。

　患者にかかわるそれぞれの職種がそれぞれに行えるアプローチがあり，それらが統合されることによって，患者のQOL(生活・生命の質)の向上に貢献できるのである。

2．看護師・医師との連携

　看護師は，ナース・カウンセラーのようにカウンセリングそのものを目的として接するだけではなく，日常の中での何気ない触れ合いをいかに生かすかが問われる。告知後ばったり医師が来なくなることに，患者が見捨てられたのではないかと不安に感じていることを医師はわかっていない。告知後，患者は医師が訪問してくれるという，その行為自体にどれだけ救われるだろうか。これらはカウンセラーが代わりにできることではない。

　カウンセラーも病院臨床に入っていく限りは，密室でのカウンセリングのやり方を押し通そうとするのではなく，看護師や医師のグループ・ダイナミクスや病院臨床を理解しようとする謙虚な姿勢が必要である。

表 1　看護カウンセリングを始めるときに大切なこと

・医療者はカウンセラーが入ることで脅威を感じることがあるので，まずは看護師や医師のグループ・ダイナミクスや病院臨床を理解し，尊重する。
・患者に代わって，医療者と代理戦争をしようなんて思わない，最初は張り切りすぎない。
・患者の内的現実をそのまま伝える。医療者にもそのことをわかってもらう努力。
・医療者は「カウンセラーはマジシャン」とか，「カウンセラーが入ることで，医療者の仕事が楽になる」という偏見や幻想を持っていることがあることを知っておく。そうではないことをわかってもらう努力。

　病院では一般のカウンセリングと違って，患者のほうが自分の問題を抱えてやってくることは少ない。志真(2001)が述べるように，「カウンセリングを求めていない人にカウンセリングを行う技術を持つ必要(p160)」がある。そのためにはまず，日々の臨床の中で，患者のニーズを把握しなければならない。そういう意味でも，看護師が持つ能力や技術を尊重する必要がある。
　ナース・カウンセラーが医療者に患者の体験世界を伝えるときの，伝え方も大切である。医療者は，自分たちが責められているという被害者意識を持つことがある。カウンセラーはあくまでも患者の内的現実を伝えているにすぎない。それが事実かどうかはわからないし，医療者を裁こうとしているのでもない。患者の内的現実をどのように受けとり，自分たちをどう省みて，その後のかかわりをどう考えていくかは，医療者にかかっている。
　病院臨床の中で看護カウンセリングをこれから行おうと思っている人へのワンポイント・アドバイスを，表1にまとめてみた。
　このようにチーム医療では，職種内および職種間の葛藤やコミュニケーションのずれ，新しい職種に対しての戸惑いや部分活用的な考えも生じやすい。それらの危険性を自覚しながら，お互いの役割の違いと重なりを理解し，尊重しようとするための対話，そして，お互いの価値観や葛藤や弱さを率直に出し合って共有するための対話が必要である。それが自分たち自身のケアになると共に，患者を理解し，尊重した心のケアを発展させていくことに繋がっていく。ケアの基本は患者との対話である。同様にチーム医療の基本も，医療者同士の対話である。対話を通してしか相手をわかることはできないし，

人間関係の改善や成長もない。

III. 病院管理からみたナース・カウンセラーの経済性

　かつて私は，がん患者とかかわっているカウンセラーにインタビューを行ったことがある。そこで一様に語られたことは，日本の病院管理者および社会が形にならないものを価値づけようとしないことへの批判だった。彼らの中で常勤はほんのわずかであった。私が緩和ケアで仕事を始めた頃，ある患者の家族に「病気って体が弱るだけじゃない，体が弱れば心も弱る。あなたのような仕事をする人は絶対に必要。これからは病院側が患者へのカウンセリングを取り入れる体制を作ってほしい」と訴えられたことを，いまでも忘れることができない。

　その後，幸運にも，現在の職場でナース・カウンセラーとしての仕事を得ることができた。私が看護師の国家資格を持っていたので，看護師として採用されている。そういう点で，国家資格のないカウンセラーよりは，看護師の資格を持っているナース・カウンセラーのほうが有利なようである。しかし，実質的にはカウンセラーとして患者とかかわっている。カウンセリングは保険点数にはならないので，そのことだけを考えると，私を雇うことは病院の利益にはならない。しかし，経営者はそうではない部分に目を向けることができる人であった。患者中心の立場に立ち，患者にとっての治療とは何かを考えたとき，身体の治療とケアだけでは，それは満たされないことがわかる。

　アメリカの研究には，カウンセリングが病院の経済効率に貢献することを立証しているものがある(Mumford et al, 1982)。患者の家族の問題も含めた精神的問題が解決することで不要な入院が減り，在院期間が短縮し，ベッドの回転率が上昇する可能性もある。在宅ケアに移行することにも貢献できる可能性がある。

　カウンセリングなど形や数字に表れにくいものは，保険診療として認めら

れにくい現状がある。早急に保険診療のあり方が見直される必要があるだろう。

IV. 総合病院における精神的ケアシステムのモデルの確立

　カウンセラーが個人契約のもとにクライエントのカウンセリングを行う場合と異なり，ナース・カウンセラーの仕事は，その職場全体の精神的ケアの充実をはかることにある。ここでは，総合病院における精神的ケアシステムのモデルを確立するために必要な課題について述べる。

1．医療者との連携

　チーム医療のところで述べたように，患者とかかわるさまざまな職種が連携して，患者への統合的アプローチを行う。その中で，精神的ケアについてもディスカッションすることができる。
　まず，ナース・カウンセラーの存在を病院全体に知ってもらう。看護師への教育を通して，看護師にナース・カウンセラーの存在を理解してもらうことで，看護師が医師に個々の事例ごとにカウンセリングの必要性を伝え，その結果，カウンセリングが広まっていく可能性がある。

2．看護師に対する教育

　私の場合は看護部との連携で対人関係の研修を担ったり，遺族のためのサポートグループに看護師が参加する研修制度を設けている。遺族のためのサポートグループは月2回行われているが，4か月交代で看護師が一人ずつ参加する。看護師の学びを表2に示した。
　このような学びを体験した看護師が病棟に戻り，他の看護師に自分の体験を伝え，共有することで，看護の質を向上させることができる。

表2　遺族のためのサポートグループに参加した看護師の学び

- 家族に対するケアの大切さ：遺族の語りを聴くことによって，家族の思いを知り，家族もケアの対象としてみることができるようになる。
- 自分たちのケアをふり返り，評価し，これからのケアに活かすことができる：遺族から患者の思いや家族の思いを聴くことによって，自分たちのケアを見直すことができる。
- ケアの継続の実感：患者が亡くなった時点でケアが終わるのではなく，その後も家族のケアが継続されていくことを身をもって学ぶ。
- 患者は亡くなってしまったが，遺された家族という生きていく人のために，生きていくためのケアが再び行える：患者を看取ることはつらく，悲しい。しかし，遺された家族が生きていくためのケアを続けられることは，看護師のやりがいを高める。
- 悲しみを乗り越え，生きていけるようになっていく遺族のプロセスに勇気づけられる：継続して参加することにより，遺族の成長のプロセスを観察し，人間への信頼が高まる。それが，自分自身への信頼にも繋がる。
- グループの中でのナース・カウンセラーなどファシリテーターのかかわりや，グループ終了後のレビューから，カウンセリング的なかかわり方を学ぶことができる：「傾聴」「受容・共感」「支えること」などを身をもって体験することができる。

3．医療者を支えること

　患者にかかわること，特に終末期患者やその家族にかかわることは，医療者自身の生き方も揺さぶられ，問い直される。どんなに手をつくしても人は亡くなっていくという現実，家族間で解決しなければならない問題を歪んだ形で医療者に引き受けさせようとする家族の存在など，割り切れない，曖昧な不確実な現実の中で，個人の善意と熱い思いだけではどうしようもできないことがたくさんある。自分を守るためにバーンアウトして仕事を辞めるか，あるいは続けるために心的感覚麻痺に陥ったりする場合もある。そのような傷ついた医療者を支援することも，ナース・カウンセラーにとって大切な仕事である。

4．ナース・カウンセラーの確保とリエゾン精神科医との連携

　総合病院全体の患者・家族の精神的ケアをナース・カウンセラー一人で対

応することは困難である。したがって，できるだけ複数のカウンセラーを確保することが望ましい。また，カウンセラーだけでは対応できない患者・家族もいるので，リエゾン精神科医と連携できることが望ましい。当病院では，精神的ケアの質の向上をはかることを目的として，平成14年からカウンセラーがかかわる患者には必ず精神科医もかかわることになった。

5．患者への精神的ケアの充実と継続

　少しでも多くの患者・家族に会うためには，個人カウンセリングだけではなく，グループ療法を取り入れることが望ましい。グループ療法では一度に多くの人とかかわることができるし，グループ・ダイナミクスを活用することで，個人カウンセリングとは異なる効果も期待できる。患者のためのサポートグループ，家族のためのサポートグループ，個々の家族療法，遺族のためのサポートグループなどが考えられる。患者への充実した精神的ケアや家族・遺族に対するケアを病院が行うことによって，家族や遺族が病気になったときに，その病院を利用したいという思いになるかもしれない。将来的な顧客を確保して，病院経営を支えることにもなる。

第Ⅱ部　各論

　各論では，事例を提示しながら論ずる。実際に私が体験してきた看護カウンセリングの事例がもとになっているが，患者および家族，ならびに医療者のプライバシーを保護することに留意し，患者の背景については必要最小限度の記述にとどめ，カウンセリング・プロセスの本質を損なわない程度に事実には変更が加えられている。患者の名前は仮名である。

＊

　事例を提示する目的は，看護カウンセリングのあり方を検討することである。ナース・カウンセラーである私が，どのように患者・家族にかかわったのかを明らかにするために，私の体験世界をできるだけありのままに記述する。患者・家族の記述もあくまでも"私にみえた，感じられた患者・家族の体験世界"である。敬虔な気持ちで，大切に記述することを心がける。

＊

　また，患者・家族の言葉は「　」，ナース・カウンセラーの言葉は＜　＞で示した。

第1章 看護カウンセリングの方法論

　第1章では，まず，看護カウンセリングを行うときの構造と枠組みについて述べる。次に，看護師がカウンセリング的姿勢を学ぶための方法として，具体的なエクササイズを紹介する。

I. 看護カウンセリングの枠組み

　ここでは，私のこれまでの実践をもとに，実際に病院や施設の中で具体的にどのように看護カウンセリングを進めていけばいいのか，その枠組みと構造について述べる。これは，読者が自分たちの病院あるいは病棟に新たにナース・カウンセラーや心理療法士を導入する場合にも参考になるだろう。

1. 目的

　看護カウンセリングの目的は，ナース・カウンセラーが医師および看護師をはじめとする患者にかかわる医療者と協力しながら，カウンセリング的アプローチを用いて患者およびその家族への精神的ケアを行うことによって，患者への全人的アプローチの一翼を担うことである。一言で言えば，精神的ケアの充実である。対象者の自己実現過程を援助して，その人間的回復を促

進する。

　その中で，個々の患者に対する具体的な目標が設定される。それは成田(1993)が述べるように，面接開始時に明確に定まるものとはいえない。カウンセリングのプロセスの中で，カウンセラーがそのつど，見立てを繰り返し，カウンセラーと患者とが同時に暗黙のうちに，時には公然と交渉して定めるものであり，患者の問題意識によってもしだいに変わってくる。

2．対象者

　対象者は，その施設の入院患者や外来患者とその家族となる。実際に，カウンセリングを行う患者を決定する方法はさまざまであろう。

　一つは，選択的に，看護師や医師から問題が多いと思われている患者を対象とする場合がある。例えば，看護師からみて，病気や治療を十分に受け入れられずに悩んでいるような患者や不安が強かったり抑うつ的な患者，看護師が手こずると感じている患者など問題が多い患者を，ナース・カウンセラーが看護師から紹介されてカウンセリングを行う。"問題が多い患者"というのは，患者が実際に問題が多いことを意味しているのではない。あくまで，医療者の立場からそうみえる患者を意味するにすぎない。しかし，そのようにみられている患者は，実際，自分の中に何らかの問題を抱えていたり，困っている場合が多い。表1および表2に，患者および家族の紹介理由と実際の患者および家族が困っていることの例を示す。

　他に，全員に最低1回は面接をしてみるという方法がある。ナース・カウンセラーは医療者からの情報も考慮しながら，初回面接時の判断でそれ以降に会う頻度を査定する。この方法では，初回面接時にそれほど問題がなく，それ以降にほとんど会っていなかったとしても，その後，その患者にカウンセリングが必要になったときに関係を作りやすい。つまり，危機介入を行いやすい。

　できれば，全員を対象として初回面接を行えることが望ましいかもしれない。しかし，どちらの方法をとるかは，ナース・カウンセラーの時間的制約などを考慮して決定されるものであろう。ナース・カウンセラーが病棟カン

表1 患者の紹介理由と実際に患者が困っていることの例

[紹介理由]
＜患者が困っていることを察して＞
・病気に関して悩んでいたり，落ち込んでいたり，混乱しているようにみえる。
・病気を受け入れられない。
・これからどのように生活していくかを患者が考え，決定しなければいけない時期にある。
・患者を支える人がいない。
・家庭の問題が大きい。
・痛みなど症状に悩まされている。
・今後，つらい状況になっていくことが予想される。
・今後，気持ちが落ち込む可能性がある。
＜スタッフが困っている＞
・告知後のサポートが必要。
・患者が病気や予後のことをどう受けとめているのかわからない。
・医療者に気持ちをあまり語らない。
・無理な延命治療をあきらめられないでいる。
・退院できるのに退院しない。

[患者が実際に困っていること]
・良くなりたいのに良くならない。
・痛みなどの症状。
・治療の選択。治療を続けたい。
・治療の場の選択。
・医療者との関係，医療者への不満や不信。
・家族との関係。
・どうして私がこんな病気に？
・気分の落ち込みや苛立ち，不安。
・将来や死に対する不安。

ファレンスなどに出席し，看護師へのコンサルテーションで十分な患者とカウンセリングが必要な患者を，医療者とのディスカッションの中で見立てることも必要であろう。

3．紹介の方法

　患者・家族を紹介される経緯は，医師や看護師からの依頼がいちばん多い

表2　家族の紹介理由と実際に家族が困っていることの例

［紹介理由］
＜家族が困っていることを察して＞
・家族が病気を受け入れられない。
・家族の key person を支える人がいない。
・家族が疲れていたり，落ち込んでいる。
・家族関係に問題がある。
＜スタッフが困っている＞
・家族の協力を得られない。
・家族が患者の病気や状況をどう思っているのかわからない。

［実際に家族が困っていること］
・患者の病状を受け入れられない，患者が亡くなることを受け入れられない。
・患者の状況が理解できない。
・医療者への不満や不信。
・患者が苦しんでいる。
・家族関係
・経済的問題

だろう。看護師からの依頼の場合には，事前に主治医の承諾を得てもらう。あるいは，医師と看護師やその他の職種とのカンファレンスの中で，カウンセリングの必要な患者・家族が浮かび上がってくる場合もある。医療者からの依頼の場合には，事前にナース・カウンセラーの存在を伝えて患者の意思を確認してもらう。直接，患者・家族からの依頼もある。その場合には患者・家族に，主治医にカウンセリングを行うことを伝えることに同意してもらう。システムとして確立するためには，依頼用紙を作成したほうがよい。

　私が働く病院では，平成14年から精神科医と連携してカウンセリング活動が行われるようになった。これはより質の高い精神的ケアおよびサポートを提供すると共に，カウンセリングを専門的な仕事として医療の中で位置づけていくための試みでもある。このシステムの変更に伴って，患者・家族への案内のためのパンフレット『看護カウンセリング室のご案内』を作成し，病棟・外来，および受付に置くことにした。それ以外に，医師とナース・カウンセラー間の『依頼票』，『返信票』を作成し，カウンセリング活動のシステム化が進んだ。

4. 面接の進め方

1) 初回面接

　初回面接時には患者との契約を行う。私が勤める病院ではインフォームド・コンセント用紙を作成し，精神科医と担当医を含めたカウンセリングシステムについて説明し，同意書にサインをもらっている。このカウンセリングは，患者がいま，感じていることや不安に思っていること，問題に思っていること，あるいは医療や医療者への要求などを率直に表現できる場であることを伝える。また，「このカウンセリングは強制ではありません。話をしたくないときはそう言って下さって結構です」と，患者の意思が尊重されることを伝える。ナース・カウンセラーが訪ねていく形式の場合は，気分の乗らないときや具合の悪いときは，いつでも患者はその日のカウンセリングを断ることができることを説明する。「入院してどうですか」とか，「何かお困りなことや心配なことはありませんか」という形で導入する。

　ナース・カウンセラーはチーム医療の中で活動しているので，他の医療者と患者と話した内容を共有してもよいかを確認するために，「より良い治療とケアを提供するために，話をした中で必要なことは医師や看護師と共有してもよろしいですか」と尋ねる。ただし，ナース・カウンセラーには守秘義務があるので，患者の不利になることや誰にも話してほしくないことは決して話さないということを保証しておく。カウンセリングで語られたことを一切話してほしくないと患者が言った場合は，その意思を尊重し，他の医療者の了解を得る。一方，患者の状態が医療者にきちんと伝わっていないとか，医療者の説明を患者が理解していないと思われるときに，患者が望んでいることをスタッフに伝えて，今後の治療や看護に役立ててもらう橋渡し的存在であることを説明する。

　この守秘義務に関しては，一般のカウンセリングにおけるカウンセラー個人の守秘義務ではなく，看護記録やカルテと同様，医療の中では，患者にかかわるスタッフの中での守秘義務として位置づけてよいと考える。他の医療者に何を話し，何を話さないでおくかを選択することは難しい。その作業は

思慮深く行わなければならない。

　他には，病室に訪問した場合には，看護カウンセリング室で話すことも可能であることを伝えたり，ナース・カウンセラーが訪ねるとき以外でも，話をしたいときは呼んでもらってよいことを伝える。

2) 場所

　できれば，一般のカウンセリングのように面接専用の部屋を用意できることが望ましい。そのような専用の部屋が確保されていない施設では，ベッドサイドで行うことになる。

　しかし，ベッドサイドで面接を行うということは，面接専用の部屋がないからといった消極的理由からだけではない。積極的意味も含まれる。それは，ナース・カウンセラーが気軽にベッドサイドを訪問することを重視しようという姿勢である。つまり，患者が日常生活を送っている場や，あるいは透析といった治療を受けている場へ気軽に出かけていくことで，患者の生活の場でのカウンセリングを大切にする。病状が重くて面接室まで行けない患者や，具合が悪くてもベッドでなら話したい，ベッドでなら気軽に話せる患者が，看護カウンセリングの対象になる場合も多い。

　このようにベッドサイドでカウンセリングを行う場合でも，個室で話をしたいと希望する人や，大部屋で話しにくそうな人や環境を変えたほうがよいと思える人，個室でゆっくり話せたほうがよいような人がいる場合など，状況によってはいつでも二人だけの空間で話すことが可能な部屋が準備されていることが望ましい。

3) 頻度と時間

　一般のカウンセリングの場合には，週に1回，1回につき50分程度が基本である。外来患者の場合は，基本的にはこれくらいの頻度と時間で適当であると思われる。しかし，入院患者で心理的に非常に不安定になっている時期や終末期の患者の場合は，この基準がはたして適当であろうか。私の経験からは，時間を厳密に決める必要はないと考えている。5分程度のこともあれば，1時間に及ぶことがあってもいい。その時々の患者のニーズや病状に

合わせて行うことが重要である。

　面接の頻度に関しても，初回面接時の判断や看護師や医師からの情報によって，それ以降に会う頻度を査定し，患者の意思を尊重しながら行う。例えば，終末期患者や麻痺でベッドから動けない人などは，日に数回行くことが必要な場合もあるだろう。精神状態が不安定な人やカウンセラーと会うことを楽しみにしている人，終末期患者などには毎日会うことを検討する。何度か毎日会った後に落ち着いた場合や毎日訪問されることには抵抗があると思える場合，毎日ではないほうがお互いの関係に好ましいと思える場合，あるいはナース・カウンセラーが全員に毎日会うことが不可能なときに毎日会わなくても大丈夫だと思える場合などは，週に2回程度にする。

　カウンセラーに会うことに抵抗を感じている人やあまり話をしたくないと思っている人，精神的にそれほど問題がないだろうと思われる人，外来患者には週1回とする。逆に，自己洞察を目的としている患者の場合はしっかりとした構造の中で週1回に限定したほうがいい場合がある。拒否されれば訪問しないが，完全な拒否でなければ顔を出す程度で訪問し，話をしたくなったときにいつでも聴けるようにする。そのように患者の病室を気軽に訪問して関係を繋げて，必要になったときに応えやすいようにする。

　患者と話をする場合には椅子に座って話したいという姿勢を示すことが大切だとよく言われるが，患者によってはその人を脅かすことにもなるので，患者のほうから椅子を勧めてくれるまでは，すぐに帰りますからという態度を伝えるために，あえてベッドサイドに立ったまま話をしたほうがよい場合がある。そのように患者の負担にならない程度に病室を訪問して顔を出すことだけでも続けていると，ある時，患者のほうから「どうぞ，座って下さい」と，椅子を勧めてくる場合もある。

　このように看護カウンセリングでは，カウンセリングの構造に対する考え方が一般のカウンセリングと非常に異なっている。一般のカウンセリングの場合は，患者の基本的安全感を保証する意味においても，治療構造が非常に大切なわけで，看護カウンセリングの進め方はその構造を無視していると批判されるかもしれない。しかし，看護カウンセリングでは，むしろ構造化されていない，構造化しないということが一つの特徴になっていて，それが看

護カウンセリング独自の構造と言えるかもしれない。

　看護カウンセリングでは空間にしても時間にしても，気軽に訪問することを大切にしているところが特徴である．時間を決めても病状によって不可能になることもある．時間を厳重に決めるよりも，とにかく患者の所へ出かけていく，つまり，患者に関心を持っていることを患者に示すことを重視する．

4）ナース・カウンセラーの姿勢および技術

　人は，病気になることによって不安になったり，気分が落ち込んだり，どうして私がこんな病気になったのかと怒りや悲しみの感情が沸いてきたりする．それは自然なことだ．そういう人たちが傷ついた自分の心を癒し，障害や病いを持ちながらも自分らしく生きていくことを支援するのが看護カウンセリングである．

　ナース・カウンセラーは患者を指導したり，アドバイスしたりすることよりも，また，心理検査を行ったり，ある理論的枠組みの中で精神療法を積極的に行うことよりも，まず，患者が安心して自由に話したいことを話せる安全な雰囲気を作ることを目指す．患者への積極的傾聴を行い，患者への受容と共感的理解に心がける．言語を媒介とするカウンセリングを中心に，リラクセーションやイメージ療法，フォーカシング，コラージュ療法，身体接触，音楽療法など，個々の患者に適切だと思われるアプローチを用いる．

　世間話で終わることもあるだろうし，患者が不安や愚痴を訴え続けることもある．あるいは，患者自身が問題に思っていることを一緒に考え，患者の問題を明確化していくことを援助することもある．心理療法の技法を用いて，患者の体験過程を促進することを援助する場合もあるだろう．時には言語的コミュニケーションではなく，身体に触れるような非言語的コミュニケーションを通じて，共に居ることもあるだろう．

　一般のカウンセリングでは，心の悩みを抱えている人が自分の生き方の問題を自覚し，自立して生きていけるようになることを目指すために，時間や頻度がきちんと決まっていたり，生育歴に触れたり，自分に直面することを重視する場合が多い．看護カウンセリングも，患者自身が自分の問題に気づいたり，病気を受けとめ，最後まで自分らしく生きることができるように支

援することを目的としている．しかし，そこまで至らなくても，ある一定の時間を患者と共に過ごすことで，愚痴や心配事や不安を語ったり，気晴らしになったり，気持ちが楽になったりするだけでもよいと思っている．患者はそのような些細な心の平安を得ることによって，わずかでもエネルギーを得て，さらに自分の中のエネルギーを活性化させることができる．がん患者，特に終末期の患者のカウンセリングでは，訪問して患者に関心を示すことで，話したくなったらいつでも聴きますよ，一緒に居ますよというメッセージを伝えていくことそのものが重要である．

　また，患者・家族が希望しないことを一方的に押しつけずに，まずは，現在ある姿を理解しようとする姿勢が基本となる．医療者は，「自分の病気を受け入れるべきだ」とか，「家族関係を修復するためにもっと努力すべきだ」，「家族がもっと患者の立場に立って患者を思いやるべきだ」などと，医療者がみえる理想の状況を，結果的に患者や家族に押しつけてしまうことがある．しかし，人それぞれに他者には計り知れない個人の長い歴史や家族の長い歴史があり，その中で，その家族なりの家族力動で家族関係を保っているのだし，その歴史の中でその人なりの生き方がある．

　ナース・カウンセラーは患者や家族が困っているなら，あるいは彼らが自分たちの問題に気づき，自分たちの関係を修復させたいと思っているのなら，その思いをサポートする．しかし，本人たちが困っていると感じておらず，変化を希望していないときには，無理に介入することはしない．むしろ，そういう気持ちでいる，そういう関係で生きてきた家族を理解しようとすることから始める．そういう中で，彼らが自分たちで変わっていこうとする歩みに寄り添う．そうでないと，心のケアではなく，心への侵襲になる．「あなたはあなたのままでいい」という姿勢を大切にしたい．

5）終結

　総論で述べたように，看護カウンセリングでは終結時期を明確に決めることはできない．

　終末期の患者の場合は亡くなるまでになる．入院患者であるならば，とりあえず患者が退院するまでとなる．退院後も，必要な患者には外来で継続で

きることが望ましい。

6）医療スタッフとの患者の体験世界の共有

　本書では，患者の情報とせずに，あえて，患者の体験世界[注1]とする。なぜなら看護カウンセリングとは，患者の存在から切り離された情報として話を聞くのではなく，患者の生きられた世界を理解しようとするからである。

①記録はどうあるべきか

　ナース・カウンセラーは，病棟スタッフと患者の体験世界を共有し，毎日の治療および看護に活用してもらってチームで協力して患者のケアを行えるように，看護カウンセリングの記録を残す。

　しかし，この患者の体験世界の共有に関しては慎重に行う必要がある。カウンセラーの守秘義務とカウンセラーとクライエントとの信頼関係の点からは，患者の体験世界を共有することには問題があるからである。そのような特徴を医療者に了解してもらって記録は全く残さないという方法もある。ただ私は，この看護カウンセリング活動をチーム医療の中で行われるものとして位置づけているので，カルテや看護記録を医療者が共有することと同じ意味で，看護カウンセリングの記録も必要になってくると考える。

　そこで，患者の体験世界を共有することを前提とし，次に，どこまで共有するかということが問題になってくる。

　まず，医療者と，患者の体験世界を共有するに当たって気をつけなければならないことを確認し合うことが重要である。例えば，A看護師が患者から「死にたいほどつらい」と聞いたことを申し送ったら，B看護師が「あなた，死にたいんだって」と，その患者に言ってしまったという例を提示してみる。B看護師は決して悪気があって言ったわけではなく，その患者のことを心配して言ったのかもしれない。しかし，そのようなアプローチが患者を傷つけることは誰もが理解できるであろう。他者から得た患者の体験世界を単なる情報として無神経に患者に返さないこと，それが患者のすべてだと決めつけ

注1）世界とは生活世界，生きられた世界とも言われ，日常的存在の世界であり，経験それ自体である。

るのではなく，そのとき，その人にそう言いたくなった患者として受けとめる。

　また，記録では実際のカウンセリングの微妙なニュアンスを伝えきれなかったり，読む人によってとらえ方が異なって危険だという問題がある。そのような記録の危険性や限界をお互い了解し合いながら，できるだけ上手に記録を活用する方向を見つけていく。

　ナース・カウンセラーが知りえた患者の体験世界を，すべて逐語的に詳細に記録に残す必要はない。詳細なカウンセリングの記録は，スタッフに残す記録のほかに，ナース・カウンセラー自身の記録として別に作ることが望ましい。スタッフと共有する記録は，簡単明瞭にポイントを表したものがよい。どこまで医療者と共有するかは，その時々のナース・カウンセラーの判断に任されているといえる。患者は他の人に話してもらいたくないだろうかと迷ったときには，患者自身に話してよいかを確認する。わからないことは患者に聞く姿勢が大切である。

　これらの問題は，看護カウンセリングの問題だけではなく，看護師も臨床の場でジレンマに陥ることではないだろうか。

＜記録の書き方＞

　記録は各病棟ごとにファイルを作成して保管し，医療者が自由に読むことができるようにする。記録は，医療者とのコミュニケーションの一手段として活用されるものなので，看護師にとって読みやすい形式が望ましい。例えば，カウンセリング内容だけを記すのではなく，『患者の印象』，『面接の内容』，『留意点』などのフォーマットで記録用紙を作成する。

　『面接の内容』では，患者とナース・カウンセラーとのかかわりをふり返りながら，互いの真意が変わらないように対話形式で書く。それによって，カウンセラーにとってはその日の問題点が明らかとなり，次の面接の見立てができる。対話形式で記述することは，看護師が患者の体験世界を理解できるだけではなく，患者との対話の仕方を学べるようにという教育的配慮もある。また，うまくかかわれなかったときのナース・カウンセラー自身の言動も正直に記述することで，そういうことは誰にでもあることや，うまくいかなかったことをどうふり返り，次に生かすかということの大切さも知っても

らう。

　『患者の印象』と『留意点』には，特に重要と思われる患者の言葉や問題点と見立てを含めることで，忙しくて面接内容をすべて読む時間がないときに，その箇所に目を通すだけでも，その日のカウンセリングのポイントを理解できるようにする。

　精神科医と連携してカウンセリングが行われるようになってからは，カルテにも簡単にカウンセリングの記録を行うようになった。

②看護師はナース・カウンセラーから聞いた患者の体験世界をどう活用できるか

　看護師は，ナース・カウンセラーから得た患者の体験世界を，患者と直接話題にしなくても活用できる。

　例えば，看護師は患者の見方がそれまでと変化することで—「これまでこういう人だと思っていたけど，こういうことを考えていたんだ」—接し方も変わってくる。これまで以上に温かい気持ちで患者に向かえるとか，尊敬の念を抱くことができる。患者が心配していることがわかれば—「いまの症状が良くならないのではないかと不安なのだ」—，その点を気にかけながら，そこに焦点を当てたケアを心がけることができる。また，患者の主観的世界を知ることにより，普段，つい症状を聞くことばかりに関心が向いてしまう自分たちの姿勢をふり返ることができる。

③カンファレンスの活用

　看護師とカンファレンスの機会を持つことで，患者の体験世界の共有や相互研鑽を行い，患者へのケアの検討と改善をはかることができる。

　ナース・カウンセラーがプレゼンターとなって，カウンセリング・プロセスや問題点を提示することもできる。また，看護師から患者との普段のかかわり方の中で困っていることや気がかりなことを提示してもらうことは，看護師がより主体的に患者のケアに参加することを援助できる。

7）評価

　看護カウンセリングの評価はどうあるべきなのだろうか。

　一つは，患者に質問紙に答えてもらうことで客観的評価を行うことが考え

られる。患者が退院するときに質問紙に答えてもらって，その結果から評価することは，看護カウンセリングの影響を知る一つの指標となるだろう。しかし，亡くなる患者の場合には，そのような質問紙による評価は不可能である。亡くなる患者でなくても，終結時期が曖昧な患者の場合には，質問紙に答えてもらう時期を考慮しなければならない。

　他に，カウンセリング・プロセスの中で患者の行動がどのように変化したかをみる方法がある。しかし，カウンセリングはすぐに目にみえる変化が現れないことが多い。

　ロベルツ（Roberts, 1990）は，患者自身はカウンセリングの効果を認めるが，その効果を研究者が評価することは非常に難しいと述べている。それは，人間の生の変化のプロセスを測定することが困難であり，カウンセリングの介入に先立って，結果を測定するために何を用いるかを決定することは難しいからであるという。したがって，不安や抑うつ状態を測る程度のテストでは，カウンセリングをしたグループとそうではないグループとの間で大きな違いを発見することは期待できないという。

　それでは他に，どういう評価方法があるだろうか。例えば，看護カウンセリングの中での患者の言葉やナース・カウンセラーが感じとれる変化によって評価する方法がある。カウンセリングとは患者にとって主観的な意味を持つものであるから，実際のカウンセリング・プロセスの中での患者の主観的表現—それは非言語的表現も含まれる—は重視されるべきものである。そのような主観的表現からは質問紙によっては測れない患者の真実を得ることができるので，これは質問紙を用いた調査と同等に評価されるべきものである。また，日々接している看護師の「表情が明るくなった」とか，「前より話をするようになった」，「眠れるようになった」という主観的印象も重要である。

　カウンセリング・プロセスによって評価する場合は，カウンセリングの記述が重要になる。それは質的研究に繋がっていく。それでは，記述はどのように行えばいいのかを次に考えてみる。

8）現象学的記述

　病棟に残す記録以外に，ナース・カウンセラーが自分の行っているカウン

セリングを分析・評価するために，ナース・カウンセラー用の看護カウンセリングの記述を作ることが望ましい。臨床では記述のための時間を作ることはかなり難しいかもしれないが，初心者の時期だけでもカウンセリングをテープにとって自分自身で逐語録を起こしたり，記述を行う経験をすることは，カウンセラーとしての研修のために欠かせない。

①**現象学的記述とは**

　ナース・カウンセラーは看護カウンセリングの後，体験したばかりの未だ未整理のまま漠とした状態の身体全体の感覚を味わいながら，カウンセリング場面を想起する。その後，カウンセリング全般にわたって記述する。このとき，いわゆる逐語録のような患者とカウンセラーが話した言葉だけを記載するのではなく，患者の表情や両者の身振り，声のトーン，強弱の変化，その場の雰囲気，ナース・カウンセラーの気持ちなども記述する。これらは，カウンセリング場面で常に明確に意識していたことではない。カウンセリング場面を想起する時点で，カウンセリング時に体験されていたことを明示化する作業によって明らかになる。

　このような記述は現象学的アプローチに基づく記述といわれる。総論で述べたように，看護行為そのものが現象学的アプローチといえる。個々の対象にどれだけありのままに近づいていくかということが現象学的態度であるから，対象者の生きられた体験の意味を明らかにするために，ナース・カウンセラー自身の先入見を括弧に入れて，そこで起こった現象へ近づいていくことが要請される。また，研究者もしくは主体が自らの意識の在り方を問うことが現象学本来の姿勢であるので，ナース・カウンセラー自身の意識の在りようを患者と同等の重きを置いて記述する。このような立場から，看護カウンセリングの記述はカウンセリングの過程分析に従来用いられてきた逐語録だけを示すのではなく，その場を体験していたナース・カウンセラーにしかみえない，感じられない，場の雰囲気や非言語的表現，ナース・カウンセラーの意識の流れをできるだけありのままに記述する。

②**現象学的アプローチに基づく記述の客観性**

　現象学的記述は逐語録と異なり，客観的ではないと判断されるかもしれない。しかし，ナース・カウンセラーが患者と直接関与し合う状況の中で，全

身の感覚で獲得した印象を主観的に記述することによって，傍観者にはみえないものを記述することができ，コード化によってはすくいきれない性質のものを含むことができる（浜口，1986）。ナース・カウンセラーが，まさにその状況の中で主観的に体験したことをできるだけありのままに記述することが，その場をより客観的に示すことになる。

　次に疑問に思われることは，人間は体験していることをすべて正確に覚えているか，あるいは思い出せるかということであろう。当然，人間は体験していることのすべてを意識化しているわけではない。また，言語によって体験のすべてを表現することには限界があり，記述によって失われるものがある。したがって，真実であるか否かという二分法的思考で，記述が評価されるべきではない。現象学的記述はできるだけ真実に近づくことを目指すものだからだ。

③記述のフォーマットの例

　実際の記述の例としては，まず，その日のカウンセリング全体の『患者の印象』と『ナース・カウンセラーである"私"の体験世界』を記述する。次に，カウンセリング場面を記述する。このとき，カウンセリング・プロセスを意味のある単位の場面に分けて記述する。全面接過程を毎回記述することは大変な作業であるし，必ずしも意味があるわけではないので，ナース・カウンセラーが心に残った場面を選択して記述すればよいだろう。

　このような記述を毎回繰り返すことによって，ナース・カウンセラーが前回のカウンセリングと比較し，より発展した理解構造を持って，次回のカウンセリングに望むことができる。

9) スーパービジョン

　ナース・カウンセラーは，定期的にスーパーバイザーによる指導を受けられることが望ましい。スーパービジョンはカウンセラー自身の援助技術の向上に役立ち，患者の理解を深め，看護カウンセリングの問題点や患者へのかかわり方，今後の看護カウンセリングの方向性などについて示唆を得ることができる。スーパービジョンのもう一つの重要な役割は，ナース・カウンセラー自身の心理的サポートである。スーパービジョンを受けることは，ナー

ス・カウンセラーがバーンアウトに陥ることを防ぐために非常に重要なことであるが，実際にはスーパービジョンを受けている人は少ないという報告もある(Roberts, 1990)。

　スーパーバイザーとしては，熟練したナース・カウンセラーがいちばん望ましいのかもしれないが，そのような人材を求めることは現段階では非常に難しい。したがって，心理カウンセラーや精神科医にスーパービジョンを依頼することになるだろう。そのとき，看護カウンセリングの臨床状況の特殊性を理解できるスーパーバイザーが望ましい。私は幸運にもそのようなスーパーバイザーに出会えて，非常に助けられている。このような看護職以外の専門家に依頼するときは，看護の立場からアドバイスをもらえる人も見つけておくといいだろう。

II. 看護師のためのカウンセリング的姿勢を学ぶ方法

　看護においては，カウンセリングは二つの意味を持っている；毎日のコミュニケーションに適切なカウンセリング・スキルと，もっと明示的なカウンセリング契約に基づいたものである(Rutherford, 1995)。後者は，精神療法を専門的にトレーニングされた看護師，すなわち，ナース・カウンセラーを指す。ニコルス(Nichols, 1993)は，看護師は特殊な役割を持っていて，人数も多く，病気や怪我をした人々が必要とする心理的ケアを提供するには最も適切なポジションにあり，そのため，看護師がもっと心理的な仕事を経験して自信を持つようになれば，ケアの役割は基礎的カウンセリングを含むまでに拡大されると述べている。そこで重要とされている看護師のカウンセリング・スキルは傾聴と感情の反射である。看護師が基本的カウンセリング・スキルとしてこれらを習得できれば，より質の高いケアを日常的に患者に提供できるようになるであろう。

　ニコルスは，カウンセリングのトレーニングコースで習熟する必要のあるスキルを，具体的に以下のように述べている。

1. カウンセリングのための雰囲気作り
2. リスニング(傾聴)のスキル
3. 問題の明確化
4. 感情の反射と理解したことを伝えること
5. 共感
6. カウンセリング・スキルへの挑戦
   ・コンフロンテーション(対決,直面化)
   ・直観的共感(クライエントが言語化した以上のことへの共感)
   ・共有とカウンセラー自身の自己開示
   ・情報の共有

では実際に,看護師が基礎的なカウンセリング的姿勢を学ぶにはどうしたらいいのだろうか。知的学習も勿論必要であるが,ここでは体験学習としての方法をいくつかあげてみる。

1. ロール・プレイ(role playing)

1) 積極的傾聴を目的としたロール・プレイ

積極的傾聴のロール・プレイを表3に示した。

ロジャーズは,クライエントの言った言葉をそのまま繰り返すことが,積極的傾聴の一つの方法として重要であると説いた。しかし,それは"オウム返し"として批判されることがあった。このような批判は,ロジャーズの方法を単なるテクニックとして学び,クライエントの言ったことを機械的に繰り返すことに対してなされるものである。ロジャーズ(1955/1969)も,「勿論,相手の言葉をオウム返しにするのではなく,自分の言葉で繰り返すのです。(オウム返しでは,聞いたことにはなっても,理解したことにはならない)(p317)」と,はっきり述べている。

機械的に相手の言葉を繰り返すだけでは,相手を共感的に理解したことにはならない。クライエントも自分が言ったことを繰り返されるだけでは,そのうちうんざりしてくる。ロジャーズが主張していることは,クライエントの語ったポイントの一つひとつをカウンセラーが理解したままに言い返すこ

表3　積極的傾聴のロール・プレイ

- 三人一組になって，クライエント役，カウンセラー役，オブザーバー役を交互に行う。
- 一ケース5分程度で，その後，三者で感想を述べ合う。
- クライエント役は自分で話す内容を決める。普段，接しているケースの役でもよいし，自分自身のことでもよいし(ただし，ここではあまり重い問題は扱わないほうがよい)，あるいは，全くのフィクションでもよい。
  後で説明する「感情の反射のロール・プレイ」のときは，事柄よりも気持ちを語ることを心がける。
- カウンセラー役にはいくつかの方法があるので，随時，選択して行う。
  *うなずきと相づちのみを行って，言葉は発しない。
    これは，黙って聴くことによって，喋りたいという欲求が沸き起こってくる自分の気持ちを感じ，普段，いかに人の話を聞くときに口を挟んでいるかに気づいたり，黙って聴くだけで，普段よりいっそう相手を理解できることに気づくための方法である。
  *フィードバック
    カウンセラーが，クライエントの話の内容や感情をクライエントに伝え返すことをフィードバックという。
    フィードバックによって，クライエントは，自分の話がカウンセラーにどのように伝わったか，カウンセラーがどのように自分の話を受けとったかを知ることができる。また，自分が伝えたかったこととカウンセラーから返されたことを照らし合わせて，自分をふり返ることができる。
  *感情の反射
    クライエントの用いた表現をそのまま使って，感情中心のフィードバックを行うことを，特に「感情の反射」と呼ぶ。例えば，クライエント役が「不安でたまらないんです」と言ったときに，カウンセラー役は「あなたは不安でたまらないんですね」と返す。
    ちょうど，鏡が物体の姿を映し出すように，カウンセラーが受けとったクライエントの感情の状態を鏡に映し出して，クライエント自身にみせる。
  *上述の態度を取り入れながら，積極的傾聴を心がけて，自分の言葉も交えながら聴く。
- オブザーバー役は二人の会話を観察する。時間を計って，時間になったら二人に教える。
- 時間になったら，途中で構わないので終了する。その時間内でカウンセリングを完了させることが目的ではない。
- 感想については，クライエント役とカウンセラー役は自分自身の感想を述べ，相手に感じたことを返す。オブザーバー役は，二人の会話から感じたことを述べる。

〔一部，日本精研心理臨床センター編(1992)『実践カウンセリングワークブック』　日本・精神技術研究所，から引用〕

とであり，それがクライエントへの援助になる。感情の反射(reflection of feeling)とは，カウンセラーに必要な3条件が満たされて初めて援助的になる。そうされることで，クライエントは自分が理解されていると感じるであ

ろう。

　カウンセラーという他者からもう一度正確に自分が言ったとおりの調子で返されることで，クライエント自身がその素材と適当な距離を置いて素材に注目し，焦点づけを行うことを促され，新たな気づきがもたらされる可能性がある。感情の反射は，特にフォーカシングでは体験過程の促進を援助するために重要な態度である。

2) 臨床状況を設定したロール・プレイ

　患者役，看護師役などを決めて，ある臨床状況を設定して行うロール・プレイがある。適当なところで終了し，お互いどんな気持ちだったか，感想を述べあう。必ず，患者役と看護師役を入れ替えて，どちらの役も体験することが望ましい。特に実際に困っている事例では，患者役を経験することは患者の気持ちを理解することに繋がり，看護師としての自分のかかわり方について学べることが多い。

　臨床状況を設定したロール・プレイでは，上述のロール・プレイよりはより現実的なものが現れやすい。例えば，「看護師さん，私，もう，死ぬんでしょうね」と言われたとき，医師と看護師の返し方にはそれぞれ特徴があると言われる。医師の場合は，「そんなこと，言うもんじゃない」とか「大丈夫ですよ」という励まし型で，看護師の場合は，「どうしてそう思うの？」と調査型になるという。患者の気持ちを受けとめるのではなく，つい，答えを見つけようとする自分や，その雰囲気に耐えられずに話題を変えたり，沈黙に耐えられない自分や逃げ出したくなる自分など，普段の自分がみえてくる。

2. フォーカシング

　フォーカシングはジェンドリンが提唱した心理療法であり，人がある自分の問題や気がかりなことに関連した身体の不快感や漠然とした身体の感覚に注意を向けて，その人にとっての漠然とした感じ(felt sense)の意味が明確化されていくことを援助するセラピーである。フォーカシングにはさまざま

な方法が編み出されているが，表4ではジェンドリンのオーソドックスな方法を簡単に紹介する。

　フォーカシングは，インストラクションを行うリスナーとフォーカシングを行うフォーカサーの二人で行うことが基本であるが，一人でも，あるいは集団でも行える。リスナーは感情の反射を中心に行い，フォーカサーの言葉をそのまま山彦のように返す。フォーカサーは自分の身体感覚に気づいてい

表4　フォーカシングのステップ

ステップ1：空間を作る
　自分の身体の内面に注意を向けて，いま，どんなことが気になっているかを自分の身体に尋ねる。思い浮かんでくるまで待ち，気になることが出てきたら，その中に入り込まないで，それらの事柄と間を置く。気になることがすべて出つくすまで，この作業を繰り返す。

ステップ2：気がかりなことを一つ選ぶ
　出てきたものの中から，いま，取り上げたいことを一つ選ぶ。

ステップ3：フェルトセンスを感じる
　選んだ気がかりなことの全体を思い浮かべて，そのことがどんな感じか，自分の中で感じてみる。フェルトセンスとは，すぐに言葉になりにくいものであるが，何らかの意味を含んだ感覚であり，身体で感じられるものである。例えば，「胸が重苦しい感じ」とか，「胃の辺りが圧迫されるような感じ」というようなものだ。

ステップ4：取っ手（ハンドル）をつける
　ハンドルとは，フェルトセンスにいちばんぴったりくる言葉やイメージのことである。例えば，「ねばっこい」とか，「ばたばたしている」，「いじいじしている」というような質の言葉かもしれない。

ステップ5：共鳴させる
　フェルトセンスとハンドルの間を行ったり来たりして，両方がどのように共鳴するか，ぴったり合っていると身体が感じるかをみる。もっとぴったりくるハンドルが見つかるかもしれない。

ステップ6：尋ねる
　ハンドルが確認できたら，「何がその問題の全体をそんな＜ハンドル＞にするのか？」とか，「この感じの中に何があるのか？」と尋ねる。いつもの答えはちょっと脇に置いておいて，まだ知らなかった意味が出てくるのを待つ。フェルトセンスと事柄を思い浮かべながら，変化が起こるのを待つ。変化が起こると，快い感じになる。これがシフトである。シフトが起こると，気がかりなことの意味がはっきりして，新しい視点が開けてくる。

ステップ7：受けとる
　シフトを伴って出てきたものを受けとる。それは意外なものであることが多いので，新しく気づいたことを優しく受けとめることが大切である。

くことで，一方，リスナーはフォーカサーの身体感覚に共感していくことで，感性が磨かれていく。

表5　空間づくり：気になることを並べて，入れ物に入れてみよう

ステップ1：まずはリラックス
楽に座って，あなたの呼吸に注意を向けて下さい。あなたにとって楽な呼吸を続けて下さい。日常生活の心配事を思いついたら，その事柄を否定してしまわずに，「ああ，こんなことが気になっているんだね。でも，いまはちょっと置いておきましょう」とあなた自身に優しく言いながら，息を吐くときに一緒にその心配事も吐き出して下さい。こうして身体に注意を向けていると，気になる身体の部分が感じられてくるかもしれません。首が凝っているな，肩が凝っているなとか，ここが痛いなとか。その痛い部分に自分の手を当ててあげたり，首を回したりして，気になる身体の部分を少しほぐしてあげて下さい。

ステップ2：気になることを並べる
あなた自身に「どう，元気にしている？」と優しく問いかけて下さい。親しい友達に久しぶりに会ったときに，「どう？元気にしている？」と尋ねてあげるように，あなた自身に優しく問いかけて下さい。そうしたら「うーん，あのことが気になっている」というものが出てくるかもしれません。
気になっていることが出てきたら，いまはそのことについていろいろ考えたりしないで，「このことが気になっているんだね」とそれを受けとって，自分の周りにとりあえず並べて下さい。
次に「いま，並べたこのことがうまくいったら，自分はとりあえずOKかな？」とあなたの身体に問いかけて下さい。「うーん，あのことも気になっている」というのが出てきたら，同じように並べて下さい。
この作業を繰り返して，「これとこれとこれがうまくいったら，とりあえず私はOKかな」と思えるところまで，続けて下さい。
並べ終わったら，いまの身体の感じを感じて下さい。

ステップ3：気になることを適当な入れ物に入れて，適当な場所に置く
並べたものを一つずつ取り上げて，その全体の雰囲気を感じ，気になる事柄とその雰囲気を一緒にふさわしい入れ物に入れて，自分がいちばん楽でいられる場所に置いて下さい。例えば，あるものはごみ袋に入れてごみに出すことがぴったりくるかもしれません。あるものは段ボールの箱に入れて，押入の中にしまっておくことがぴったりくるかもしれません。またあるものは宝石箱に入れて，引き出しの中にしまっておくことがぴったりくるかもしれません。またあるものは透明な引き出しに入れて，いつでもみえるようにしておくかもしれません。
すべてが終わったら，いまの身体の感じを味わって下さい。

オプション：楽に自分が居られる場所を見つける
いまのあなたが楽に居られる場所を見つけて下さい。それは子どもの頃の思い出の場所かもしれません。あるいは楽しかった場所かもしれません。あるいはまた行ってみたい空想の場所かもしれません。そこはどんな所ですか？どんな臭いがしますか？何が聞こえてきますか？空気はどんな感じですか？何かみえますか？誰かと一緒ですか？あなたは何をしていますか？その感じを味わって下さい。

フォーカシングの第1ステップである「間を置くこと(clearing a space)」を独立した形で適用しても，臨床的な効果が高いことはジェンドリンも強調しており，その臨床適用がさまざまに考察されている(阿世賀，1995)。増井(1994)は，体験過程療法で従来強調されてきた「明示する過程」に対して，「明示しない過程」の必要性を提唱し，患者の体験を明示しないでそっと置いておける「間」への配慮と具体的な置き場所を工夫する「間」づくりについて述べている。これらを参考にしながら，「空間づくり」のワークとして，私が試みているものを表5に示した。

　フォーカシングは身体感覚に注意を向けていくセラピーであり，自分と「間」を置くためのプロセスともいえる。ある気がかりなことで身体中が覆われているような状態から，「ああ，こういうことが気になっているんだね」と，自分で自分を優しく受けとめ，それを自分の脇に置いておけるようになる。ちょうど，自分の中にクライエントとカウンセラーがいるような感じだ。臨床では，どんなに忙しくても患者の所に行くときは「いまは，ちょっと置いておきましょう」と，他の用事はひとまず置いて，どんなに短い時間であっても，その瞬間はその人に集中しようとすることができるようになることに役立つかもしれない。

3．図形を使ったコミュニケーション・ゲーム

　ある図形を送り手がいかに正確に伝えることができ，受け手がいかに正確に描けるかというコミュニケーション・ゲームがある。まず，送り手を一人決め，残りの複数の人たちが受け手となる。送り手のみがある図形をみせられる。この図形は台形や円，三角形，四角形などが複雑に組み合わさったものである。ゲームは二通りの方法で行われる。

　まず，送り手は受け手に背を向けて座り，その図形について説明する。受け手は，送り手に質問や確認は勿論，言葉を発することも禁じられる。受け手はただ，送り手が一方的に説明する言葉を聞いて図形を描く。

　次の方法では，送り手は受け手に対面して座る。送り手は先ほどと同じ図形の説明を行う。今度は，受け手が送り手に質問や確認を行い，送り手はそ

れに答えながら説明を行う。

　前者の方法は一方通行のコミュニケーションを，後者は双方通行のコミュニケーションを意味する。このゲームを通して，送り手と受け手のそれぞれがコミュニケーションについて学ぶことができる。

　一方通行ではなかなか正確に送り手の伝えたいことは伝わってこないが，双方通行という対話によって，かなり正確に伝わるようになることを理解できる。送り手は，受け手に背を向けて伝えているときは受け手の反応がわからず不安になるが，対面して受け手をみて話すことで，相手の反応がわかり安心でき，説明しやすいことを体験する。

　相手への配慮の大切さにも気づく。送り手の受け手への配慮は，何も知らない相手が少しでも理解できるようにというものである。例えば，「図は〜個あります」とか，「紙は縦にして，上から〜cm，左から〜cmぐらいから書きはじめて下さい」と最初に伝えたり，図形を誰もが知っているもので例えて，相手がその図形をイメージしやすいようにできる。一方，受け手は送り手への配慮ある質問が大切となる。相づちがないと送り手は理解されているのか不安になるし，一方，自分が聞きたいとかはっきりさせたいという思いが強すぎると，その熱心さが送り手には責められていると感じられるかもしれない。

　このゲームでは，受け手に自分が何％ぐらい正確に描けたと思うかを書いてもらうが，後でその図形をみて，自分の評価がどれくらい正しかったかを確認する。ここで，受け手としての自分の傾向がみえてくる。実際より高く評価した人は，普段から相手の話を自分本位にわかったと思い込みがちなところはないか，逆に実際より低く評価した人は，普段から自分に自信を持てないところはないかなど，普段の自分をふり返ることができる。

　もし，送り手が看護師で，受け手が患者だったらどうだろう。送り手である看護師は，受け手である患者がわかるように説明することや，患者の反応をみながら説明すること，患者の質問に丁寧に答えることなどが重要となる。

　逆に，受け手が看護師で，送り手が患者だったらどうだろう。送り手である患者が自分の気持ちをそのまま安心して十分に表現できるように，受け手である看護師は相づちをうったり，確認したり，問いかけたりすることが重

要となる。このとき，看護師の質問が患者に脅威を感じさせるものでは，患者は自分の思いをうまく表現できなくなる。

渡辺(2000)は，「共有する過程」としてのコミュニケーションについて述べている(p48)。私たちはコミュニケーションの双方性ということを忘れて，「言ったはずだ」とか，「説明したはずだ」と言い，だから「ちゃんと聞いていない相手が悪い」とか，「ちゃんと理解していない患者が悪い」ということにしてしまいがちである。しかし，コミュニケーションの語源は"commûnicãre"であり，「共通する」とか「共有する」という意味を持つといわれる。コミュニケーションとは単に「伝える」というよりは，人と人との間で，あることが共通してわかり合えるように両者に共有されている状態を作り出すという，双方通行としての言葉であるという。

この図形のゲームはかなり複雑で，途中でうんざりしてくることも多い。しかし，現実の患者とのコミュニケーションのほうがもっともっと複雑で奥が深く，理解することは容易ではないことを思い出してほしい。

4．感受性を広げるワーク：身体に触れること，感じること

清拭や体位変換など患者の身体に触れることは，看護の中で重要な位置を占める。手を握るとか身体をさするといった行為は非言語的コミュニケーションであり，非言語的共感的理解として重要な意味を持つ。竹内(1982)は，からだとことばのレッスンを長年行ってきた人であり，私もワークショップに参加したことがある。竹内の研究所のスタッフを務めた経験のある三好(1993)は，竹内のレッスンの方法を具体的にまとめた。ここでは，その中から「触れる」ワークを示した(表6)。

看護師にとって患者の身体に触れることは，日常的な看護行為である。患者も身体に触れられることで安らぎを感じることができる。しかし，日常的な行為であるが故に，患者の身体に触れることに鈍感になっていないかということをふり返ることも大切だ。

ホール(Hall, 1966/1970)は，人間における距離を密接距離，個体距離，

表6 「触れる」ワーク

＊二人で組になる。
＊どちらかの人が相手の肩に触れる。どんな触れ方でもよい。
＊触れられている人はどんな感じがするか，はっきりしてきたら言葉にする。嫌なときは離れる。

(交代して行う)

＊4通りの違う触れ方をする。その中で，最初の自分の触れ方はどれにいちばん近いかを後で考える。

①指先だけで相手に触れる
　本当は怖くて仕方ないのに，触れろと言われるから仕方なしに指先だけで触れるような感じ。しかし，身体全体は相手から逃げ出しそうになっている。これは，相手のサークルから逃げようとしていることを意味する。
②肘を伸ばしたまま相手の肩に触れる
　相手の人を少し押さえつけるように触れてみる。相手の人が近づいてこようと思っても，肘が伸びて相手との間に突っ張りを作っているので，相手は近づいてこられない。これは，相手との間に距離をとって，自分のサークルの中に入ってくるなということを意味する。
③一見，手のひら全体で相手の身体に触れているが，手を置いているだけだったり，手のひらを浮かせて相手との距離をとっている。あるいは，指先とか指の端を微妙にそらせて，相手との緊張を表している。相手からすると，曖昧ではっきりしなかったり，気持ち悪かったりする。
④指先，手首，肘，肩を緩めて，手のひら全体で相手の人に柔らかく触れている。
　相手の人の呼吸や体温の暖かさを感じとる。触れられている人も自分の呼吸を感じて，楽にする。

(交代して行う)

何の気なしに相手の肩に触れた触れ方が，相手との関係の取り方を示していることがあることがわかる。

(三好，1993，pp62-64)

社会距離，公衆距離の四つに分類して，それぞれについて解説している。密接距離は，他の人間の存在がはっきりとらえられ，視覚，相手の体温，息の音，臭い，感じなどのすべてが統合して，他人の身体と密接に関係しているという，はっきりとした信号が存在すると述べる。密接距離の中でも近接層は，愛撫，格闘，慰め，保護の距離であり，身体接触もしくは身体的なインヴォルブメントの可能性の大きいことが双方の意識の最上層にあるといわれる。遠方層では，頭，脚，腰などが簡単に触れ合うことはないが，手で相手の手に触れたり，握ったりすることができる距離である。このような密接距離は，ある特別な関係にある二人——母親と乳児や，恋人同士——の間で存在す

る。そのような特別な関係でない場合は，互いに自分と他者との間に防御領域を置こうとするという。

看護師が患者に対して行う看護行為は，しばしば密接距離で行われる。ホールは，人間におけるこのような距離を決める決定的な要素は，人々が互いにどんな気持ちを抱き合っているかということであるという。したがって，看護師の密接距離での行為は，確かに患者と親密な関係を築くために有効であるが，時に，患者の密接距離への一方的な侵入となる危険性もある。それは，両者の関係性や患者の価値観などに影響されるだろう。ベナー（Benner, 1984/1992）も，身体に触れることは他のコミュニケーションと同様に多くのメッセージを持っているので，慎重に用いなければならないと述べている。

看護行為の中には，患者の意向にかかわらず，どうしても密接距離で行わなければならないときがある。しかし，そのときは，患者がそのことをどう感じているかということに関心を持つ。しばしば，ターミナルケア関連の本の中では，患者の手を握るとか，患者に触れることが勧められている。しかし，患者によっては，あるいは同じ人でも時期によっては，触れられることが侵入されることを意味するかもしれない。

ここで，柳の『生』(2001)から引用してみよう。東は末期の食道癌で，「わたし」である柳が付き添っていた。下記の場面は入院中，主治医が病室を訪ねてきた場面である。

「いま，なにがいちばん苦しいですか？」
「痛みは堪えられるんです。いちばんは，便が出ないこと。次に，息が苦しいこと。声が出ないことも苦しいです。それから，配膳係の靴音がします。ノックの音が聞こえます。だんだん近づいてくる。つぎはおれの番だぞと思うと心臓が苦しくなる。つまり，死ぬ番だぞと」
東は自分の声にむせて咳き込み，佐藤先生が背中を軽くたたいてくれた。
東は息を整えてふたたび口をひらいた。
「死は恐ろしくないと，自分ではそう思っていて，まわりに対しても，そう振る舞っているんですが，おそらく，無理をしているんでしょうね」
佐藤先生は東の手を取って甲をさすりながらいった。

「うまくいえないけれど，恐怖を押さえつける必要はないと思います。言葉のプロの前でいうのは緊張しますね」
「うまくいおうと思わないほうがいいですよ。先生，お気を悪くされないでくださいね。なぜ，手をさすっているんですか？」
「あっ，いやですか？」佐藤先生はぱっと手を離した。
「いやじゃないんですが，さっきお話ししたノックと同じで，圧迫感があるんですよ」
「楽にしてください」
「楽にするのが難しいんです」
「今日はぼくの誕生日なんです。きっと東さんとは縁があるんですよ」
佐藤先生が外に出た途端，東はてのひらを下向きにした。無理をして話し，疲れたのだ。(pp37-38)

医療者が何気なく行っている，患者の手を握ったり，さする行為について省みることができる場面である。医療者が患者にとってよかれと思って行う触れる行為が，時には一方的な思い込みであり，相手に圧迫感や侵入される感覚を抱かせることがよくわかる。断っておくが，このエピソードで東が佐藤医師を拒絶したわけではない。その後，柳と東は誠実な佐藤医師を最期まで信頼し続けた。

「触れる」ワークで教えられるように，触れる行為を通じて，触れる側の姿勢や気持ちが触れられる側に伝わり，触れられた側の気持ちが触れる側に伝え返されるのである。

他にも，それぞれの心理学の理論を基礎にしたさまざまなワークがある。例えば，ミンデル(Mindell, 1985/1994)はプロセス指向心理学を創始し，発展させた。これは視覚や身体感覚，動作などさまざまなチャンネル間に表出するプロセスを否定せず，そのまま尊重する心理学であり，そのワークはプロセス・ワークとかドリームボディ・ワークと呼ばれる。私も参加したことがあるが，痛みとのワークや臨死患者とのワーク，コーマワーク(昏睡状態にある患者とのワーク)など，看護師には興味深いテーマがたくさんあり，その中で，患者が表す呼吸や動作などさまざまなシグナル(サイン)に敏感になることを学ぶことができる。

5．事例検討：事例をふり返るということ

　事例検討とは，事例提供者への質問や批評を中心に行うのではなく，基本的に，事例提供者をサポートする姿勢が大切である。サポートされることによって実践を十分にふり返り，直面する力を発揮できる。

　患者の情報の分析などの患者の問題や，看護計画・実施の問題だけに焦点を当てる従来の方法ではなく，かかわっている看護師に焦点を当てると，カウンセリング的姿勢を学ぶための良い機会となる。患者との関係に躓いたとき，看護師はどういう気持ちを抱いていたのだろうとか，何を感じていたのだろうか，どういう行き詰まり感，違和感，抵抗，苦痛を感じていたのだろう，それは何を意味しているのだろうといったところに焦点を当てれば，自分の対人関係のパターンや自分自身の在りようがみえてくる。そこには看護師の個人的な問題だけではなく，組織やシステムの問題も関与しているだろう。そういう点で，個人の努力で変えられることと，すぐには変えられないことを見極めることも大切になってくる。

　他の参加者も事例検討を通して，自分自身をふり返る。それには二つの意味がある。一つは事例から自分の臨床をふり返るという意味であり，もう一つは事例検討というグループの中で自分がいま，どのように他の参加者とかかわっているかということから，自分の対人関係パターンをふり返るという意味である。事例検討の主役は提供者だけではなく，参加者全員である。

＜再構成法＞

　事例検討を行うためには，事前に事例をまとめる作業が必要になる。そのとき，再構成がよく用いられる。プロセス・レコードと言うほうが読者には馴染みがあるかもしれない。

　看護学生から，しばしば「再構成は嫌いだ」という話を聞いた。それは「自分がしたことや感じたことをいけないと批判されるから」という理由だった。学生は再構成で傷ついていた。それは再構成を指導する人が間違っている。感じることに正しいも間違いもない。どんな言動もその人にとってそれなりの意味があるから，それをただ批判するのではなく，その行動の意味

を一緒に考えていく。

　その場面で，その人が感じたことがとても重要になってくるが，感じたことを書けない人が多い。自分の気持ちがわからないという。再構成の指導では，もう一度，そのときの気持ちをその人が思い起こせるように援助することが大切な課題となることがわかる。

＜書いてみる＞

　看護師が毎日，患者とのかかわりを詳細に記録することはとてもできないだろう。その日，特に印象に残った場面とか，あるいはある一人の患者を選んで，その人の記録だけはその人が退院するまで書いてみるということだったらできるのではないだろうか。それだけでも，随分いろいろなことに気づくことができる。その方法は再構成でも何でもいいと思う。

　私は日々，カウンセリング記録を書きながら，「あのときは気づかなかったが，患者は本当はこういう気持ちだったのではないだろうか。こういうことを言いたかったのではないだろうか」とか，「こういうふうに言えばよかったなあ」ということに気づくことができる。あるいは，あまり良いかかわりができなかったと落ち込んでいたときも，もう一度丁寧にそのプロセスをふり返ることで，「なんだ，こんないいかかわりができていたんだ」と想起できることもある。そうやって記述することで，カウンセリングの全体がみえてきて，「これからはこういうふうにかかわっていこう」と，今後の見立てもできる。

＜日々の臨床をふり返る＞

　それでも書くということがどうしても無理なら，とにかく，その日の患者とのかかわりをふり返る時間を短時間でもいいから作ってみる。「今日の私はどうだった？」と自分自身に問いかけて，ふり返ってみよう。

6．エンカウンター・グループ

　エンカウンター・グループとは，ロジャーズが個人心理療法の知見を一般人の対人関係の改善・促進に発展させたものであり，ロジャーズの理論と実践に基づくグループである。治療を目的としたものではなく，個人の成長を

目指すものだ。エンカウンター(encounter)とは出会いを意味する。エンカウンター・グループは通常，10名ぐらいのメンバーと，メンバーの自己開示やメンバー間の相互作用を援助したり促進する役割を持ったファシリテーター(促進者)[注2]とで構成される。日常の多忙な生活から距離を置き，職業，地位，年齢，性別などを越えて，一人ひとりが対等の人間として率直に語り合うグループである。司会もいないし，あらかじめ設定されたテーマもない。自分でも気づかない仮面や防衛的態度を身につけ，真実の自己を見失いがちであった参加者に，自己に目覚め，他者の真実に触れ，他者との新たな関係を創造する安全な場を提供する。そのプロセスの中で，日常生活におけるよりもはるかに深く，自己と他者について知るようになり，人間への信頼を深め，豊かな人間関係を作り，個人や組織に潜在している大きな力を引き出すことができる。エンカウンター・グループは本当の対話，本当の出会いを実現する一つの方法である。

　私は，カウンセリングのトレーニングの中でも，このエンカウンター・グループから最も多くのことを学んできた。私は，他者を演じることから始めるロール・プレイや課題を設定した事例検討より，エンカウンター・グループのように，何の課題も設定されない中で自分自身を率直に見つめていくことのほうが，時間はかかっても深い出会いを実感することができると考えている。エンカウンター・グループで自分の気持ちを吐き出し，聴いてもらえる体験や，自分の普段の人間関係の在りように気づく体験をすることは，人とのかかわり方を見つめていくうえで非常に大切なことだと思っている。このグループでは，グループ・プロセスの流れの中で自然と，それぞれがクライエントになったり，カウンセラーになったりする。そこで自分自身がケアされたり，ケアしたりという体験ができる。エンカウンター・グループは特別に設定された場ではあるが，それでも結局，普段，自分が人とかかわって

注2)エンカウンター・グループで用いられる用語である。リーダー，トレーナー，カウンセラー，セラピストなどの用語は，ある種の権威を強調する傾向にあると考え，メンバーの人間関係を促進し，究極にはグループメンバーの一員になるようなグループ中心の運営を理想としている。〔村山正治編(1982)『エンカウンター・グループ．講座心理療法 7』 福村出版〕

いるようにグループのメンバーともかかわってしまう。普段の自分が出てしまうのである。

　私はかつて，エンカウンター・グループに参加した看護学生の体験から，グループ体験の教育的機能について研究した(1990)。その結果，看護学生にとってグループ体験が，「自己・他者を見つめることへのきっかけ」，「自己への気づき」，「感じることと素直な自己表現の大切さへの気づき」，「他者との真のかかわりを求めるようになる」，「自己への自信」に影響したことが明らかになった。

　看護学生や看護職を対象としたエンカウンター・グループも開催されている。共通の悩みを持つ者として，看護師としての自分の在りようや，患者・医師・同僚との人間関係の中での葛藤が表出されることが多い。看護師のためのエンカウンター・グループについては，第4章で述べる。

　これまで述べてきたことからもわかるように，カウンセリング的姿勢を学ぶことは，自分自身を見つめ，自分自身を知ることから始まる。看護における成長とは，第一義的な成長は勿論，患者の回復および成長であるが，二義的には看護師自身の成長である。看護師は，患者とのかかわりの中で自分を見つめざるをえない。自分の偏見や枠組みに気づかざるをえない。そこを避けることはできない。そこからしか出発できない。

　看護師は専門のカウンセラーの役割を担う必要はないが，心理的ケアを提供する役割はあり，そのためには基礎的なカウンセリングを身につけなければならない。このカウンセリング的姿勢はどこで学べばいいのだろうか。看護師は一生学び続けるものだから，学校を卒業してからの継続教育は重要である。しかし，基礎的で本質的なものは当然，基礎教育でなされるべきである。それは理論的学習のみならず，体験学習を含んだ教育である。本来，看護はカウンセリング的姿勢なくして行えるものではない。本質としてだけではなく，実質的に看護がそうなるために，基礎教育を充実させる必要があるだろう。

第2章 看護カウンセリングの実際

第2章では，実際に看護カウンセリングを行っていくうえで，どのように患者に向かえばよいかを，事例を交えながら述べる。

I. 対話の中で具体的に気をつけること

ナース・カウンセラーは，患者との対話の中で具体的にどのようなことに気をつければよいのだろうか。対話の中で注意すべきポイントを挙げてみたい。これは，看護師が日々患者とかかわるときにも重要なポイントになる。

1. 事実と真実

客観的事実にこだわるのではなく，その人の"いま，ここで"の真実として，患者の話を受けとめる。

> 遺族のためのサポートグループに信子が参加しはじめた。信子は家族の最期の場面で医療者に対する不信を抱き続けていた。カルテを見直したが，事実と信子が信じていることとの間にはずれもあるようだった。彼女は医療者への怒りを繰り返し語り続けた。私たちファシリテーターは彼女とかかわる中で，事

実を明らかにしても信子にとって意味がないことを理解し，彼女にとっての真実を尊重し，聴く姿勢をとった。しだいに他者批判から，「亡くなる瞬間がわからなかった。それだけが心残りで，自分を責めている」，「急だったので存分に看病できなかった」という自責感や，「長い間，苦しんでいたからゆっくり眠れてよかったね，もう苦しまなくていいよという気持ちだった」と，夫が苦しみから解放された安堵感も語られるようになった。そして「このことは生ある限り忘れられない。でも寿命だから誰も責めることはできない。仕様がない」と言うようになった。その後，「一人でやってみます」と，グループを卒業していった。

信子の言っていることが事実か否かということにこだわっている限り，相手が語りたいことや伝えたいことは聴くことができない。客観的事実はどうあれ，信子がそれを信じているということが信子にとっての真実である。ナース・カウンセラーは患者の真実につき合っていく。信子はそのようなファシリテーターの姿勢に支えられ，安心して語り続けることで，自分で解決の道を見つけていった。

私たちは，「水分制限がきついってばっかり言っているけど，この体重の増え方じゃあ，我慢しているなんて思えないわ」と疑ったり，非難してしまうことがある。しかし，そのように非難するのではなく，「この人にとってはいまの状況できついのだろうなあ」と，まず，無条件の肯定的配慮で，患者がそう言いたい気持ちを受けとめる。たとえ，患者が実際に嘘をついているとしても，その患者が人にはそう伝えたいと思っていることは真実であるから，まず，そこのところを受けとめる。いきなり相手を否定すると，二人のコミュニケーションはそこから繋がらなくなる。患者の気持ちを十分に聴いた後，自己一致の姿勢で自分の疑問を問いかけることで，患者が現在の状態に直面できる可能性がある。

客観的事実にこだわるのではなく，その患者の"いま，ここで"の真実として患者の話を受けとめるほうが，患者の話を楽に聴ける。「本当かしら？」とか，「さっきから同じことを繰り返しているわ」など，"内容"にこだわって聞いていると，いらいらしてくるだろう。そのとき，「この人にとっては

真実なんだ」とか，「これだけ人に伝えたいものが一杯あるんだなあ」，「それはどこから来ているのだろう」など，内容ではなく，語っている人に関心を向けると，いらいらが治まり，楽に聴けるようになる。

　看護では，内容そのものを理解することが優先されることは勿論あるだろう。しかし，内容そのものよりも，「悲しそうに話しているなあ」とか，「怒っているみたいだなあ」，「話している内容は悲惨なことなのに，淡々と話しているなあ」など，語っている人に関心を持つことが，看護カウンセリングの場面では大切である。

2．診断と仮説的解釈

　人を決めつけて，ある枠組みだけで判断してしまうのではなく，仮説を立てながら，まだ現れていない，みえていない，可能性に敏感になる。
　ここで言う診断とは，医師が行ういわゆる疾患の診断ではなく，もっと広義の意味で，相手にレッテルを貼ることや相手をステレオタイプに分類することを意味する。診断は患者を治療するために，あるいは，看護診断のように，看護するために拠り所となる重要なものである。ただ，診断とはある特定の枠組みから判断されたもので，絶対のものではない。既存の診断基準にその人を，あるいはその人の症状を当てはめるものである。その人の中でいくらか診断に当てはまらない部分があっても，それは切り捨てられるか，無理にある枠組みに押し込められてしまう。心理テストも同じような危険性を持っている。その人より診断名のほうが一人歩きしてしまうかもしれない。したがって，診断の持つ限界や用い方をきちんと見極める必要がある。
　ある時点でのレッテルにとらわれると，患者のそれ以外の面や新しく表されてきた面がこちらにみえにくくなる。その人をレッテルで断定してしまうのではなく，例えば，「この人は人とのかかわりを拒否しているようにみえるけれどどうなのだろう？」という仮説を立てて，かつ，仮説にとらわれることなく，相手に向かう。そのうち，本当はかかわりを拒否しているわけではないその人がみえてきて，また新たな仮説を立てることができる。
　私たちが気をつけなければならないことは，診断がついたときに，「ああ，

やっぱりね」と納得してしまうことの危険性である。それだけにとらわれないようにする。患者の可能性に開かれていることが重要だ。そのためには自分自身が狭い枠組みにとらわれるのではなく，開かれていることである。

例えば透析医療では，データをみてデータに添って注意し，効果がないと「セルフケアが悪い」とか，「言うことを聞かない患者」といったレッテルをはってしまうことがある。しかし，患者の中には，自分もそれなりに努力しているのにうまくいかない苛立ちや，自分だけがセルフケアができていないのではないかという不安を持っている人もいる。自分の身体のことなのに欲求を抑えられないことに対して，甘えていると自分を責めている患者もいる。

私たちはよく，「あの人はわがままだ」とか，「現実を受け入れていない。否認している」と診断することがある。確かに患者はわがままかもしれないし，否認しているのかもしれない。しかし，看護師だったら診断するだけではなく，そうなってしまうその人の気持ちをわかろうとすることが大切ではないだろうか。「わがままだ」とレッテルをはる看護師自身の気持ちの中に，何があるのかを見つめることも必要である。そこには，どのようにかかわったらいいのか困っている看護師自身の葛藤があるのかもしれない。

3．患者の表現に含意されることの多様性

患者が表現したことだけにとらわれるのではなく，そこに含意される諸々の意味に関心を持つ。

例えば，患者の"拒否"を取り上げてみよう。患者がナース・カウンセラーと話をしたくないと言うとき，確かに本当に話をしたくないという気持ちを表している場合もあるだろう。しかし，拒否という表現方法をとっていても，実は人とのかかわりを求めていたり，別のメッセージが含まれていたりすることがある。また，拒否できるということは一つの能力であり，患者のある可能性を示しているとも考えられる（渡辺，1991）。

患者の"怒り"はどうだろう。本当は悲しみを感じているのに，悲しみが怒りという形で出てしまうことがある。本当は別の人に怒りを感じているのに，当人には言えなくて，他の言いやすい人にぶつけてしまう場合もある。

看護師として働いていると，このような状況はしばしば経験することではないだろうか。つい，本当の気持ちとは反対のことを言ってしまう患者や，医師やあるいは自分の病気や自分の運命に怒っているのにもかかわらず，その怒りを看護師にぶつけてしまう患者，特に若い看護師にぶつけてしまう患者を知っているだろう。

透析室では患者同士のトラブルも起こりやすい。しかし，表面的には他の患者とのトラブルとして現れたとしても，その人自身が抱えている問題や，医療者への不満が隠されている場合がある。表面的に現れたことだけにふり回されると，その人が抱えている本質的な問題を見落としてしまうことにもなる。ベッドの配置を換えるだけで解決することなのか，あるいは問題は別のところにあるのかを見極めるために，患者の行動の意味を理解しようとする姿勢が必要となる。

患者の表現にはその言葉通りの意味だけではなく，さまざまな暗黙の意味が含まれている可能性があることを知っておく。

患者の言動を，心理的防衛機制という視点からとらえることもできる（保坂，1997）。心理的防衛機制とは，目の前のストレスや不快な出来事，過去の記憶に残る嫌な思い出や感情などに気づかないようにするか，何かの形で発散するように，無意識的に対処しているメカニズムである。

例えば「躁的防衛」は，本来なら抑うつ的になるところを明るくふる舞ったり，周囲を見下げたような考え方をすることである。私たちがよく使う「否認」も防衛機制であり，これは現実的な状況を無意識的に押さえ込むことをいう。普段は極端に従順な患者が急に怒りっぽくなった場合は，「反動形成」によって，ある対象に向けていた本当の感情とは正反対の感情やふる舞いをしているのかもしれない。八つ当たりをする患者は，「置換（置き換え）」によって，ある対象に向けられていた感情や衝動が他の対象に向けられているのかもしれない。患者が子ども返りをしたようにわがままになったとしたら，それはストレスに対する「退行」かもしれない。何らかのストレスに遭遇したり，その状況が長く続くと，それ以前の発達段階に戻って自我を守ろうとするのである。

患者にふり回されて，看護師が消耗させられる経験をしたことがあるだろ

う。特定の人に対して,「良い」と「悪い」が極端に激しく入れ替わったりする。このような患者は,自分の中や他人の中には良い部分も悪い部分もあるのが当然なのに,それが一体化されず,分離されて認知される病的な防衛である「分裂」を用いている。「行動化」と共に,人格障害で典型的にみられる。

　防衛機制の知識を持っているとわがままな患者のことも理解でき,患者の言動にいちいち腹を立てたり,落ち込んだりすることなく,適度な距離を保ってかかわることができるかもしれない。

　しかし,知識を乱用すると,患者にとっては距離のある冷たい看護師という印象を与える危険性もある。つまり,看護師の「知性化」(衝動や葛藤を知的に理解したり,表現しようとすることで,話が感情的・情緒的な感じがなく,必要以上に理屈っぽくて難しくなること)が極端になりすぎると,良好な患者-看護師関係を築く妨げになる。

　神田橋(1992)の言うように,心理療法で使われる概念は,臨床家が「自分にもそれは少しあるなあ」ということをわかってから使うことが大切である。そうでないと自分と患者は違うという差別的な姿勢になり,共感性を下げてしまう。

　患者の表現に含意されることの多様性に関心を持つ姿勢は,看護師が自分を守るためにも役に立つ。何もかも自分のせいにしてしまう若くて真面目な看護師は,この患者の怒りはこの人にとってどういう意味があるのかを考えてみることで,自分の感情と距離を置くことができる。

4. 医療者の説明は患者が理解できるものだったであろうかという問い

　医療者に対して何も言わず,医療者の指示通りに従う患者は,「問題のない良い患者」になる。一方,医療者に対する注文が多い患者や医療者の指示に従わない患者,あるいは,医療者に同じことを何度も繰り返して尋ねてくる患者は,得てして,医療者にとって「困った患者」,「問題患者」,「了解不能患者」になりやすい。患者だけが悪者になり,さらには,異常なパーソナ

リティを持っているのではないかとまで思われてしまう。このように，医療者が自己中心的な傲慢な考えのもとに患者をみていることも多いのではないだろうか。確かに，患者だから不当なことを言われても我慢していなければならないという考え方は誤りだ。毅然とした態度で返していくことも重要である。また，患者の背後に精神の病いが隠されていることもあるので，それを見落とさないようにする。

　医療者は知らぬ間に，自分たちにしか通じない言葉で説明していたり，自分たちには当然の知識や規則であるために，それを万人も理解しているのが当然だという前提のもとに患者に接していることがある。私は，ある学会で，留学生に対するソーシャルサポートについての発表を聞くうちに，留学生と患者に共通する苦悩を感じた。患者は，突然，自分に降りかかった病いに動揺するだけではなく，病院という"異質な文化"の中に放り込まれ，医療者の"外国語"を理解できず，「ここで生きていくためには医療者に合わせ，この文化に適応していかなければならない」と必死になっている。

　　望は60代の男性で一人暮らし。医師から，骨転移のためにいずれ動けなくなるだろうと説明されていた。医師たちは，「施設を探すなり，将来のことを考えてもらわなければならないのに，全く考えるふうではない。悪いことは考えない生き方なのだろうか，それとも説明されたことを理解していないのではないか」，「痛みの表現が要領を得なくてよくわからない」と思っていた。私はそんな医療者からの情報を聞きながら，望はどんな世界を体験しているのだろうと思いながら，望の病室を訪問し，話をじっくり聴くことにした。
　　望は「脇腹から手を突っ込まれて，引っ張られているような感じなんだよ」とか，「走っているときに脇腹が痛くなるような感じだよ」，「千枚通しでキリキリ突っ込まれる感じだよ」と，自分の痛みを表現するためにぴったりの言葉を賢明に探しながら語った。「俺の痛みには二段階あるんだよ。まず痙攣がきて，それから痛くなるんだ。そこを治してもらわなきゃ困るのに，それを先生たちはわかってくれないんだよ。そんな痛みがあるわけはないと思っているんだ」と話す。
　　医師に説明された痛みが生じる原因については，「骨が変ならそこの部分が痛いはずだって，素人は考えちゃうんだよな。先生は骨から出ている神経で，

この部分が痛いんだって言うんだけど。そりゃあ，先生は写真もちゃんとみて言っているんだから，そうなんだと思うよ。でも，素人はそう言われても，痛む場所と先生が痛みの原因だって言う場所と離れているから，自分が痛みを感じているその筋肉が悪いんじゃないかなあって思っちゃうんだよね。いま，足に麻痺が少しでもあるとか，上がりにくいとか，何かあればね。それがないから，麻痺がくるって言われても，ピンとこないんだよ」と語った。

「家政婦に来てもらうのも高くつくしね。これからは出ていく金ばっかりでしょ。施設も結構一杯なんだよ」と，いくつかの施設や費用の話などをする。望なりに，そこまで考えて調べていたことがわかる。

退院の話が出たとき，「痛みがなければ飛んで帰るよ」と言う望に，＜転んだりして骨折しないで下さいね＞と伝えると，急にしんみりした調子で，「最初，先生にそう言われたときはそんなに悪いのかなあって。神経からきていると言われてもね」と言う。＜いまは，そう言われるとどんな感じ？＞と尋ねると，「そうなのかなあって。自分で背中を押さえると，痛みが繋がっているのを感じるしね」と応えた。徐々に，自分の状況を受けとめていくプロセスが感じられた。

望はかつてダンスをやっていて，音楽好きだった。ある時，「最後は何もしないで，音楽を聴きながら逝きたいんだ。そういうふうに言ってあるんだよ，病院から連絡があったら，すぐに駆けつけてくれる奴にね。来たら，イヤホンをつけて，音楽を聴かせてくれって。何もしてほしくないんだよ。そんなことしたって痛いだけで，結局，起きあがることはできないんだから」と語る。私は胸が熱くなり，黙って頷きながら聴いていた。＜いつから，そんなことを思っていたんですか？＞と尋ねると，「この病棟に来てからだよ」とぽつりと応えた。「そいつに伝えられて安心したよ。一つひとつ安心していかなきゃね」と言った。

痛みのコントロールが難しかった望は，痛みの具合によって元気になったり，落ち込んだりしながらも，このように徐々に変わっていった。退院の日，「人から言われても駄目だけど，自分で気がつくと翌日からでも人って変われるんだよ。頑張らなきゃいけないなって思うよ。どうせ生きるんだったら，ちゃんと生きなきゃ。まだやり残したことがあるから，それをすませないうちは死ねない」と，力強く語った。

望の語りを聴いて，この人が理解力が悪い人だと思っただろうか。

望の痛みは独特で，彼自身，的確に自分の痛みを表現することに苦労している。自分が感じている苦痛は，いわゆる普通の痛みとは違うという思いもある。それゆえ，「痛みは？」という質問に，うまく言葉で答えられなかったのだろう。しかし，医療者は往々にして，患者の理解力や表現力が悪いと判断し，自分たちが理解できていないことに気づかないことがある。じっくりと腰を据えて患者の話を聴こうとすれば，理解できることや患者の世界に近づけることはたくさんある。

　痛みの説明についても，望は医師に説明されて言葉では理解している。しかし，自分の身体で感じられることのほうがどうしても真実のように思われ，医師の説明を実感できない。ここに，患者の心理が表現されている。医師の説明や現実がわからないわけではない。ただ，すぐには受け入れられないのだ。患者は孤独であり，恐怖を感じている。受け入れるまでには時間がかかる。

　医療者は一方的に患者を悪者にするのではなく，医療者自身の説明の仕方は患者にとってわかりやすいものだったのだろうかとか，納得できないということは何を意味しているのか，患者は何にとらわれて苦しんでいるのかなど，自分自身をふり返って反省しながら，患者が表す行動の意味を理解しようとすることが大切である。

　医療者に何も言わず，従順に従っているかのようにみえる患者が，本当に医療者の言うことを納得しているかというと，必ずしもそうではない。言いたくても，いわゆる「困った患者」ほどエネルギーがなかったり，医療者から嫌われることが怖くて言えない患者や，医師には絶対に逆らってはいけないものだと信じている患者，どうせ話してもわかってもらえないだろうとあきらめている患者がいる。私たちは，医療者だけが正しいという錯覚を捨てなければならない。「自分の患者」に含まれる，まるで患者が自分の所有物であるかのような錯覚や，自分が患者を支配しているかのような錯覚を捨てなければならないと思う。

　インフォームド・コンセント (informed consent，以下 IC とする) は，「説明と同意」と訳されることが多い。しかし，IC はプロセスであり，重要な

ことは，その二つの間に存在しなければならない「理解」である。患者は説明をどう受けとったか，理解したかということを，こちらが理解することである。したがって，ICは1回で完了するものではない。ICは一方通行ではなく，双方通行，つまり，対話である。

5．普通の人の感覚を忘れない

　愛する家族がもう助からないと言われて，そう簡単に受け入れられるものであろうか。自分の病気がもう治らないと言われて，そう簡単に覚悟を決められるものであろうか。

　　　容子は，「夫の病気を受け入れていない，わかっていない」と医療者から思われていて，医師からは何度かそのことに直面させられていた。そのたびに，容子は私の部屋に戸惑って相談にきた。私は容子の気持ちを理解しようとすることに焦点を当て，彼女がよくやっていることを支持し，保証することを大切にした。容子は少し落ち着いて私の部屋を出るが，どんなに医療者がかかわっても堂々巡りという日が続いた。夫が危篤状態になったある晩，容子をはじめ親族が呼ばれた。それまで「夫を生かしてほしい，死ぬなんて信じられない」と叫んでいた容子が，「もう，夫が苦しむことはしないでほしい」と，しっかりした口調で言った。ようやく夫の死を受け入れられるようになったのだと，医療者は容子の言葉に感動した。
　　　ところが，その危機を脱した後，容子は再び希望を持っているような態度に変わり，医療者は「やっぱりわかっていない」と失望した。

　自分が容子の立場になったらと，想像してみたらどうだろう。この最悪の危機を脱したのだから，もしかしたらこのまま生きてくれるかもしれない，良くなるかもしれないと思うのは自然ではないだろうか。
　自分がその患者や家族の立場になったらと想像してみれば，「この人は何もわかっていない」と思っていたことが，普通の人だったら当然，感じることだということが理解できるようになる。頭で病気を納得できても，それを身体でも納得できるとは限らない。

神田橋（1993，1997）は，専門の勉強をすればするほど見方が偏ってくる危険性があると言い，素人としての感じ方を大切にすることが重要だと述べている。「私だったら」という見方は語られている状況に寄り添っていることであり，このような素人のような姿勢を折に触れて持つことで，語られている世界に入ることができるという。援助者とは，素人としての関係が基盤にあって，その上に専門家としての関係があるのだという。コミュニケーションの専門技術を学ぼうとすることも大切だが，普通の人の感覚を忘れないということのほうが，医療者にとってずっと大切なことのように思える。

6．患者のプライバシーにもっと謙虚になる

患者の家族関係について，「あそこの夫婦関係は良くないようだ」とか，「妻が冷たい」などと，医療者同士で平気で言い合っていないだろうか。そのように言うと，家族関係を診断し，ケアすることが重要だからという答えが返ってくるかもしれない。しかし，患者は病気の身体をさらされているだけではなく，心や家族までをも裸にされている。自分がもし，その立場だったらと考えてみれば，もう少し患者のプライバシーに謙虚になれるのではないだろうか。

7．患者・家族の生きてきた歴史と物語を忘れない

いま，目の前にいる患者はやせ衰え，失禁し，衰弱していく自分の身体に抵抗し，看護行為を拒否したり，暴れる人かもしれない。しかし，妻はそのような夫の世話をしながらも，かつて若くて逞しい男性であり，自分に求婚し，真面目で優しかった夫もみえている。看護師が患者と家族のすべての物語を知る必要はないし，知ることもできない。ただ，自分たちの知らない患者や家族のかけがえのない歴史や物語が存在することを忘れないようにしたい。

もしかしたら，医療者はそのような過去を無視し，いま，目の前にいるやせ衰えた姿だけにかかわるほうが楽なのかもしれない。その人にそのような

健康な過去があったことを認めると，いまの変わり果てた姿はあまりに悲しく，他人事ではなくなってくるのかもしれない。しかし，人は老い，死んでいく。それが現実である。がんで亡くなっていく人の場合は，短い間に急激に老いのプロセスを走り抜けているとも言えるのだろうか。

8．患者・家族の真実と医療者の解釈を混同しない

　柳澤（1993）の『認められぬ病』から，患者・家族の真実と医療者の解釈を混同しないということについて考えてみたい。主人公の美樹は遺伝学の研究者であり，子宮内膜症の手術の後，これで解放されると思っていた腹痛がほどなく再燃する。今度は慢性膵炎の疑いで入院となる。

　　「いかがですか。とてもよくなっていますよ」
　　「はい。でも腹部の不快感がずっと続いていますし，この頃時々激しい腹痛があって吐いてしまいます」
　　「そんなはずはない！アミラーゼはすっかり下がっているんだよ！いいかげんにしなさい」（p44）

　美樹は腹痛がちょうど1か月ごとに起きていることに気づき，基礎体温をつけはじめた。そして，毎月の排卵時に発作が起きていることを突きとめた。再び，激しい発作を起こして緊急入院した翌日，教授の診察を受ける。

　　「内膜症かと思ったけど違いますねえ。あなた何か気に入らないことがあるのとちがう？仕事がいやなんでしょう。基礎体温なんか気にしてつけるからおなかが痛くなるんだよ」（pp53-54）

　上述の場面では，自分が知らないことやわからないことは取り合わない医師の姿が浮き彫りにされている。患者が訴えている患者自身の体験よりも，自分が持っている知識のほうを絶対視する姿勢である。つまり，患者の真実と専門家の解釈を混同している。自分が学んだ学問からしかものをみること

ができない姿勢である。

　脳外科医のサックス（Sacks, 1984/1994）も『左足をとりもどすまで』の中で，自身の体験を記している。サックスは山中で一人，転落事故に遭う。手術により傷は外科的には癒えるが，なぜか左足が自分のものとは感じられない。神経障害によって脳の中で左足のイメージが失われてしまったために起きていたのだが，外科医は「何も問題はない。君はまるで誤解している。足にはどこも不都合はない」と，彼の知覚を信じようとしなかった。

　再び，柳澤の本に戻ろう。

　　医学的にありえないということが診断の理由になることに美樹は驚いた。同じ科学を志すものであるが，美樹は常に全く逆の立場をとってきた。目の前に起こっている現象に対して，人間の尺度での判断をできるかぎり排除して自然と謙虚に対すること。そこから科学は始まるものであると美樹は考えていた。すべてのことは起こりうるものとしてよく観察すること。これが科学の鉄則であると信じてきた（p157）。

　ここに述べたことは医師だけの問題ではないだろう。「あの人，痛い，痛いって言っているけど，精神的なものじゃないの。あんなに痛いはずがないもの」と，看護師同士で話していないだろうか。看護師がもつ枠組みや価値観，知識で患者を評価したり，批判したり，判断していないだろうか。そのとき，看護師の枠組みや価値観，知識と当てはまらないものは切り捨てられる。患者がまさに体験しているかけがえのない真実は切り捨てられる。

　クライエントの相互交流性コミュニケーションの視点から精神療法をとらえるケースメント（Casement, 1985/1991）は，自分自身の治療を通して，「有能なことを証明しようとすることで対抗したりせず，専門家として無能力であると感じさせられることを受け入れる心の準備をしておくことを，私は学んでいく必要がありました（p235）」と述べている。

　自分の知らないことはたくさんある，自分が知っていることなんて人間存在を理解するうえではほんのわずかにすぎないことを受けとめ，患者に謙虚に向かいたい。

9．繰り返し語られることにつき合っていく

　私たちは，何度も同じ話を繰り返す患者に，「またか」と思ってしまいがちである。

　　忍は，女手一つで子どもを育ててきた人だった。病気に対して弱音を吐かず，死ぬ前にしておきたいことをきちんと考えているような人だった。人に甘えず，頼らず，頑張って生きてきたのだろうと感じた。言葉が次から次と溢れてきて，止まらない感じだった。
・この病院に来たこと…
　　子どもは，自分たちの近くで少しでもいい医療を受けさせたいという思いで，忍を呼び寄せた。そのとき忍には，春が来るまで暖かい地でのんびりするようにと話した。本当の理由を知った忍は，何も知らなかった自分を「能天気」と繰り返した。私は，それだけショックだったのだろうと感じた。そして何度も人にそのことを語ることを通して，自分の中で納得していくしかなかったのだろうと思えた。
　　忍はあまりに自分を否定する言葉が多いので，私はつい，＜そんなことはない。よく頑張ってきた＞と一言言いたくなってしまったが，そういう言葉をこの人は受け入れていないとわかってきた。自分に対する肯定的言葉を他者から言われても受け入れられない，あるいは信じられないところがあるようだった。そこで，自分で話し続ける人だから，私は言いたくなる気持ちをちょっと脇に置いて，ひたすら，この人の語りに耳を傾けようと思った。
・一つだけ，私が言った言葉をとても感謝してくれた…
　　忍は「身体を酷使してきてこんな病気になって，私の人生は何だったの？いままで何をしてきたのだろうって思っていた。でも，あなたに，そういうふうに生きてきたんだなあってね，自分を責めるんじゃなくて，それだけ頑張ってやってきた自分を褒めてあげたらと言われて，とても助かった」と，何度も語った。そのことをあまりに繰り返すので，逆に感謝という言葉の裏に，別の意味があるのではないかと心に留めておいたほうがいいのではないかと思ったほどだった。私の言葉は確かにこの人の気持ちをとらえたのだろうし，いままで言われたことのない言葉で嬉しかったのだろう。しかし，忍は私の言葉を素直

に受けとることはできなくて，他のことと同じように，何度も何度も繰り返しながら，納得しようとしていたのかもしれないとも思った。

・田舎に帰ること…

　忍は，一度田舎に戻りたいという強い希望を持っていたので，医師が何度も「帰るのだったらいま，帰ったほうがいい」と勧めた。しかし，忍は「春に帰ること」と「治療をしてから帰ること」にこだわり，そのことを繰り返し語った。

　ある朝，看護カウンセリング室に来て，「昨晩，家族が来て，帰れなくなって後で後悔したらどうするのって言われて，帰ることに決めました。本当に頑固ですみませんでした」と言った。それだけこだわることが，忍には必要だったのだろうと思えた。

　田舎から無事帰ってきた翌朝，看護カウンセリング室に来て，「帰ってきて良かった」と報告した。

・子どもの家で過ごすこと…

　「退院して，子どもの家で過ごす方法もあるのではないか」と，医師から言われたが，忍は「治療をしてから」ということにこだわり，そのことを何度も話し続けた。

　外泊から戻ってきた翌朝，看護カウンセリング室に来て，「退院することに決めました。外泊して孫たちと一緒にいたら，治療，治療と言っていたけど，治療しないでいまの体力の落ち方を少しでも穏やかにしながら，孫たちとの時間を大切にしようと思うことにした」と報告した。忍は何かを決心したときには，必ず看護カウンセリング室に報告に来る人だった。

　忍の事例では，自分の生き方にこだわり，何度も同じ話をすることで，自分で納得していくプロセスがみえる。十分にこだわり続けたからこそ，未来に進めたのかもしれない。最終的に決断するのは患者本人である。こだわり続けることにつき合っていくことの大切さを教えてもらった気がする。

10．健康な側面に目を向ける

　看護師は，患者・家族の困った態度や行動を否認とか防衛などと評価していることがよくある。防衛機制は，そもそも人間にとって大事な適応機能で

あるが，医療者がそのような分析を行うときは，心情的には問題行動としてとらえていることが多い。

増井(1994)は，心理治療では患者を悪くさせる部分のみが拡大され，あるいはみえすぎ，当然その結果として患者自身が悪くさせるものに目がいき，かえって状態が悪化すると述べている。心理的防衛と考えられる多くの言動は，患者なりの心の営み方であると理解することの大切さを説き，それを「困ったことに対する心の営む能力」と述べている。

困った行動にみえてしまうものは，実は，患者・家族なりの心の営み方であると理解できる。「あの人は否認ばかりしている」ととらえるのではなく，「あの人は否認できる能力を持っている」という発想の転換をしてみると，看護師のいらいら感も緩和されるかもしれない。

　　智恵は自宅で姑を介護するようになってから，心身共に疲れはじめて看護カウンセリング室を訪ねるようになった。最初は，私はカウンセリングが終わって見送りながらも，うまくやっていけるのか不安だった。ところがある日の面接で，智恵は「先日，部屋のカーペットを一人で替えた。家具があってどうしても引き抜けなくて，カッターでバリバリと切った」と話す。＜そのとき，どんな気分でしたか？＞と問いかけると，「すごく気持ち良かった」と応えた。私は＜それは良かった。そういうセラピーもある。これからも新聞やチラシを破いたりするといいかもしれない＞と伝えた。

智恵が，姑や自分をそんなふうに切り裂いたら大変なことになるが，姑に自分の思いを直接ぶつけるのではなく，他のことでその思いを処理できている。これは，智恵にとっては健康な心の営みといえる。一見，ギョッとするような行為であっても，その人にとっての意味を理解しようとすれば，健康な行為として意味づけることができることがわかる。

また，病気で自身の全存在が打ちのめされていると感じている人たちの中にも，未だに健康な部分や，かつての幸せな経験の実感は必ず存在する。

　　正輝は「もはや何の希望も持てない」と，抑うつ的気分を語り続けた。ある

時,「自分の人生で幸せだったのは子どもができたときかな」と,ふと漏らした。私はその言葉をとらえ,＜お子さんが生まれたときが人生の中で幸せだと思えたときだったんですね＞と返した。「そう,自分と妻との二人の力に神が手助けしてくれて,命を授かったという感じで,本当に嬉しかった」と,それまでの暗い表情が生き生きしてきて,そのときの気持ちを語り出した。「僕は人間としてのいちばん尊い役割を果たすことができたんだな」と言った。私は＜今はこんなにつらい毎日だけど,正輝さんの中に,人間としてとても幸せだと感じられた尊い経験がいまも確かに生きているんですね＞と返した。

　患者・家族は悲観的に語ることが多いかもしれない。しかし,彼らの中にも,必ず健康な心の営みや,かつての幸せな思い出は存在する。彼らの語りの中から,そのような健康な側面を感じ,伝え返すことで,患者・家族自身が自分たちの健康な心の営みを認めたり,過去の幸せな経験を実感したりすることを助けることができる。

11. 希望を支える

　希望とは前向きに生きようとする姿勢である。どんなに些細な希望でも,患者の言葉に誠実に耳を傾ける。たとえ,非現実的な希望であっても,それを安易に否定したり,逆に無責任に励ますのではなく,そのような希望を持つ患者の気持ちに寄り添うように心がける。キューブラー・ロス(Kübler-Ross, 1997/1998)の「瀕死の患者が抱いている切迫感を無視してはならない。私はそれを学んだ」,「瀕死の患者が会いたいと言うとき,それは明日のことではない。いますぐに会いたいのだ」という言葉を心に留めておく必要がある。

　　愛は声を発することができなかった。
　・**人生を語り続ける…**
　　　愛はひたすらノートにこれまでの人生を書き続け,訴え続けた。ある時,「夫にしてほしいことがある。兄から夫に言ってほしい」と言い出した。「私は

頭が真っ白だから，兄にどう言えばいいかわからない。書いてほしい」と，私に依頼した。私はちょっと戸惑ったが，＜私も考えてくるから，愛さんも自分で考えておいて＞と，曖昧な返事をしてしまった。私は彼女と会ってきて，なぜか彼女の気持ちが自然にわかるようになっていて（そんな患者は滅多にいない），彼女と別れた後，手紙の文はすぐに思い浮かんだ。兄にというよりも，彼女が直接，夫に手紙を書くべきではないかと思って，夫への手紙の文章もすんなり浮かんだ。

・**夫への手紙の代筆**…

　翌日の朝，病棟から電話がかかってきて，愛が私を呼んでいるという。私はまだ手紙を書いていなかった。書くことにためらいがあったからだ。でも，彼女が私を呼んでいる用件は手紙のことだと思ったし，彼女はそれで焦っている，私に本当に頼みたいのだとわかった。メモ帳に兄と夫宛の文章を書いて，愛の所に行った。これを参考にして，彼女自身に書いてもらいたいと伝えようと思っていた。

　＜ご主人に直接手紙を書いて，ご主人に愛さんのほうから伝えることが大切なのではないかと思って，ご主人への手紙も書いてみたけど，自分で書いてみたらどうかしら＞と言った。とにかく，代筆した手紙を読み上げた。兄への手紙を読み終えると，「95点」と言う。＜じゃあ，後の5点は？＞と尋ねると，「私は手紙一通書く体力もないので，代筆してもらいました。これは私がこれまで少しずつお話ししてきたことです」と書き添えた。次に夫に宛て代筆した手紙を読み上げると，愛は泣き出した。「このまんま，夫にこれを渡したい」と言った。夫への手紙はできあがったものをみると，まるでラブレターのようだった。

　彼女の強い気持ちに押されて，私は一応，便箋に清書してくると言って，病室を出た。しかし，書いたものの，私には迷いがあった。夫の気持ちが心配だった。

　私は清書したものを持って行って，その不安を正直に愛に伝えた。彼女は「夫と兄は良い関係だから，心配することはない」と言い，兄宛の手紙に，「これと同じような手紙を夫にも渡すつもりです」と書き添えた。「夫が傷ついたり，怒ったりすることは全くない」と，きっぱりと否定した。「自分では書けない」と言うので，＜でも，私には1時間も書いてくれる＞と反論すると，「それと手紙は違う」と言われる。それでも私は＜わかりました。ただ，私の

気持ちとしては，ご主人には自分の字で書いたほうがいいように思う。それはご自分で考えてもらって，どうするか決めてほしい＞と伝えた。私があまりにしつこく言ったからだろう，愛は両方の手紙に代筆してもらったことに加え，「お兄さんへ」，「＊＊さんへ（夫の名前）」，「愛」と書き加えた。

封筒に入れて引き出しにしまうと，「ああ，安心した」と，急に元気になり，お茶目な仕草をする。それをみて，彼女にとってとても大切な仕事だったのだとわかった。この件で何かトラブルが起きたときは私が責任をとるから，休みでも呼んでほしいとスタッフに伝えた。

・夫との幸せなひととき…

翌週，愛の所に行くと，「先日はありがとう。計画通りにしました」と言った。

その後，彼女の容態は急激に悪くなっていった。そんな中でも，「いろいろ聴いてくれてありがとう」とか，「申し訳なかった」と，手紙の件について謝った。私は＜気にしていたんですね。私がしつこかったものね。でも，二人で決めたことだと思っている。申し訳ないと思う必要はない＞と言うと，「じゃあ，ありがとうとだけ言わせてもらう」と応えた。私が＜愛さんの人生の中のとても大切なところにつき合わせてもらって，ほんの少しはお役に立てたみたいで，とても光栄に思っている＞と伝えると，彼女は笑みを浮かべて，指で私の額を軽くつついた。

その後，夫がずっとつき添うことになった。夫につき添ってもらって，彼女は安定していた。どっぷり甘えている。夫と私は以前より話をするようになった。身体はどんどん弱っているが，ある意味ではいまがとても幸せな時間なのではないかと感じた。これを彼女は望んでいたのだと感じた。

その手紙で愛の夫が変わったのか，あるいは，実は彼女が私に話したことは彼女のわがままで，夫はこれまでもずっとこんなふうに彼女に接してきたのか，それはわからない。とにかく，愛は最後の希望を叶え，夫がつき添っていた3週間は，幸せそうだったということは事実である。

12．医療者の価値観を押しつけない

これまで述べてきたことすべてに関連することだが，医療者は，患者にと

って良いことだからという言い訳のもとに,実は自分たちの価値観を押しつけているだけではないかということを,自分自身に絶えず問いかけることが大切である。

キューブラー・ロス(1978/1982)が以下のように述べている。

> 中には必死になって自分の病気を否認しようとする人がいる。彼らに対して我々にできる最大限のことは,この欲求を受け入れてやることである。彼らは否認という機制を生涯にわたって使ってきたのであり,人生の終幕においても同様にそれを使うことを欲しているのである。彼らにとっては尊厳ある死に方とは,その否認を続けることである。これもまた彼ら自身の選択なのだから(p21)。

このキューブラー・ロスの言葉は,患者一人ひとりにそれぞれの意味づけや選択があるということである。医療者の価値観で患者を診るのではなく,個々の患者の生き方を尊重すること,そして,その人の生きるプロセスに介入するのではなく,その人に寄り添うことである。

スピーゲル(Spiegel, 1993/1997)は,「代替医療[注1]といわれる分野には心で念じて病気を治そうとする人々が多く,それには長い間悩まされてきました。というのは,病気をコントロールすると思い込まれている架空の精神力には,病気の進行に対する責任がつき物だからです。このような方法は,彼らの言う『前向きに考える』努力をしたあと病気が進行しようものなら,患者に不必要な罪悪感を持たせることになります。病気が重くなると,それは身体的な病気が進行しただけのことではなく,精神力も弱かったということになるからです(p8)」と述べている。

注1)代替医療とは,鍼や気功,漢方などの東洋医学から,バイオフィードバック,オステオパシー手技療法,イメージ療法,食事療法,宗教,あるいは栄養補助食品なども含めた,西洋医学以外の療法の総称として使われる。「長い伝統に根ざし,念入りな仕事をする治療から馬鹿げたものまで,ひとくちに代替療法といってもじつに幅がひろい」〔Weil A(1995) *Spontaneous Healing*. Alfred A Knopf Inc;上野圭一訳(1995)『癒す心,治る力』角川書店 p331〕といわれている。

ベナーら（Benner, Wrubel 1989/1999）もまた，精神力学説について述べ，その前提には心身を独立した実体とみなす二元論があるという。

　病気に向かう姿勢は人それぞれでいいと思う。がん細胞を殺す白血球をイメージすることでがんと闘う人がいてもいいし，がん細胞と語り合いながら共存するイメージを持つ人がいてもいい。ある進行がんの患者が，「以前は闘うイメージだったけど，いまは共存しようという気持ちになったの」と語った。その人をずっと看てきた看護師たちは，その人が最近，穏やかになったと話していた。

　自分にあった生き方があるはずなのに，巷に溢れる書物に影響されて，がん細胞と闘うイメージを持つことのみが絶対になったり，プラス思考を持つことのみが絶対視され，頑張っている人をみると，もし，闘えなくなったとき，この人たちが自分を責めて苦しむ姿を想像して胸が痛む。現に「がんになったのは私の性格が悪いから」と自分を責め，苦しんでいる人たちがいる。

　私は9年ほど前からかなりの重症の食物アレルギーに悩まされてきた。医師やサイコセラピストの中には，「食べられないと思うから食べられないんじゃないの？」とか，「心の問題なんじゃないの。セラピーでも受ければ」と，興味深げに私を眺めながら言う人たちがいた。私の食物アレルギーを理解してくれたのは，意外にも心の問題を扱っていない生物系の研究者だった。生体がそのような反応を起こしうることを理解している人たちだった。

　従来の体だけを絶対視する自然科学の限界を批判し，心と身体との統合を重視しようとする人々が現れている。私もその立場である。しかし，あまりに心ばかりを強調しすぎると，それは精神論に行き着き，結局，心と体を分離する自然科学と同じ過ちを繰り返すことになる。心を強調した結果は，例えば代替療法がうまくいかなかったとき，「あなたが本当にこの療法を信じていないからだ」という療法家が現れることに繋がる。

　自分の療法に自信を持ち，それが絶対だと思っている人々に時々会う。西洋医学の限界から多くの代替療法が注目され，救われた人々も多い。しかし，限界や副作用は西洋医学だけに当てはまるものではない。看護カウンセリングも絶対のものではない。それを忘れてはいけないと，改めて自分に言い聞かせた体験だった。

13. 時には家族のロールモデルとして

　身近な人の死を一度も経験したことのない若い女性が母親を失おうとしているときは，看護師自身が親を亡くした経験を語って聴かせたり，アドバイスをするなど教育的かかわりをすることも必要なことがある。そのときの看護師には，家族のロールモデルとしての役割がある。

　看護師から，終末期の患者の家族について「どうして，あの家族は患者さんの身体をさするとか，身体に触れてあげないのだろう。来ても，ただ座っているだけ」と言われたことがある。家族の中には，患者に触れることを怖がっている家族や，どのように触れればいいのかわからなくて困っている家族，あるいは，触れられることで患者が安心できることを知らない家族もいる。そのような家族には，看護師自身がモデルとなって触れ方を教える。このようなかかわりは，家族のグリーフワークを援助する働きがある。

　遺族のためのサポートグループに，妻を亡くしたある高齢の男性が参加していた。一周忌を迎え，「悲しみも悔いも和らいだ」と言った。しかし，「母親を亡くしたときのことはいまでも後悔している。もうほとんど意識がなくて，こんな状態で身体をさすってもしようがないだろうと触らなかった。そのことを未だに後悔している。だから，そういう後悔をしないように子どもたちにはよく話した」と語った。もし，この人に看護師がアドバイスできれば，何十年も悔いを残すことはなかったのかもしれない。

　　　美穂は大学院生だった。明るく献身的に，母親を看病していた。ただ，その懸命さが逆に心配だった。二人の距離が近すぎるようにみえた。母親の死後，美穂はその悲しみを乗り越えられるのか不安だった。二人はいつも一緒にいて，それぞれの思いを聴くことができずにいた。
・初めて助けを求めにくる…
　　　ある時，美穂が前屈みになって歩いていた。放心状態のようにみえた。＜大丈夫？＞と声をかけると，「私，もう，病院に来れないかもしれない」と泣き出した。看護カウンセリング室に誘い，話をすることにした。

「病室に一人でいられない」，「このままだと頑張れない。でも頑張りたい。そうでないと，この後の人生がつらすぎる」と言い，これまでのさまざまな思いを泣きじゃくりながら語った。私は＜こちらからみていると，あなたは母親のようによく頑張っている。看護師も先生もそう言っている＞と伝えた。美穂は「頑張っていると言われると，そうかあって嬉しい」，「話をして少し楽になった」と言った。＜いまの美穂さんの状態は，これまで頑張ってきたけど限界にきている。でも，最後まで頑張りたいんですよね。そのためにはこれまで一人で抱えてきたけど，もっと周りの人に支えてもらおう。私もよければこうやって聴くから＞。その夕方，美穂に笑顔が戻っていた。

・**母親のやりたいことをさせてあげているよ**…

「母は良くなっているとか，もう少ししたら良くなる気がするとか，もう駄目だと言ってみたり，母の気持ちがわからない」と言いにくる。「母はわかっていないのだろうか」と言うので，＜深いところではわかっていると思う。それを本人がどの程度，意識しているかはわからないけど。良くなる気がしたり，もう駄目だと思ったり，みんな，本当の気持ちだろう＞と伝えた。＜お母様がやりたいことをさせてあげたいと言っていたけど，いまのお母様をみていると，美穂さんにこれして，あれ欲しいって言って，それだけでも随分わがままているんだと思う。美穂さんはそれに十分に応えてあげている＞と保証すると，美保は頷く。

・**母親の叫びから逃げなかったことへの支持**…

「母が，私，もう駄目なの？って聞いてきた。私は黙っていた。死ぬのは痛い？って聞いてきたから，痛くないよ，苦しくないよって応えた」，「母はあきらめないでほしいって。見捨てられるんじゃないかと思っているみたい。先生は絶対に見捨てないよ，私は希望を最後まで捨てないよって言った。母はもう一度頑張るからって。だからお母さんは無理をする必要はない，私がちゃんとやるからと伝えた」と語る。＜よくお母様から逃げないで，そうやって向き合えましたね。よく言いましたね。娘とそういう話ができて，お母様は本当によかった＞と保証した。

・**カウンセラーがモデルになる**…

翌日，主治医から母親の状態が厳しいことを説明されるが，美穂はとり乱すことなく，しっかりと聞いていた。

しかし，私と二人になると，「母がいなくなったら私はもう頑張れない」と

泣きじゃくる。私はずっと迷っていたことだが，ここで，自分が母を彼女と同い年で亡くした話をした。彼女のようにまだ若くて経験のない人にはモデルを示すことも必要だと考えた。＜私も母が死んだら生きていけないと思っていた。その気持ちは母が亡くなってからもしばらく続いた。いま，これだけ経っても時々，無性に悲しくなることはある。だから，美穂さんがいま，そういう気持ちになるのは自然だと思う。それはお母様が亡くなってからもしばらく続くでしょう。でも，決して永遠ではない。必ず頑張れるようになる。だって，私はいま，こうして生きている，いま，頑張っているでしょ？＞と伝える。「先生もつらかったね」と，美穂は泣きじゃくった。

・動揺している美穂を支える…

ところが翌日美穂は，母親がかなりの出血をして，気が動転してロビーに座り込んでいた。出血に対するショックと，叔母はその場についていたのに自分は側にいられなかったことや，母親が何も言わず耐えていたことへの自責感を，泣きながら何度も何度も繰り返す。私は冷たいタオルで彼女の顔を拭いた。＜動揺するのは当然。自分を責めることは全くない。いままで十分やってきたのだから。何もかも一人でやらなきゃいけないと思う必要はない＞，＜それぞれの在りようでいい＞と伝えた。

・それぞれの在りようでいいということ…

二日後，まだ自分を責めている。＜あの時叔母様がいなければ，側にいたでしょう。本当に必要なときにはできると思う＞と伝えると，「昨日，先生が処置していたときは，ちゃんと側にいて母の手を握っていた。母は痛いくらいに私の手を握っていた」と言うので，＜ほら，ちゃんとできているじゃないですか。お母様は美穂さんがどんな娘かいちばんわかっている。美穂さんが持っている以上のものを要求したりはしない。自分にできることをやればいい。美穂さんは他の家族にできないこともやってきたわけだし，それぞれの在りようでいい＞と伝える。「そうですね」と彼女は応えた。

・母親ときちんと別れができるような投げかけ…

それから4日後，「もう命の限界だから楽にしてほしいって。それだけ苦しいんだってわかった」，「少し眠くなってもいいから，痛み止めの薬を増やしてあげたいと思っている」と言う。＜これまでずっと頑張ってきたお母様がそうおっしゃった。その気持ちを大切にしてあげたい気持ち？＞と確認すると，「自分だったらって一生懸命考えた」，「もう十分話をしたから」と応え，「でも

寂しいねえ」と泣き出す。「だって，この世でいちばん好きな人だもの。こんなに早く別れなきゃいけないなんて」，「先生も寂しかった？」，「お母さんの側にずっといるから，お母さんもずっと側にいてくれる？って聞いたら，ウンってはっきり応えてくれた。母は安心したのか，その後すぐに眠った」と言う。＜これまでと形は違うけれど，お母様はずっと側にいてくれるって言ってくれたんですね＞と明確化すると，「そうなの」と応える。＜お母様に伝えたいことはちゃんと言いました？＞と確認すると，「ウン，ずっと側についていてほしいって」と応えた。私はそれ以外のことも考えていたが，寂しさを抱えながら母親のために決心したことだけで，まずは十分かもしれないと思い，このときは何も言わないことにした。

・**できたことを褒める**…

　同じ日，「さっき出血がすごかった。誰もいなかったから，私，ちゃんと母の手を握っていたよ」と報告しにくる。＜偉かったですね＞と褒めた。

・**投げかけに応えてくれていた**…

　同じ日，「母にありがとうと言ったの」と言う。＜よく言えましたね＞と感心すると，「だっていましか言うときがないと思って。そしたら母は，ウンって」と応える。先ほど私が気にしていたことを，彼女は自分で立派に行うことができていた。

・**母親の最期の夜にうまくかかわれるように**…

　その夜，危篤状態。端からみると苦しそうな呼吸に，「母は苦しいんじゃないか」と泣いている。本人はほとんど苦しくないことと，他の家族にもこういう話をしてきたことを伝えると，「他の家族もそうなのね。私の母だけじゃないのね」と安心する。それから家族で静かに看取ることができた。

・**グリーフワーク**…

　四十九日をすませた美穂から，「頑張ろうと思ったけど，やっぱり頑張れない」と電話があり，電話口で泣きじゃくる。すべてもう続けられないと言う。＜いまは何も決断しないこと。いま，決断するとあとで後悔する。いまは決断してはいけないとき＞，＜頑張れないのではなくて，いままで頑張りすぎたからしんどくなった。頑張らなくていい＞と伝えた。「いまは何も決めなくていいと言われて，とても楽になった。決めなきゃいけないと思っていたから」と言う。

　1週間後，再び電話をかけてくる。「いま，バイト先から。心配している

と思って」と報告する。これまでとは違う落ち着いた声で，話す内容も前回に比べるとずっと現実の状況を冷静に見つめているように感じた。

　美穂に対しては，私はかなり積極的に具体的にアドバイスをしたり，自分がモデルになることも必要だと思ってかかわった。それは彼女がまだ若く，経験も少なかったので，カウンセラーがある程度，教育的かかわりを行うことが必要だと見立てたからである。私がここまで教師のように，あるいは姉のようにかかわることは少ない。このかかわりがうまくいったことには，母親に余命以外はすべて話してあったことと，美穂が母親から逃げることなく向き合おうとしていたこと，頑張りすぎるところはあるが必死で母親のためにつくしたいという純粋な気持ちがあったこと，母娘関係が良好であったこと，私に助けてほしいと思っていたことが影響していると思われる。

　これがもっと大人だと，こちらのアドバイスを受け入れることは難しかったかもしれない。親子関係に問題が大きいと，うまくかかわれないつらさが医療者を責める姿勢になったりすることもあり，カウンセラーの言葉を素直に受けとってもらうことが難しくなる場合もある。また，患者に真実を知らせていない場合，あるいは家族が患者の死を受けとめられない場合は，別れの言葉についてアプローチすることは難しいだろう。

14．誠実に考えを伝える

　患者がカウンセラーに質問してきたときは，それに直接応えようとせずに，「そういうことを聞きたい気持ちなんですね」と，患者の気持ちを受けとめて返すことが大切だとよく言われてきた。確かに，そういうかかわりがうまくいくことはある。しかし場合によっては，患者の問いに誠実に応え，自分を語ることが，患者と共に在ることに近づく。二人で並んで，同じものを見つめているようなイメージだろうか。これは，この後に説明する『聴き手に徹する』という姿勢と矛盾するものではない。人とのかかわりにマニュアルはない。その瞬間瞬間の患者との関係において，表面に現れるかかわり方は異なってくるのだろう。

誠は40代の男性で，週単位の命かもしれないと言われていた。
・早くボタンを押してほしい…

「早くボタンを押してほしい。これじゃあ，待っているだけ。誰かが違うボタンを押している。こんなことをしていても仕様がない」と語り続ける。

＜これまでよく頑張ってきたものね＞と言うと，「頑張ってきたってわかるの？どうして？」と食い下がるように尋ねてくる。＜わかったようなことを言ってほしくないという気持ちかしら＞と，誠の気持ちに焦点を当てようとしても，「どうして頑張ってきたってわかるの？」と繰り返す。それで，＜病気になって，その病気とつき合ってきたこと自体がいろんなことに耐え，頑張ってきたことだと思って言った＞と，自分の気持ちを正直に伝える。「耐えたって意味がないと思うでしょ？そんなことをしても仕様がないのに，可哀想に，早く死ねばいいのにって思っているでしょう。みんな，そう思っているでしょう」と吐く誠に，＜誠さんがそんなふうに思うの？＞，＜誠さんのことを大事に思っている周りの人たちは少しでも長く生きてほしいと思ったり，でも時に，こんなに苦しいんだったらもう終わりにしてあげたいと思ったり，そういう中で周りの人たちも誠さんのことを思い，苦しんでいるんじゃないかしら＞と伝えると，誠は黙って頷いた。

・生きることと死ぬことと，どっちを選ぶ？…

「二つのうち，ジャンケンをして勝ったほうで決めることになったらどうする？」と質問してくる。＜生きることと死ぬことという意味？＞と確認すると，「そう」と応える。＜私が誠さんの立場だったらどうするかということ？＞と確認すると，「まあ，それでもいい，そうしよう」と応える。＜それを私に聞きたい気持ちなの？＞と問い返すが，何も応えない。沈黙の後，＜誠さんのようにつらければ，死ぬほうが勝ってくれたらと思うかもしれない。でもそこで，自分のことを大切に思ってくれて，生きてほしいと思う人たちがいることを感じたら，そして自分もその人たちともう少し一緒にいたいと感じたら，生きるほうに揺れ動くのかな。ジャンケンで簡単に決められないな＞と応えた。＜誠さんはどうなの？＞と尋ねるが，誠は何も応えなかった。

・いまのままでいいんだよね…

1週間後。「延命は望んでいない。死んだ後の家族のことは考えなくていいんだよね。家族と話をするだけ。後は死を待つだけ」と言う誠に，＜家族と話をすることはとても大切なこと。それはただ死を待つだけの姿勢とは違うと思

う＞と伝える。
　「何もしなくていいんだよね。無理しなくてもいいよね。これでいいんだね」と，何度も私に確認する誠に，＜いまの誠さんでいいと思う＞と応えた。
・死ぬときはどういう格好で死ぬの？…
　2週間後。「死ぬときってどういう格好で死ぬの？」と尋ねられ，＜そういうことが気になっているの？＞と言うと，「そう。おかしい？」と聞き返す。＜おかしくない＞と応えると，「ねっ，教えて」と催促する。＜まっすぐ仰向けで亡くなる人が多いかな＞と応えると，「そうなんだ。暴れる？」と尋ねるので，＜暴れない。暴れないから大丈夫＞と応えた。＜他に気になることはないですか？＞，＜家族と一緒にいたいですよね＞と問いかけると，「いたい。死ぬ前までは家族といたいよ」と応えた。＜側にいてほしいですよね＞と受けとめた後，＜死んだら，今度は誠さんが家族の側にいてあげるんだ＞と言うと，誠は大きく頷いた。
　誠は前日，外出しようと思っていたのに，出かけようとして急に自信がなくなり，外出できずにいた。「一度は家に帰りたいな。もう一度頑張って行ってみようかな。もう一度帰ろう。頑張ってみる」と言った。
　誠は，それから2か月間，家族と共に生きた。

　誠は自己評価がとても低い人だった。誠の質問はいつも唐突だった。私がうろたえそうになることもしばしばだった。でも，誠の質問にはしっかり応えなければいけないと感じた。正解なんて私にもわからない。でも，純粋な誠に，私は誠実に，時につっかえながらも，自分の考えを述べなければいけないと感じた。なぜなら，心から私の意見を聞きたいと思っている誠の気持ちが伝わってきたし，誠には話しても大丈夫だと思えたからである。
　自分をなかなか信じることができなかった誠は，自分が間違っていないという確信がほしくて，私に何度も確認した。私は，誠は誠のままでいいことを伝え，保証した。

15. お互いの気持ちを認め合う

　初版『看護カウンセリング』の序章に，次のような箇所がある。

めったに涙など見せない母が，ある時，泣いていた。私は辛い気分の中で黙って母を見守っていた。そこへ看護婦が入ってきた。「広瀬さん，泣いてなんかいちゃ駄目じゃない」と母を叱りつけた。励ますつもりだったのかもしれない。しかし，それは違う。私は「今日は母の泣く日なんです」と，その看護婦に伝えた。どうしてこんなことを私が看護婦に説明しなくてはいけないのかと悲しくなりながら。(p3)

　このように，泣いている人を泣くなと叱る場面は看護場面だけではなく，日常の場面でもよく見かける。私たちは人が泣いているのをみたとき，まず，どんな気持ちが沸いてくるのだろうか？たぶん，泣いている人の悲しみやつらさが伝わってきて，自分も悲しくなったりつらくなったりするだろう。一緒に自分も泣きたくなるかもしれない。しかし，「泣くことはいけない」，「泣くと，その状況（病気）に負けてしまう」，「泣かないで頑張らなくてはいけない」という強迫的観念がいつの間にか刷り込まれていて，上述のように泣くことを否定し，止めさせようとする。看護師はさらに，「看護師は患者の前で感情をむやみに出してはいけない」という強迫的思いが加わり，自分の感情も押し殺そうとする。

　しかし，本当にこれでいいのだろうか？泣いたり，怒ったりするという感情は，人間にとって笑うことと同様にきわめて自然な感情である。神田橋(1995)は，泣くことは「人間の悩みが溶けていく，いちばん有効な流れ(p68)」だという。

　ジュラード(Jourard, 1964/1974)が「臨床態度 bedside manner」について述べている。医師や看護師は，専門家であることは人間の苦しみに直面しても感情を表さないでいることだという見方を，いつの間にか習得してしまうという。そして，いつも微笑したり，ハミングしている。この「『臨床態度』は虚偽の陽気さを持ち，全知全能と冷静さで装われているにしても，自分の感情を押し殺し，患者の自己開示を圧殺するために看護師や医師が着用している『性格のよろい』(p241)」だという。

　ロジャーズが述べた自己一致の条件の中には，「透明」という意味もある。これは，患者からカウンセラーがみえるということである。カウンセラーが専門家としての仮面的態度ではなく，自らのあるがままをそのまま出してい

ることを患者がみるならば，患者自身も同じ自由を発見していく傾向があるという。

　看護師は患者が泣くことや怒ることを否定し，抑えるのではなく，むしろその逆に，そのような感情を安心して十分に表出できるような関係と場を整える。患者は自分の感情を率直に表現し，自分の感情を受けとめ，共感してもらえることで，気持ちが楽になり，自分を見つめ直し，自分らしく生きていく力を得ることができる。

　本当は悲しいのにもかかわらず，その悲しみを抑えると，悲しみは消えることなく，逆に身体の中に溜まっていく。自分自身の感情に関心を持たなかったり，自分の感情を恐れて受けとめることができないと，他者の感情を受けとめることはできない。悲しいと感じてもそれを抑え続けていれば，そのうち悲しみを感じなくなり，他者の悲しみにも鈍感になっていくことに繋がる。

　成田(1996)は，治療者の生身の人間としての感情を直視し，専門家としての役割意識と一人の人間としての感情の間で苦悩し，その苦悩を臨床家として統合していく。これだけの精神療法の大家が率直に自分の内面(深み)を記述する姿勢に，私は尊敬の念を抱かずにはおれない。

16. 待つ

　「患者が病気を受け入れられるように」，「家族が患者の死を受け入れられるように」など，"患者のために" という大義名分のもとに，看護師は自分たちの価値観を押しつけていないだろうか。援助というものは，一歩間違えばお節介になったり，管理になってしまう危険性がある。

　私たちの行為が，もしかしたら「どこかでその患者が現実の中で直接に体験し，直接に人生を生きることを妨げてしまっているのではないか，という感覚(渡辺，1991，p26)」を持ち続けることが必要である。ケースメント(1985/1991)は，「患者自身の時間のなかで，関係することと理解することが現れてくるよう待つ心の準備をしておくことが大切です。＜中略＞治療者は患者から『見出される』ためにそこにいるのです。もし，治療者の患者と

の過ごし方が，過活動すぎるか侵入的なら，解釈や治療者の存在はそれぞれが患者にとって侵入になり始めます(p196)」と述べる。

　看護師は患者に何かをしてあげることは苦痛ではないが，待つことはなかなかできない場合が多い。しかし，患者自身の潜在力を信じて，余裕を持って患者を見守ることも大切である。指導や注意をする前に，まずは患者の気持ちを聴く。勿論，看護の中には待つなどという悠長なことを言っておれない場合もある。ただ，言いたくなる気持ちをちょっと脇に置いて，相手に耳を傾けることで，患者との間にこれまでとは違った展開が生まれるはずだ。患者がいま，病気を否認しているとしても，その人のいまの気持ちをわかろうとし，その人の歩みを待つ。患者のいまをまず受け入れ，尊重することからケアは始まる。その人の心の可能性を信じて，その「時」がくるまで待つ(岸本，1999)。「ありがとう」と言って亡くなっていく人もいれば，「死にたくない」という無念の叫びの中で亡くなっていく人もいていい。その人の生き方を決めるのはその人であり，どう生きたいか，何が大切かはそれぞれ違う。

　終末期におけるライフレビュー(回想法)の有効性が述べられているが，これも看護師の側の意図でライフレビューを働きかけるのではなく，患者が物語を語る「時」を待ち，そのとき，じっと耳を傾ける姿勢が基本である。

　　真智子は自宅で父親を介護していたが，心身共にかなり疲れていた。そんな真智子が看護カウンセリング室を尋ねてきた。
・**もう限界…**
　　真智子は，「今回は本当に限界という感じ。それでどうしても話を聴いてもらいたくて」と語り始める。「早く決まりがついてほしいとまで思ってしまう」と，そう思ってしまう自分を責めていた。私は，真智子は決して冷酷ではないこと，そういう状況であれば，そう思ってしまうのは自然であることを伝えた。医療者が助けられることを提案し，実行することを約束した。真智子が休めるように，父親に一時入院してもらうことを提案したが，そういう気持ちもあるが父親は家にいることを望んでいるからそれはできないと言って断った。私は＜今日，言葉にできなかったこともたくさんあると思うけれど，その思いで自分を責めることはない。自然なことだと思うから＞と伝えた。

早速，医療者とミーティングを開いた。訪問看護師とはかかわり方を検討した。「しばらく入院させたほうがいい」，「二人を呼んで話したほうがいい」，「患者さんに真智子さんの気持ちをもう少しわかってもらえるように話をしたほうがいい」などという意見も出たが，それらはすべて真智子が拒否したことだった。提案した医療者たちは，真智子の苦しみがわかるのに，何もできないことにやりきれなさを感じていた。

　待つことは患者を見捨てることではない。このように何もしないで見守るとか，待つということは，何もしない消極的な姿勢に誤解されることがある。特に，相手に働きかけて相手を変えることに重きを置く，従来の医師の考え方からすると，かなり抵抗を感じるかもしれない。しかし，一見，何もしないようにみえて，実は相手との対話を重ねながら(それは言葉で行えるとは限らない)，相手と共にその不安定な状況の中で立ち止まることは，かなりのエネルギーを要する。それは相手のみならず，自分自身を信頼するエネルギーである。

・あっ，真智子さん，大丈夫だ…
　　3週間後，再び，真智子は看護カウンセリング室を訪れた。「前回から気持ちは変わらない。聴いてもらったときは少し楽になったけど」と，部屋に入ってきた。しかし，真智子の話を聴いていくうちに，私はもう大丈夫だと思えた。「変な夢もみるし」と，気味の悪い夢を語り，「夢の中でもやっぱり私は現実から逃げようとして嫌になった」と言う。しかし，私はその夢に，まさに現実の厳しさに直面している真智子の力と大事な未来が現れているように思え，自分の印象を伝えた。
　「もう入院させてもらおうと思って家を出た。でも，自転車に乗っていたら風が気持ちよくて，もうちょっと大丈夫かなと思った」と言う。前回は，花が大好きな真智子が花をみても何も感じなくなったと言っていたのに，自然を再び感じられるようになっていた。
　「父親をみているとイライラする」と言うので，その感じに焦点を当てることにした。
NC：イライラするというのはどういう感じか，もう少し話してくれますか。

真智子：父親がテレビをみているときにイライラする。くだらないワイドショーとか，リモコンでカチャカチャ，チャンネルを変えているのがたまらない。
NC：それはどんな感じ？
真智子：情けなくなる。くだらないものをみてって。
NC：ところで，お父様はどうしてそんなにテレビをみているのでしょう。以前は，そんなにテレビをみる方ではなかったですよね。
真智子：ええ，みていませんでしたね。くだらないテレビだと何も考えなくていい。（そう言って，何かに気づきかけた感じだった。）
NC：ああ，そういうテレビだと何も考えなくていい。死の恐怖や何かそういうことを考えなくてすむ時間を作るための，お父様なりの対処法なのでしょうか。
真智子：そうです。いま，確信できました。いま，気がつきました。そうだったんですね。これで，これからそんなにイライラしないですみそうです。これだけでも，今日，来た甲斐がありました。

　その後，「家に帰ると，子犬が必ず迎えに来てくれるんです。その子の毛をなでると，ホーッと楽になる。家族がみんな，その子に救われている」と言った。

　子犬の存在を思い出したことは，気持ちが動揺しているときには自分がすべて悪いことだらけで取り囲まれているように思えてしまうが，じっくり話を聴いてもらって落ち着いてくると，自分にとって確かに助けになっている現実もだんだん実感できるようになることを表している。

　帰り際に，「嫌な思い出だけが残るのでしょうか」と真智子は尋ねてきた。私は＜いまはつらい渦の中に巻き込まれているから，別のものがみえにくいと思う。でも，これまでのお父様との長い歴史は真智子さんの中に実感としてしっかり残っている。身体が覚えている。だから必ず楽しかったことも思い出される。嫌な思い出だけになるということは絶対にないから安心して下さい＞と伝えると，「そうですよね」と，頷いて帰っていった。

・もう，大丈夫です…
　真智子から電話がかかる。自分を苦しめていたことの一つが解消したという。

それは，あの夢とも繋がっているような出来事だった。「これまで余裕がなくて父に冷たくなっていたところもあったのですが，これからは看護だけに専念できそう」と報告した。真智子が気にしていたあることは大丈夫なのか尋ねると，「ああ，それですね，もう全然，大丈夫です」と，そういうことを気にしていたこと自体を忘れているような応えだった。

待つとは，その人のいま，ここでの生き方を信頼し，尊重し，支え，保証することである。その人にとって大切なものはその人自身がいちばんよく知っている。

17. 聴き手に徹する

聴くことはカウンセリングの基本である。自分の人生をふり返って語ることを通して，自分の生を意味づけようとする人や，死の不安を語る人などには，特にこちらが良き聴き手に徹する。

しばしば「この人は自分の病気の重大さがわかっていない」という言葉が医療者から聞かれる。しかし，それは果たして真実であろうか。私たちは病気の受容を目標にして，患者と会うことは止めたほうがいいと思う。患者は深いところでは病気のことを知っているのだと思って会う（岸本，1999）ことで，互いの関係は深まるはずである。

　　夢二は60代の男性。知的な人で，言葉を大切にする人だった。スピリチュアルな世界を見つめ，追求している人でもあった。
・カウンセラーはごみため…
　　良性腫瘍といっても，後遺症の苦しさや機能不全が起きるかもしれない不安を語った。「あなたは聞き上手」，「あなたをごみためのように使ってしまった」と言う。
　　夢二は自己否定の強い人だった。「前回，馬鹿なことを話してしまった」と，後悔することが繰り返された。「僕が，僕が，と愚痴を言う自分が嫌い」と言う。

・自分の言葉を山彦のように聴く…

　「カウンセリングがわかった。カウンセラーは何も話さず話をさせるだけ。こっちが喋って，その自分の言葉を山彦のように聴いてね。普段は自分の内面の声は自分で聴くことはないからね」，「また，くだらないことを喋っちゃった。でも，カウンセラーはこういうのを聴くことに慣れているから，甘えていいのかな」と語る。

・温かい心と心の交流を感じる…

　「自分が生きてきた存在価値がいまのままだとない」，「こんな過去のことを愚痴愚痴言っている場合じゃないのに，何，馬鹿やっているんだろう。これからのこと，もっと大騒ぎしなきゃいけないのに」と語り続ける。＜一発，何かやりたいんですか＞と問いかけると，「でも何ができる？こんな身体じゃ，何もできない」と応える。＜僕が，僕が，と言うことをすごく嫌がるのって何だろう。それほどこだわるのは＞と問いかけると，「僕はただ醜い老人になりたくないんだ」と応えた。「不思議だ。空しいと感じながら，一方で心と心の交流の温かさを感じている」と言った。

・つじつま合わせをしなくていい…

　「カウンセリングっていろいろアドバイスをするのかと思ったら，そうじゃなかった。あなたはほとんど何も言わない。僕が自分の発した言葉を，自分でまた山彦のように聴いて，いままでとは違った側面からみることができた」，「何も言わないから，僕はつじつま合わせをする必要がなかった。これまでは何かを話すと意見を言われたり，批判されたり，そうすると，ついまた何か言いたくなる。つまり，つじつま合わせ。同意してくれているようでも，自分の意見で勝手に解釈されていたり」，「今回のカウンセリングで，これまで実にたくさんのつじつま合わせをしてきたことがわかった」，「これまで誰にも話してこなかったことを話した。それで楽になったところや気づけたことがある」と語り続けた。＜これまで誰にも話さなかったことを話したということは，これまで守ってきたことを崩すということ。戸惑ったり，後悔とかはない？＞と確認すると，「最初は，僕が，僕が，と言うことが嫌だったけど，喋っちゃったらもうしようがない。甘えだね。もう，あなたに甘えてしまった」，「誰だって人に理解してもらいたいと思っている。でも，理解してもらうなんて無理だとあきらめていた。その意識がちょっとあなたの前では変わったかな」と応えた。

・自分の気持ちに正直に生きてきた…

「醜いことがとにかく嫌」と言う。＜そんなに嫌なのは何なんだろう＞と問いかけると，「わからない。醜いことの反対は美なのかわからないが，自分は挫折ばかりだったが，正直に生きてきた。醜いの反対が正直かというと違うかもしれないが」と応える。沈黙の後，「自分に正直に生きてきたということかな」と，初めて自分を肯定した。

別れのとき，「もし，死んだら連絡が行くようにしときますよ。それからもし，手を使えなくなったら，口にペンを加えて，ワープロで打って送りますよ」と笑いながら言った。夢二は，そういう状態になることを死より恐れていたのだった。「僕の生きてきた証が残るんですね。発表されるのは嫌じゃない。でも，僕のなんて一般化できないでしょ」

夢二は一人で語り，一人で気づき，一人で整理していく人で，まさに聴くことに徹することの大切さを実感した人だった。夢二の事例は一般化どころか，カウンセラーとして仕事をしていくときの指針を示してくれる。

神田橋（1992）は，「傾聴」という言葉の患者側の像を，「あなたの考えは間違っているよ」と介入したりする前に，何より，同じようなテーマをかなり同じような角度から眺めていてくれるイメージが壊れずに続くことだと説明する。そのためには，同行二人のイメージを維持し続けるように，質問なり，答えなり，配慮なりを送り込み続けることが大切であり，それが傾聴と呼ばれることのメカニズムであると述べる。違う角度からテーマをみることを誘うときに，「こうも考えられますよね」と言う前に，「だけど，視点を変えて，見方を変えてみれば」というセリフを入れることを勧める。そうすれば，同行二人が壊れないという。つまり，聴き手に徹するとはいっても，傾聴は単なる受け身的姿勢ではなく，細やかな配慮を持ちながら共に在るという関係のイメージを維持していくために積極的にかかわっていくことも含む姿勢である。

18. 逃げないで側に居る

良き聴き手に徹することは，逃げないで側に居ることでもある。看護師か

ら,「何も言ってあげられなくて」とか,「なんと言ってあげればいいのかわからなくて,行くのがつらい」という言葉を聞くことがある。苦しんでいる人のもとに行くことがつらいのは自然な感情だ。患者の中には死に対する恐怖や不安,苦しみを医師には言わないで,看護師に訴える人もいる。真実を告げられていない人は,いっこうに良くならないことへの怒りや不信や疑惑を,医師にではなく,看護師にぶつけてくることもある。そのような人にかかわることは患者を騙しているようで,看護師は患者のもとに行きづらくなったり,患者から何を聞かれるのかと怯えて患者としっかり向き合うことができなくなるかもしれない。

　人は変化していく存在である。家族の希望で真実が知らされていない場合に,それが患者にとって苦痛になってきたり,あるいは患者自身が真実を知ることを否定していたのに,時間の経過と共に変化することもある。そのような微妙な変化を把握し,患者への対応を検討し直すためにも,日々の対話はとても重要である。

　鷲田 (1999) は,ケアとは,こういう人だからとか,こういう目的や必要があってといった条件つきで世話をしてもらうのではなく,条件なしに,あなたがいるからという,ただそれだけの理由で享ける世話のことをいうと述べる。同じように,死にゆくときも,人はあなたがここにいるからというただそれだけの理由で,誰かに共に居てくれることを願うのではないかという。鷲田は,中井久夫が阪神・淡路大震災後の精神科医たちの救援活動について,あなたが隣にプレゼンスしてくれていること,つまり,「(じっとその場に)いてくれること」が被災の現場でいかに重大な意味を持つかを繰り返し述べていたことを引用し,時間を共に過ごすこと自体が一つのケアであると述べる。何かをしてあげないとプラスにならないのではない。「いる」というのはゼロではないという。

　　真理には幼い子どもがいた。
・**子どものために少しでも長く生きたい…**
　　「私のところに生まれてきて,子どもが可哀想。子どもを遺して死ぬのがつらい」と泣きながら語り,子どもの写真をみせてくれた。「子どもの写真をみ

ながら一緒に泣いてくれたのが嬉しかった」と私に言い，その後，治療や療養のことについて私に相談し，頼ってくることが続いた．

「子どものために延命したい．早く治療をして，子どもと少しでも長く一緒に暮らしたい」という希望を語り，治療を望んだ．「子どもに折り紙を教えてあげたい．お母さんに教わったというものを残してあげたい」とか，「子どもに何か書き残そうと思っているけど，どんなものがいいと思いますか？」など，母親としてできることを必死に考えようとしていた．

・うつ病かもしれない…

　思うように良くならないことや，治療や今後の生活に関して厳しい選択を迫られることが多く，体調も日々変化し，焦りと不安でかなり精神的に揺れ続けた．

　ある時，「うつ病かもしれない．気が滅入るし，眠れないし，これから死にたくなったらどうしよう．子どもといてもすごく楽しいという気持ちが起きなくて，それがすごくショック」と訴えた．精神科医の診察を受け，反応性の抑うつ状態と診断され，抗不安薬が処方された．「治りたいと思いながら，一方で子どもに書き残している」と言うので，＜どちらも真理さんの気持ちでしょう＞と伝えると，「そう．治りたいと思うと元気が出てくる」と応えた．

・寂しいけどみていたい…

　「家に帰っても子どもと遊んでやれなくてみているだけ」と言う．＜みているだけなのは寂しい＞と察すると，「寂しいけどみていたいし」と応えた．それまでみているだけは嫌だと言っていたのに，少しずつ諦めていっているのだろうかと感じた．

・怒りをぶつける…

　硬い表情に変わり，「何もかも忘れて眠りたい」，「何もかも嫌になってきた」と言いながら，良くならないことへの焦りを怒りとしてぶつけてくるようになった．私をじっと見つめ続け，そういう中でぽつりと語ることは，恨めしそうな表情で「帰りたい」，「めきめき元気になりたい」という言葉だった．まるで，小さな子どもから無理な要求を突きつけられているような感じがした．「もういい！もういい！」と布団をかぶったり，「もう何も言わなくていい！話しても変わらないもの」と，すねたようにいらいらをぶつけてきた．

・沈黙の中で恨めしそうな目でじっと見つめ続ける

　そのうち，言葉数が減り，恨めしそうな表情でじっと見つめ続ける日が続い

た。＜じっと見つめられると，結局私のほうが目を逸らしてしまいますね。その目で何かを訴えようとしているのかなあ，何を訴えようとしているのだろうって＞と言葉にしても，「別に何も」と返されるだけだった。怒りをぶつけられるより，その目に耐えることのほうがきつかった。でも，とにかく私は毎日何度か訪問し続けた。彼女のつらさに寄り添うことが必要なのだ，だから訪問し続けることに意味がある，彼女の側に居ることに意味がある，と思ってはいても，もっと彼女にできることはないのか，こういうかかわりでよいのかという不安や情けなさもあった。

・**話ができてよかった…**

　ところがある晩，真理はとうとう口を開いた。

　私は翌日から仕事で，数日彼女に会えなくなるので，もう1回彼女に会いたいと思って，病室に出かけた。足取りは重かった。顔だけ出して戻ってこようと思った。でも，どこかで長くなりそうな予感もしていた。その予感は当たった。

　真理は「子どもまで遠くなった」と，蚊の鳴くような小さな声でつぶやき続けた。私はあれだけ子どものためにと頑張ってきた人がそのような気持ちになったことに胸が詰まり，しばらく何も言えず，涙しながら聴くことしかできなかった。彼女は一筋涙を流しただけだった。私はやっと＜子どもまで遠くなったって母親としてつらいですね。うまく言えないけれど，子どもが遠くなったけど，いまの真理さんで，いま，いるところからお子さんを見守ってあげればいいんじゃないでしょうか＞と伝えた。「このまま死んでもいいと思っている」と何度も繰り返した。私は思わず＜ここでいいの？病院なんかでいいの？＞と問いかけると，「どこでも同じ。死ぬのは怖くない」と応えた。「主人は小さな目標でも持ちなさいって。でもいまの私には無理」と言うので，＜そしたらご主人もそれでいいよって言ったでしょう。いまのあなたでいいと思う。ご家族はみんな，そう思っていると思う＞と伝えた。

　彼女は「今日，話ができてよかった，死んでもいいということを。家族に話していないから。今日はたくさん話を聴いてくれてありがとう」と言った。私は＜こちらこそ聴かせてくれてありがとう。今日話してもらったことは私の中で大切にします＞と言って別れた。

　この後，プライベートな事情で1週間以上，彼女と会えなかった。このタイミングは偶然とは思えなかった。

その後，彼女は以前よりは精神的に落ち着いているようで，じっと見つめるまなざしも優しかった。私に語ってから2週間後に彼女は亡くなった。

ナース・カウンセラーは，精神科医のように薬を処方することはできない。ただ，真理の揺れる気持ちにこちらも揺れながら，一緒についていっただけであった。そんなナース・カウンセラーに，彼女は怒りや黙って恨めしそうに見つめ続けることなども含め，揺れる自分の心情を表現してくれた。最後には，この世での大切な人たちに対する執着から自分を引き離す気持ちになって，そういう段階にきた自分の気持ちを語るに至った。これは，デカセクシス（Kübler-Ross, 1969/1972）の段階といえる。

鷲田（2000）は，相手の言うことをわからないままに受けとめることの大切さを述べている。患者にとっては答えがないであろうという問いを受けとめてもらったという感触が大切なのであって，相手に答えを求めているわけではないという。鷲田はさらに次のように述べている。

　　常に自分に関心を持ってくれているけれども，何かを要求したり励ましたりするのではなく，まずは自分の言葉をそのまま受け止めてくれる他人を前にして初めて，私たちは自分を開く，自分を無防備にできる。＜略＞そのときに，自分の言葉がわかってもらえたかどうかよりも，その言葉が受け止められたかどうかが遙かに大きな意味を持っている。揺れている，無防備な自分をそのまま肯定してくれる他者が側に居てくれること自体が，私たちを支えているのだと思います（p204）。

私は真理に対して，「あなたはあなたのままでいい」というメッセージを伝えてきたつもりである。看護カウンセリングによるアプローチは，個々の精神症状への対処ではなく，患者の揺れを受けとめ，患者の"いま，ここで"の在りように寄り添う姿勢を大切にすることだと思っている。それは「あなたはあなたのままでいい」という，その人本来の在りようを信頼し，待つ姿勢に繋がる。

患者から「私，もう死ぬんでしょうね」と言われたとき，「そんなことを

言うものではない。頑張りなさい」と励ましたり、「どうしてそんなことを言うのですか？」と調査型の態度をとらないで、「もう死ぬのではないかと不安なんですね」と、患者の気持ちを受けとめることが大切だと言われる。これは、ただオウム返しに言葉を繰り返すことを意味するのではない。患者の言葉ではなく、その気持ちに焦点を当てようとすることの大切さを示している。

看護師にとってもつらいが、患者がいちばんつらいことを理解し、そのような患者の問いかけから逃げないことである。いつでも"いま、ここで"の患者を理解するための対話を欠かすことはできない。しかし、こちらから無理に話そうとか、話題を作ろうとする必要はない。そこに居ることが重要なのである。患者が語り出したら、そのときは逃げないで聴かせてもらおうという気持ちでいれば、もう少し楽な気持ちで患者の側に行けるのではないだろうか。ただ、看護師がつらいと感じるのは自然である。そういうつらい気持ちも大切にしてほしい。それが、前述した、普通の人の感覚を忘れないということである。看護師のそのつらさが、まさに患者が感じているつらさにも繋がる。

19. 患者の「異界」を尊重する

岸本(1999)は、「癌患者は、日常的意識の平凡な世界に安住するわれわれとは異なった仕方で世界を体験して(p4)」おり、この世界を「異界」という言葉で表現している。がん患者の場合の異界は、平凡な日常的意識にはない極度に張りつめた緊張感や、自らの死を身近に感じた者の透徹した目がみる死の風景であったりするという。

患者は異界を、せん妄という症状や、あるいは夢で私たちに伝えてくれることもある。せん妄は薬物療法でコントロールすべき症状である。ただ、看護師としては、せん妄の中にも患者の真実が現れているのだろうという姿勢でかかわるほうがよい。キャラナンら(Callanan & Kelley, 1992/1993)は、医療の専門家である医師や看護師は、死にゆく人の一見、意味不明な発言や仕草を「混乱状態」とか「幻覚」と決めつけてしまうが、心を開いてその訴

えにじっと耳を傾けると，意味不明な言葉が大事なメッセージを含んでいると述べる。そのメッセージが何を意味するかを理解できれば，死にゆく人の不安や苦しみは消えるという。このような意識を「臨死意識」(Nearing Death Awareness) と名づけていて，この世とあの世を行ったり来たりする状態であると説明する。彼らが述べるように，たとえ生理学的な異常が原因で意識が混乱しようと，死にゆく人の話には大切な意味がある。

看護師は患者の夢を分析したり解釈する必要はないし，夢がそのような患者の世界の象徴に繋がる以上，軽々しく夢を取り上げることも危険である。ただ，患者が夢を語るときは，最後まで大切に聴くことだ。それがスピリチュアルケアにも繋がる。

　　秋子は，自分からはほとんど語ろうとしなかった。痛みのある部分をさすってもらうと楽だと言うので，面接の時間は黙ってさすっていることのほうが多かった。
　　秋子に会いはじめて3か月が経ったとき，私は秋子はいま，どんな世界にいるのだろうと思い，＜眠っているときに夢をみますか？＞と尋ねてみた。「あまりみないわねえ」と答えた。＜夢をみて，誰かに話したいなあと思ったら，私，大事に聴かせてもらいますから＞と伝えると，「ああ，そう」と応えた。
　　次の面接。身体をさすっていると，「夢と言えばね，私，いつもみていた」と，夢を語りはじめる。宇宙の夢と，王子様が出てくる夢，そして，長屋の女将さんが出てくる夢。「広い宇宙を一人で泳いでるの。静かでね。気持ちよかった」と語る。私はその夢を聴いて感動し，安心した。また，＜王子様って何なんでしょうねえ。救いに来てくれたのかしら＞，＜白馬に乗っていませんでした？＞と尋ねると，「乗っていない」と笑う。これまで秋子が笑ったのをみたことはあっただろうか。長屋の夢からは「子どもの頃，住んでいた所かなあ」と，子どもの頃の話に繋がっていった。「子どもの頃は楽しかったわね。懐かしい」と言った。私は＜大事な夢を話してくれてありがとうございました。大事にさせてもらいます＞と伝えた。

II. 身体感覚に焦点を当てた対話

　ここでは，言語を媒介とした技法を中心とする看護カウンセリングではなく，身体感覚に焦点を当てた対話について述べる。

1. 呼吸に合わせて共に在ること

　ベナー(Benner, 1984/1992)は「看護師の援助という役割」の能力の一つに，「現存：患者と共に在ること」を挙げているが，看護カウンセリングにおいても，「共に在ること」は重要なかかわりとなる。
　ナース・カウンセラーは邪魔にならないように，患者の呼吸に合わせて呼吸する。互いの呼吸によって繋がっていたいと思う。

　　　裕次は60代の男性だった。裕次がカウンセラーと話してもいいと言ったのだが，会いはじめたときはすでにかなり状態が悪くなっていて，語ることにもエネルギーが必要な感じだった。カーテンを閉め切ってうなだれて座っている姿が，裕次の気分の落ち込みを物語っていた。
　　　この病気のために仕事を辞めざるをえなかった無念さや，「将来どうなるのかなあって」，「体力をつけたいけど無理。3か月前はそう思わなかったけど，いまは駄目だと思う」など，こちらの問いにぽつぽつと応えるぐらいで，ほとんど二人で向き合って沈黙していた。重苦しい気持ちが伝わってくる。私は不自然な沈黙とは感じていなかったが，私の存在が負担になっていないだろうかと気になった。＜こんな感じでもまた来てもいいですか？＞と尋ねると，「いいですよ」と応える。＜こうやっていると窮屈じゃない？＞と確認すると，「いいや」と否定する。ある時，「雨，降っているの？」と聞いてきた。「外は曇り時々雨だけど，裕次さんは？」と尋ねると，「暴風雨」と応えた。暴風雨の中にいるのはどんな気持ちだろう，吹き飛ばされそうになるのを必死にこらえているのだろうかなどと感じる。私が帰ろうとすると，「ありがとう」と言

った。

　身体は日毎に衰弱し，目を閉じて寝ていることが多くなった。声をかけると，目を開けて目で挨拶し，すぐに目を閉じる。しばらくしてから再び目を開け，「ああ，いたんだあ」と言って，再び目を閉じる。

　ある時，訪室すると，「座って下さい」と言う。30分経って，ベッド周りを整えて帰るつもりでいると，再び「座って下さい」と言う。ほとんどが沈黙の時間だったが，ここに存在することを許されていると思えた。だからそういう意味では沈黙はつらくはなかった。しかし，裕次の苦しみがひしひしと感じられて，私もつらかった。言葉を発したいと思っても，いま，この言葉を発してもいいものか，沈黙を破るまで何度も自問し，苦しかった。

　裕次の沈黙はさまざまな思いの中での苦悩の沈黙から，しだいに身体的に衰弱してきた中での沈黙へと，沈黙の質が変化してきたのを感じた。ある時，「氷水を持ってきてくれ」と言われ，それを持ってくると，自分で吸い飲みを持って飲んだ。帰ることを伝えると，「もう一度，水」と言って，今度は私に吸い飲みを持たせて飲んだ。私が裕次に会ったのはそれが最後となった。亡くなったことを聞いたとき，あの時，裕次はナース・カウンセラーのために死に水を与えさせてくれたように思えた。

　裕次は言葉ではない対話の尊さを教えてくれた人だった。カウンセラーがゆったりと構えて座っていることで，患者が安心していられるかもしれない。しかし，私は沈黙の中でさまざまな感情を味わっていた。対話のときと同じように，患者の気持ちに共鳴しながら，患者と共に揺れながら共に在ることをしていた。

2．触れること

　清拭や体位変換など，患者との身体接触は看護の中で重要な位置を占める。それと同様に看護カウンセリングにおいても，手を握る，身体をさするといった身体接触は，非言語的コミュニケーション，つまり，非言語的共感的理解として重要な意味を持つ。

直子は50代の女性だった。他者に頼らず生きてきた人だった。訪室しても，「大丈夫よ！」と元気に応えて，自分のつらさや弱みを語らない人だった。これから弱っていくことを考えると繋がりは持っていたいと思い，押しつけにならないように週に2日程度，顔を出すことは続けた。

　腰の痛みに対してマッサージをすると楽になるということを聞いて，ある時「さすりましょうか」と尋ねると，直子は「さすってもらおうかしら」と応じた。その日から，訪室すると身体をさすることになった。だんだん状態が悪くなるにつれて，声も弱々しくなってきた。10分程度で「疲れたでしょう，もういいわ」と，さすっている私に声をかけていたのが，しだいに何も言わなくなった。それに従って，直子と一緒に居る時間も長くなり，毎日，訪室するようにした。会話はほとんどなかった。

　ある時，シーツを交換しなければいけない状況になり，私も手伝おうと思い，立ち上がった。その瞬間，直子が「いて！」と叫んだ。私が立ち上がったので，帰ってしまうと勘違いしたようだった。私を求めていなかった直子が，いま，私を必要としている。他者に頼らず生きてきた人が，いま，他者が側に居てくれることを望んでいる。必要とされたことが嬉しかったと同時に，つらかった。

　ナース・カウンセラーが看護師であることから，患者も身体に触れさせることに抵抗を感じないことが多い。しかし，中には抵抗を感じる人もいる。ナース・カウンセラーを看護師ではなくカウンセラーとしてみている場合，そういう者に身体をさらけ出すことに抵抗を感じたり，家族が患者の痛々しいストマをみられたくないと思う場合もある。処置を手伝うときは患者や家族の気持ちを確認してから行わないと，知らぬ間に相手を傷つけてしまうことがある。また，患者との会話に行き詰まって，さするとか何かをすることで患者と向き合うことから逃げたくなっている自分がいないか，自分をふり返ることも大切である。

　成田（1996）は，精神療法家の仕事は「ふれる（feel）ことを直接的身体的接触から感じる（feel）ことへ変化させること（p20）」であるという。「そこがこうこわばった感じ？」など，患者の身体的訴えをあたかもそこに触れているように聴き，その触れている感触を言葉にする。「物理的には患者と向かいあって座っていても，心理的には患者の横に並んで，患者の姿勢や動作をな

ぞるようなつもりで，そのとき自分の心の中に生じてくる感覚と気持ちを言葉にしようとする(p20)」と述べ，そのような姿勢は「患者の気持ちを推測しようとするのではなく，むしろ自分の心の内部(深み)にすこしずつ降りていって自己の内部を見つめる(p20)」ことだという。成田の言葉は，直接に身体に触れなくても，相手に「ふれる」ことができることを教えてくれる。

3. フォーカシング

がん患者にフォーカシングを用いて，不安や抑うつ，痛みに効果を上げた論文(Grindler，1982)がある。

患者は40歳の女性Sで，がんが発見され，大腸と卵巣と子宮の切除術を施行した。その1年後に再発し，二度目の手術で人工肛門を造設し，8週間の化学療法と骨盤腔への照射と温熱療法の治療プログラムが開始された。彼女が初めてセラピストを訪れたのは治療プログラムの半ば頃であり，そのとき，彼女は極めて不安な状態にあり，抑鬱状態だった。しかし，彼女はそれまでにも心理療法を経験しており，フォーカシングの経験もあり，今回も治療を通して自分が生きることを援助できるようなことを見つけたいと積極的であった。

セラピストはリラックスできる状態から始めることを提案し，リラックス状態を作ることにかなりの時間を費やした。Sは涙を流しながら，骨盤腔をリラックスさせることは彼女にとってどんなに大変かを話し，「私はそこを切り取ってしまった」と叫んだ。彼女は自分ががんであることを知って以来，自分の身体の一部が切り取られたことにひどく脅かされていた。それはまるで，その病気の責任は初めからずっと自分の身体にあるのだと呪っているようであった。次第に，彼女の身体のその部分はもはや敵ではなく，その代わりにその部分をケアしたい欲求が生じるようになってきた。シフトが起こったのだ。セラピストはSに，自分の内面に注意を向けるように話した。しかし，Sは沈黙の後，「できません。内面に注意を向けても，そこには何も出てきません。死んでいるんです！」と叫んだ。

セラピストは彼女の顔に恐れを感じ，この"dead place"と彼女自身との間に少し距離を置く必要があることがわかり，さらに，彼女が立っていることが

できる"OK place"を見つける必要を感じた。「辺りを見回して、あなたの身体の別の場所へ移ってみませんか？そこではもっとエネルギーと動きを感じることができるでしょう」という教示で、彼女は心臓、首と上がっていったのだった。そして、頭の部分にたどり着いたとき、そこで創造的なエネルギーを感じた。彼女はその"OK place"のハンドルを得て、その力を病んでいる部分に向けていった。それからのセッションでは、暗闇（骨盤腔）との関係を持ち続け、ついに彼女の内側から直接、暗闇からのメッセージを聴く準備ができた。それまでは恐れしかなく、そのイメージもぼんやりしていて言葉にならなかった骨盤腔から、もはや敵としてではない味方としてのメッセージが現れてきた。「ここには生命があります！」と言って、彼女は泣いた。

　この死から生命のエネルギーへの変化は、彼女の不安、抑鬱、痛みを劇的に軽減させた。フォーカシングのプロセスは生命の力を開発した。

　この論文の著者であるグリンドラーは、「身体的に病気をもった人々とかかわるときには、特に彼らの"病気の感覚"に注意を向けるように指導してみようと思った」と述べている。Sの場合はもともと心理療法に関心があり、セラピーも経験しており、自分からフォーカシングを行いたいと訪れてきたクライエントである。看護カウンセリングの中では、すべての患者にフォーカシングを適用することは困難である。

　グリンドラーは「気がかりなことをフォーカシングしていくプロセスは、これですべてOKだというところ（OK place）を見つけることだが、それは身体的に疾病を持った人にとっては如何に困難なものであるかをSは教えてくれた」と述べている。このように、身体疾患の患者にフォーカシングを適用することは困難であり、時に危険も予想される。しかし、フォーカシングとして全プロセスを施行しなくても、患者にとって意味ある言葉に焦点づけることで、患者の身体感覚を深めることを援助することはできる。

リラクセーション

　『乳がん患者のための短期型サポートグループ』では、毎回、からだほぐしからセッションを始める。足の裏の指圧から始めて、呼吸法を取り入れた身体をほぐす指導によって、心身共にリラックスさせる方法である。参加者は「身

体の力を抜くことは余分なものを捨てて自由になった感覚」、「身体が暖まりほっとした気分」と述べるなど、心地よさを感じていた。

からだほぐしは、不安や抑うつ、ストレスなどで固くなっていた身体を外側からほぐして心地よさを味わい、身体に関心を向けることに効果がある。息を吐くという行為は、身体の緊張を緩めるだけではなく、内なる緊張を解放させる。言葉や感情も息を吐くことによって外に表出される。息を吐くこと自体が自己表現ともいえる。

OK place

雅美は身体の不調が続き、不幸な出来事が次々と雅美の身に降りかかる。知人が亡くなり、「気がついたら泣きながら歩いていた」、「あちこち悪くなっていつまでもつのかしらって」と語った。知人の死を泣きながら、自分の身を泣いていたのだった。

そのとき雅美は、偶然出会ったある知人の家に招待される。雅美はその古いお屋敷の静けさの中で、池に流れる水音と鳥の声、見事な紅葉に癒される。「いまでも目を閉じると鮮やかに思い浮かぶ」。私は、それが雅美にとっての OK place だと感じる。「自然に癒され、お友達に、人に癒され、そういう雅美さんが自分で自分を癒せるようになったって感じる」と伝えると、「ええ、自分で自分を癒すんですね。時計の振り子のようにしょっちゅう心は揺れ動いているけど、そういう中でも私も生きなきゃいけないっていうのがちょこちょこ入ってくるようになった。雑草に捕まって土手を這い上がってきている状態。少しずつ抜け出してきた」と語った。

間を置く

輝代は医師から転移が疑われることを告げられ、最期は延命治療をしたいかどうかを決めておくように、もし転移だったら後 2,3 年の命だと言われる。「頭が真っ白で、手が震えて、足が地に着いていないよう。一刻も早く会いたかった」と言いながら、私の所へやってくる。私は「いまはあと何年とか、最期はどうするかなんてことは置いておこう」と、きっぱり伝える。「置いておいていいですか」と聞き返すので、「いいですよ」と保証する。「ごみ箱に入れ

ようかと思ったけど，家に綺麗な宝石箱があるので，それに入れようと思う。いいですか」と言うので，「いいですよ」と伝える。その後，「いまは宝石箱に入れてあるから大丈夫」と立ち直った。

宝石箱とは女性が肌身につける大切な輝きをしまっておく物である。輝代は転移の恐怖を疎ましいものとして捨ててしまうのではなく，自己の身体に存在する大切なものとして宝石箱の中にしまった。動揺する中でもそれから逃避するのではなく，それと共に生きようとしている姿である。宝石箱の中には，輝代の命の輝きが納められているのであろうか。

フォーカシング

『乳がん患者のための短期型サポートグループ』では，毎回フォーカシングを取り入れていた。自分の傷跡を感じるというテーマで，ある参加者は「胸をえぐられたイメージ」を語ったが，「自分がえぐられた胸を守ってあげていると思うと安心」と変化していった。ある参加者は「煙草を吸いながらボーッとしている自分」にフォーカシングし，「昨年からいろんなことがあったが，そのつどその中にどっぷりはまりこんでもがいていた」ことに気づき，「今日帰ったら，好きな本でも取り出して読もうかな」という気持ちになった。またある参加者は，身体で気になるところを感じたとき，「喉がゴニョゴニョ，太いレンコンか竹みたいなのが突っかかる感じ」と表現し，「普段から喉の感じが気になっている。すぐに病気と結びつけてしまう」と，再発の不安を語り出した。

4. その他の療法

これまで紹介した方法以外にも，身体感覚に焦点を当てた心理療法は数多くある。非言語的な表現手段を用いて，心の中に存在するものを何らかの形にしていく心理療法は芸術療法と呼ばれる。例えば，絵画療法，音楽療法，心理劇，箱庭療法，ダンスセラピー，詩歌療法，写真療法，コラージュ療法，造形療法，フィンガーペインティング，スクイグル法などがある。

コラージュ療法(森谷, 1999)は，雑誌やパンフレットなどの既成のイメージをはさみで切り抜き，台紙の上で再構成し，糊づける方法である。コラージュ(collage)とはフランス語で，糊づけ(すること)を意味し，ピカソをはじめとする現代美術の重要な技法の一つである。

　コラージュ療法には大きく分けて二つの方法がある。一つはマガジン・ピクチャー・コラージュ方式と言われ，雑誌などから絵や写真などの材料をクライエント自ら切り抜く方法である。もう一つはコラージュ・ボックス方式と言われ，あらかじめセラピストが絵や写真などを切り抜き，箱の中に入れておき，クライエントは箱の中から切り抜きを選び出す方法である。終末期の患者の場合には，自分で切り抜くことは心身共にかなりエネルギーを消耗してしまう可能性があるので，ボックス法を用意して，クライエントに選択してもらったほうがいいように思う。末期癌患者のコラージュ療法について述べられた論文もある(匹田, 1999)。

　音楽療法には，クライエントが音楽を表現する場合と，音楽を聴く場合に大別される。私は患者の希望に合わせて曲を選曲して，音楽を聴く場合がある。ピアノ曲や童謡が好まれることが多い。二者間の対話が苦手な患者が，音楽という媒介を通して安心してその場に居られる場合がある。童謡などを聴くことで，患者の中にあったさまざまな思い出が蘇ることもある。

　壺イメージ療法は，田嶌(1997, 1999)が考案したイメージ療法である。心の中のことが入っているいくつかの壺または壺状の入れ物を思い浮かべ，次にその中に入って中の感じを味わい，壺の外へ出て蓋をする。入れない壺には蓋をしてしまっておく。これらをそれぞれの壺ごとに順次試みるというものである。壺が危険性のあるイメージ体験に直接さらされることを防ぐ安全弁として機能する。

　私もサポートグループの中で利用させてもらったことがある。この方法は，触れたくないものは壺の中に入れたまま触れなくていいので，心の中の問題に焦点づけて明らかにする必要がなく，死の不安が根底にあるがん患者の異界をそのまま壺に入れることもできるのではないだろうか。そうであれば，フォーカシングよりはソフトで，進行がんや終末期の患者には有効な方法ではないかと思われる。

これらの芸術療法は，言語化できていない心的なものが多く存在すると思われる患者に有効である。言語化できない心的なものをある形にして表現し，心の中の葛藤や抑圧された感情を解放させることができる。ただ，言葉と比べると，その表現を自分でコントロールすることが難しく，無意識の世界が思わず暴露され，患者が脅かされる危険性があるので，安易に用いてはいけない。

III. 対人関係の困難さを抱えた患者・家族とつき合うために

　境界例の患者や家族など，対人関係が不安定な人とかかわることは看護師にとってストレスの多い仕事である。対人関係が不安定で激しいために，看護師は患者にふり回され，看護師同士の関係にまで亀裂を生じることもある。境界例の患者とのセラピーは困難をきわめ，何年もかかるものである。それを考えると，身体疾患で入院してきた患者との数か月のつき合いで，患者が変わることを期待するのは無理だということがよくわかる。しかし，私たちはそういう患者や家族とかかわっていかなければならない。それではどのようにつき合っていけばいいのだろうか。

1．対人関係の困難さを抱えた人とかかわるときの気持ちの変遷と葛藤

1）患者とナース・カウンセラーとの二者関係への陥り

　春木(1990)は，行動化を繰り返す青年期透析患者への治療者に起きる陰性感情を巡った問題を述べている。成田(1993)も，境界例とかかわるときの治療者の気持ちとその変遷について述べている(表1)。成田は，「これは誠実で熱心で良心的で献身的で，将来すぐれた治療者になり得る可能性を持っているけれども，まだ経験と技術が不足な治療者の辿る道」だという。春木も，

表1 治療者の中に生じやすい気持ちとその変遷

「力になってやりたい，助けてやりたい」
↓
二者関係への埋没
「患者のことをわかってやれるのは自分だけだ」
↓
病理の開花
「こんなはずではなかった」
↓
生身の露呈
困惑と葛藤
「どうすることもできない，どうしてよいかわからない」
↓
「悪いのはおまえだ，おまえのような人間は皆に見捨てられて当然だ」

〔成田善弘(1993)『精神療法の経験』金剛出版　p198の表より抜粋〕

このような感情のプロセスに対して，「むしろこうした感情が起きてこない治療は，ごく表面的な，形式的な，一時的なもので，少しでも真面目に取り組めば取り組むほどに陰性感情はむしろ必然的に生まれてくる避けて通れない感情である」と述べている。

　このような気持ちの変遷は，境界例といった病理を持った患者との間だけに起こるものではない。これほど明確には現れなくても，他の患者との間でも起こりうる。看護カウンセリングのように，チーム医療の中で二者関係を築き上げていくとき，二者関係への埋没は起こりやすいかもしれない。また，患者のためになりたいと思っている看護師も，このような気持ちの変遷を経験しやすい。患者との関係においてだけではなく，医師の治療方針や患者への態度に問題を感じた場合や，あるいは，医師に働きかけても結局その問題を修復できず，患者が苦しい思いをしつづけている場合に，無力感を感じることも往々にしてあるだろう。

2) 主治医とナース・カウンセラーとの二者関係への陥り

　医師からある患者のカウンセリングを依頼された。家族に病状や治療を説

明しても十分に理解していないようで，誤解も多く，困っているという。面談に同席すると，確かに医師の説明を聞いてもずれた反応が多く，自分の経験に固執していた。しかし，にこにこと医師の話を聞き，おっとりしていて，敵意は感じられなかった。ところが患者の容態が悪くなってきたある時から，「先生は悪いことしか言わない！」と医師を避けるようになり，「治療のせいで悪くなった。こんなに悪くなったのは医者のせい」と，憎悪をあらわにするようになった。

　私のことも一時は避けていたが，その後は，私とは話をしてくれるようになった。「がんだから仕方ない」と，患者の病名も予後も受けとめているように語るときがあり，ようやく受けとめられるようになったのかと思うと，そのすぐ後には「がんではない」と病状を否認し，医師を悪者にする。医師が完全な"悪者"になってしまった頃は，患者の身の回りの世話をしてくれ，患者にとって心地よいことをしてくれる看護師は"良い人"になった。しかし，看護行為にも介入してきて看護師も疲れ，いつ爆発するかと，家族がいると緊張する毎日であった。

　主治医は，病気の説明を聞きたくないという家族の気持ちを尊重し，他の家族にのみ説明を続けたが，チームの中では，その家族にもしっかり直面してもらうべきだという立場を主張する人もいて，医療者の中にも分裂が生じはじめていた。

　そんな中で，私も途方に暮れていた。家族の気持ちを傾聴しながら，事実に目を向けてもらいたいとアプローチしても，むなしい結果に終わるだけだった。私は主治医の方針を支持し，一時，患者の所に来ることも拒否していた家族が，毎日患者の所には来られるようになったことだけでも良しとし，それを続けられるように支持することの大切さや，いまの状態では無理に家族に病状の説明をしても受け入れられることはなく，かえって医療者との関係は悪化し，患者の所に毎日看病に来ることさえできなくなるであろうことを，チームの中でわかってもらおうとした。

　しかし，私の中でも自信がなく，もっと，チームのためにというか，正直に言えば苦しんでいる主治医のためにできることはないのだろうかと悶々としていた。もっと言えば，主治医を救ってあげたいという気持ちが生じてい

た。主治医と二人で話す時間はとても多かった。最期の場面は誰もが予想したとおり，後味の悪いものになってしまった。唯一の救いは，患者が主治医と私を信頼してくれていたことだった。患者は意識がはっきりしていた最後のとき，帰る私の手を強く握りしめ，涙を流していた。

　この家族の医師を避け続けた状況は，否認によって事実に直面できなかったことを表しているかもしれない。またこの家族には，Aという状態とBというAと全く違う状態が矛盾なく同居するというパーソナリティの問題が存在していたのかもしれない。つまり，「病状をよくわかっている」と「病状が全くわかっていない」という状態が同居し，その両方が本音だったといえる。

　医療者はふり回されてしまうような混乱の中に置かれる。矛盾なく同居するものを医療者が変えることはできない。できることは，その瞬間瞬間のその人に添うしかない。死を受け入れる気持ちのときにも，医師を非難する気持ちのときにも，それぞれの気持ちを受け入れてつき合っていくしかない。抵抗する家族を無理に連れてきて病状の説明をしても無駄だっただろう。たとえ納得したようにみえても，また変わってしまっただろう。

　家族が私にぶつけてきたものは，まさに患者がそれまでずっと家族から浴びせられてきたものかもしれない。患者がずっと浴びてきたものを私が代わって浴び，私が家族のいろいろなものを患者の代わりに吸収した。そういう意味で，患者はその分少し楽になって旅立つことができたのかもしれない。それが，患者が私を信頼してくれ，最後に私の手をとって涙を流してくれた意味なのかもしれない。

　このような見立てができていれば，私はもっと主治医と適度な距離をとって，チーム全体の力動をもう少し冷静に観察することができただろう。

2. かかわりのポイント

　中井（2004）は，境界例（境界性人格障害）の患者とかかわるときのための「役に立つかもしれない13の助言（pp210-212）」や，人格障害の人への接し方（pp229-234）について記載している。「境界例の怒りは『火に油を注がな

表 2　対人関係の困難さを抱えた患者・家族とのかかわりのポイント

- 見立て
- キーとなる軸を見つける
- 治そうとか，変えようとしない
- 相手を守る：実行可能な目標を見つけて，支持する
- 医師や看護師へのサポート
- 自分たちを守る
- うまくいかなくても自分たちを責めないで，現実として受けとめる勇気を持つ
- 第三者の存在：スーパーバイザー

ければ」15分ぐらいしか続かない」とか，「無私になって，患者の攻撃にも甘えにもお世辞にも対する。＜中略＞相手が『するどい槍』となれば，こちらは『ふんわりした楯』になる」など，具体的に役に立つ名言だ。しかし，現実の場面では，そう簡単にはいかないこともよく知っている。

　対人関係の困難さを抱えた患者・家族とどうつき合っていくかという，かかわりのポイントについて，私がまとめたものを表2に示した。

1）見立て

　患者・家族が対人関係の困難さを抱えている人のようだと見立てられることで，距離がとれ，ふり回されなくなる。例えば，私たちからみれば矛盾した二つのことが，その人にとっては矛盾なく存在するのだと見立てられれば，相手の行為にふり回されたり，巻き込まれる必要がなくなる。「あなたほど私の気持ちをよくわかってくれる人はいない」と理想化されるかと思えば（「良い対象」），翌日には「あなたに裏切られた」と激しい怒りをぶつけられることも（「悪い対象」），対人関係の不安定さを抱えている患者・家族自身の問題であることがわかれば，自分だけが患者にとって特別な人間だとうぬぼれたり，落ち込んだり，ことさら不安定にならなくてすむ。このような人たちとは二者関係に陥りやすいことがわかれば，担当の看護師が孤立したり，看護師間で分裂する必要もなくなる。

　あるいは，患者の問題行動がせん妄によって引き起こされているのかもしれないと見立てられることで，リエゾン精神科医に依頼して，診断と適切な

治療を提供してもらえる。
　ここで大切なことは，特殊な状況によって一時的に不安定になっているだけなのか，人格障害などパーソナリティの問題をもともと抱えている人なのかを見立てることである。

2) キーとなる軸を見つける

　医療者，特に医師に対する怒りを強く持っていて，器質的には説明できない症状を訴え続けている患者がいたとしよう。その人の幼少期の語りから，怒りの表出という言葉はこの人に無縁で，忍耐の人生だったことや，子どもの頃の親への怒りが根底にあるのかもしれないことがわかってきた。すると，医療者からみえる患者の問題行動は，幼少期の権威に対する怒りが関与しているかもしれないと見立てられる。医師イコール権威としてとらえられていれば，その患者にとっては無意識にしろ自分を表す機会となる。これまで抑えていた怒りがここで爆発したのかもしれない。患者の痛みにはこういう意味もあるのかもしれないと見立てられることで，患者の理解が広がる。このように，患者の生活史と権威との関連の中で，いまの患者がみえてくる。この場合，「権威」がこの患者を理解するときのキーとなる。

3) 治そうとか，変えようとはしない

　患者の見立てができれば，治そうとか，変えようとすることは無意味であることがわかる。それは患者に抵抗されるだけで，患者を脅かし，これまで保たれていた関係までも患者から拒否されてしまう危険性がある。

4) 相手を守る：実行可能な目標を見つけて，支持する

　相手を治そうとか，変えようとする代わりに，相手を守ろうとする。そのために，その人にとって実行可能な目標を小さなものでもいいから見つけて，それを実行し続けられるように支持し，その部分で心地よい経験をしてもらう。
　例えば，先に示したケースでは，医師から厳しい病状を説明された後，しばらく病院に来れなくなってしまったが，再び，病院に顔を出すようになっ

た。医師の説明を聞くことはできなくて，医師が病室に入ってくると外に出ていってしまったが，自分を脅かす相手がいなければ，患者の側にいられた。これはこの家族の大きな力だ。この力をポジティブに受けとり，家族が毎日患者の所に来て患者の世話ができることを目標にして，支持することができる。その結果，患者のケアに参加して患者を看取ることができたという事実と達成感や満足感を作り出すことができ，グリーフワークに重大な意味をもたらすだろう。

5) 医師や看護師へのサポート

かかわりのポイントをある程度実行できれば，医療者の傷つきはかなり和らげられるだろう。しかしそれでも，かかわりの難しい患者・家族とつき合うことは相当のストレスであり，頭ではわかっていても言動に傷つき，疲弊する。それは自然な感情であることを認め，そのような陰性感情を率直に語り合い，共有し，共感できる場と雰囲気が必要である。チームでかかわり，チーム内で率直に語り合えることは，自分が自分の感情に巻き込まれているときに，第三者の目で気づくという意味でも価値がある。また，できることとできないことを見極めることが大切だろう。

6) 自分たちを守る

医療者側にたとえ問題はなくても，不当に騒がれたり，訴えられる危険性もある。医療者は自分たちを守るために，面談時は記録を正確にとるとか，説明内容を相手に文書で渡すとか，場合によっては，承諾を得たうえで，面談場面をビデオに撮らせてもらうことも必要になるだろう。勿論，それらは医療者の誠実な姿勢のうえに活用できるものである。中井(2001)が述べるように，どのような患者・家族についても，その「深いところのまともさ」を感じないで「異常」を挙げつらうことは間違っている。

7) うまくいかなくても自分たちを責めないで，現実として受けとめる勇気を持つ

どういうかかわり方をしても，患者・家族とより良い関係を持つことがほ

とんど期待できない場合もあるだろう。結果がうまくいかなくても自分たちを責めない。責めても問題は解決しない。それは仕方ないことである。敗北として受けとめるのではなく，現実の厳しさや悲しさを受けとめる勇気を持つ。

8）第三者の存在：スーパーバイザー

　ナース・カウンセラーがかかわりのポイントをよく理解し，他の医療者をサポートできることは，ナース・カウンセラーにとって重要な役割であろう。しかし，まさにその状況の中に参与していれば，ナース・カウンセラーも巻き込まれ，傷つく。ナース・カウンセラーを支える第三者の存在，つまり，スーパーバイザーを持つことは必須である。私も定期的にスーパービジョンを受けているが，それが，カウンセリングを行っていくうえでの指針になると同時に，私自身が支えられていることを実感している。

第3章 看護カウンセリングの機能

本章では，患者・家族，および医療者にとって，看護カウンセリングがどのような機能を持つのかについて述べる。

I. 患者にとっての機能

　患者の自己実現過程とは，どんな苦難に出会ってもより自分自身であることができるような方向で，それらの体験を意味づけていく過程である。そのために必要な潜在力は，人間なら誰もが所有している。たとえ，自分一人ではその力を発揮することができなくとも，他者からの適切な援助によってそのような力を回復し，発揮することができる。看護カウンセリングはそのことを支える。

1. 病気や自分自身を否定的に意味づけていた患者がより自分らしい生き方を見つけていく

　看護カウンセリングは，病気を否定的に意味づけていた患者が病気を自分のものとして受け入れる方向に変化し，生きる意欲を向上させることを援助できる場合があった。また，積極的な生き方の中にも気負いと自信のなさが存在していた患者が過去の体験の意味を変化させ，自分の人生を肯定し，受

容できるようになることを援助できた場合があった。病気を受け入れるプロセスがアイデンティティの確立へのプロセスにもなり，病気を受け入れていくプロセスと平行して，自己の社会的役割を見つけていくことを援助できた場合もあった。

つまりこれらは，病気という状況を否定的に意味づけていた患者がより自分らしい生き方を見つけて，自己の世界の意味を変革していくことを援助する機能である。

例えば，自己否定の強かった状態から「自分に正直に生きてきたということかな」と，自分を肯定できるようになった夢二(本書 pp 142-144)に対しては，自分らしい生き方を見つけていくことを援助できたといえる。

2. これまでの人生をふり返って語ることを通して，自分の生を意味づけていく

看護カウンセリングは，これまでの自分の生をふり返って語ることを通して，自分の生を意味づけることを援助できる場合がある。この場合，ナース・カウンセラーは証人としての役割を持つ。

　　幸男は「自分はもうすぐ死ぬことはわかっている」と言い，死ぬまでの間，どのように過ごせばいいのか，何を遺せるのかということにこだわり続けた。仕事に対するプライドが高く，自分が成し遂げてきた仕事を語り続けた。死後の話も率直にできた人だった。

3. 自分の中の健康な側面に気づいていく

否定的に意味づけていた自分の行動や思いが，実は「困ったことに対する心の営む能力」であることに気づいたり，意味あることに気づくことを援助した場合があった。また，否定的に感じていたことの中に，健康な側面が存在することに気づいていくことを援助する機能があった。

例えば，子どもを授かったことを人間としていちばん尊い役割を果たすことができたと思えるようになった正輝(本書 pp 124-125)に対しては，健康

な側面に気づいていくことを援助できたといえる。

4. 不安や悲しみを語り，聴いてもらうことによって癒される

　明確な変化はなくても，看護カウンセリングは患者が自己の世界を語り，聴いてもらうことによってエネルギーを得る場になる。

　　　阿弥は初めてのカウンセリングの日，「どうして私がカウンセラーと話をしなければならないのですか」と突っかかってくる感じだった。これまで自分の悩みを他人に話す人ではなかったようだった。しかし，話し出すと，堰を切ったように感情が溢れてきた。「泣いてすっきりしました。私はただ話したかっただけだということに気づきました」と言い，それからは私を受け入れてくれた。
　　　死期が近づいてきて，苦しい呼吸の中で「助けて！」と私に叫んだ。私が何も言えずにいると，「そんな暗い顔しないで」と逆に言われてしまった。眠いときに＜無理に話さなくていい＞と言うと，「ううん，話がしたい。お話しましょう」と言った。
　　　死にゆくことへの悲しみ，一方で，そのつらさに向き合い，遺される人のために準備をしようとする気持ち，苦しくて早く楽になってしまいたいと思う気持ち，でもそういうふうに思ってしまう自分を責める気持ち，どうしたらもっと強くなれるだろうという思い，そのような揺れる思いを語り続けた。
　　　絶えず，いま，ここでの気持ちや苦悩を語る人だった。私はただ，そこにつき合っていった。いつも笑顔を忘れない人で，「来てもらってほっとする」と言ってくれた。私が部屋を出るときは，必ず手を合わせて頭を下げた。それは亡くなる前日の最後のカウンセリングまで続いた。

5. 気持ちの整理をすることで，自分が望むことを明らかにしていく

　自分の生き方を最終的に決めるのは患者自身である。看護カウンセリングは，治療法の選択や療養場所の選択など，患者自身が何を望むのかを明らかにしていくために，患者の気持ちの整理につき合うという機能があった。

例えば，自分の生き方にこだわり，何度も同じ話をすることで納得していった忍の事例（本書 pp 122-123）は，気持ちの整理をすることで自分が望むことを明らかにしていくことを援助できたといえる。

6. 自分を訪問してくれる人がいると実感できることで，気持ちが安らぐ

訪問すること自体が患者の安らぎにつながる場合もある。

　　大地は骨転移で麻痺が生じて，ベッドから起き上がることも，足を動かすこともできなくなった。最初の頃は，眠っているときは声をかけなかった。ある時，その話をすると，「眠っていても声をかけてくれていい。こうやってずっとベッドに寝ていると，人が来てくれるのが楽しみ。短い時間でいいから，頻繁に看護師さんたちも来てくれると嬉しい」と語った。
　　私は早速そのことを看護師に伝えると，看護師が看護計画に，短時間でも頻繁に訪室するという項目を加えた。私も朝，訪問し，昼は見舞いに来ている家族と話をするために訪問し，1日の仕事を終えて帰宅する前にゆったりした気持ちで訪問した。大地は夕方は朝よりは気分がよく，私が訪室すると，「あっ，広瀬さんだ」と，とても嬉しそうに言った。

7. いまの自分をそのまま受けとめてもらえると実感できることで，気持ちが楽になる

　　七菜は入院すると気持ちが不安定になり，元気がなくなった。何年もつらい抗がん剤治療を続けてきて，いまでは抗がん剤以外の点滴でも吐き気がする。緩和的抗がん剤治療でイレウスを予防するか，それとも家に帰るかを決めかねていた。
　　もう抗がん剤治療は受けたくないという彼女をわがままではないかととらえる医療者もいたが，彼女の話を聴くうちに，私は＜つらい治療をこれまでよく頑張ってきたんですね＞と，彼女が頑張ってきたことを認めたいと感じた。自分のことより家族や他人を気遣い，むしろわがままを言えない我慢強い人だった。＜これからは自分の我が・ままを通せるといいですね＞と伝えると，「そ

んなに簡単に性格は変えられない」と言った。

　詳しくは語られなかったが，幼少の頃からかなりつらい生活だったようだ。私はこれまで本当によく頑張ってきた彼女を，彼女の代わりに褒めてあげたい気持ちだった。

　「考えれば考えるほど決められない」という彼女に，＜治療を受けるという選択と，家で過ごすという選択と，もう一つはいまは決められないから，とりあえず家に帰るという選択もあるのではないでしょうか＞ということと，＜考えすぎると逆にわからなくなるということもある。あなたの身体はどうしたらいちばん自分にとっていいかわかっていると思う。身体の感覚はとても賢いから。でも，頭で考えすぎると，その感覚に逆に気づけなくなるかもしれない。ちょっとぼーっと空を眺めてみたり，家で犬とぼーっとじゃれてみたり，そんなことをしているときに，ふと，ああ，こうしようということが思い浮かぶかもしれない＞と伝えた。

　翌日，彼女は「家に帰ることにしました。家に帰りたいと思ったら，ちょうど先生が来て，言っちゃった。いまの身体の調子だと帰れるなって。季節のいいときに帰っていたい」と語った。医師から「入院してきたときより気持ちが落ち着いているようにみえるね。カウンセラーに話を聴いてもらえたのが良かったのかな」と言うと，七菜はにっこりとほほえんだ。

　病気を受けとめられなくても，あるいはいまの状況を否定的にとらえていても，自分自身を責めていても，その人のありのままを受けとめる。「あなたはあなたのままでいい」というメッセージを伝え続ける。決して相手を否定したり，責めたりしない。なぜならその人にはそういうふうに思ってしまう，その人なりの事情や意味があるからである。

　そして，「あなたはこのことで自分自身を責めてしまうんですね。でも，私は責めませんよ」というメッセージを伝える。その人が自分で自分を許せないのなら，せめて他者の中に自分を受け入れてくれる人がいれば，少しは救われるのではないだろうか。それはカウンセラーがその人のモデルになることも意味するように思われる。

　放射線科の患者のために外来サロンを開いていた。ある日，新しい患者が参

加した。その人はがんになってからセルフコントロール法を学び，とても役に立っているようだった。人は自分にとって良いことを他者に勧めたくなる。ましてや苦しんでいる人をみればなおさらである。その人も他の参加者に，熱心にその方法の素晴らしさを説いていた。勧めるほうは親切でも，勧められるほうにとっては時にありがた迷惑になることがある。その人が帰った後，残ったメンバーたちは「ここは押しつけがないからいいのよね」，「そのまんまでいいから，いい」と，ぽつぽつと控えめに言葉にしはじめた。

　患者の心理に注目した研究発表が看護師だけではなく，医師にも増えてきた。これまで疾患しかみてこなかった医療からみると，とても喜ばしいことである。しかし，中には患者の心を心理テストを用いて数字で表すことや，心を診断することが目的になってしまっているのではないかと不安になる研究も見受けられる。

　心は形にならない。だから，形にならないものを何とか形にしようとして，皆，四苦八苦しているのだろうか。それとも，そういう道具を介在させなければ，患者に近づけなくなっているのだろうか。自分の目を信じられなくなっているのだろうか。ある精神科医が，「これまで身体の検査攻めで患者の身体を侵襲してきたのが，今度は心の検査攻めで患者の心を侵襲するようになったのですね」と言った。がんで入院したのに，心まで管理されるようになってきたらどうしようと心配になる。患者をより良い方向に変化させたいという思いは医療者の善意かもしれない。しかし，人はそんな簡単には変わらない。簡単に変えられたのではたまらない。あなたはあなたのままでいい。

8．母性性

　平山(1996)は，母親的ないし女性的治療者や介護者が死の不安や恐怖を癒す力を持っていると述べている。河野(1995)は，優しい女性性を示す女性の出現と介護が臨死患者に生き生きとした力を与え，自然治癒力を活性化させるようにみえ，患者は優しく包み込んでくれる母親の優しさを求め，母なるもののイメージ像としてマリヤ像や観音像を求めるという。看護カウンセリ

ングにも母性性によって，患者を癒す機能があると思われる。

　孝は結婚もせず，病弱な母親を介護し続けてきた。母親と親戚以外は訪ねてくれる友人もいなかった。孝は，これまで真面目に仕事一筋で生きてきた自分や，楽しもうと思っていた矢先に病気になってしまった悔しさなどを朴訥と語ってくれた。意識が朦朧としている中でも声をかけると，目を開けて頷いてくれた。母親は「広瀬さんのこと，わかるんだね」と嬉しそうだった。
　私は別れの挨拶をした。「大事な話を聴かせてもらって，これからも私の中で大切にしていきます。お母様のことも，私ができることをさせてもらいたいと思っています」と伝えると，私の手をぎゅっと握りしめた。何度も頭を持ち上げて，私に頭を下げた。「私のほうこそ，ありがとうございました」と応えながら，胸がいっぱいになった。孝にとって私は，女性を象徴させる対象であると感じていた。私も孝に会うと，自分の中の女性性や母性性を強く感じていた。

　拓生は，骨転移で不自由になった手足を揉んでくれと訴えてきた。「ああ，気持ちいい，暖かくなってきた，痛みが取れてきた」と穏やかに言っているかと思うと，突然襲ってくる痛みに「身体の位置を変えてくれ！　そうじゃない！」と怒鳴り散らし，感情の起伏がとても激しかった。「先生も忙しいのに申し訳ない，もういいですよ」と言いながら，私が帰る時間が迫ってくると，「右手が痛くなってきた。揉んで下さい」，「左膝が痛い」などと次々と訴えてきて，まるで私を帰したくないかのようだった。
　ホスピスへの転院が決まったとき，不安な気持ちを問いかけると，「美人に会えなくなるのがいちばん悲しい」と答えた。拓生に対しては母性性というより，女性を求められている感じが強く，ネガティブな気持ちもあった。しかし，彼にとって私は，甘えたり，怒ったり，わがままにふる舞える存在だったのかもしれない。
　ホスピスに転院する日，彼は私に「お世話になりました。ありがとうございました」と言い，「手を握って下さい」と頼む。「ああ，暖かい」と，気持ちよさそうに吐いた。そして，「先生，さようなら，さようなら」と言った。目には涙が浮かんでいるようにみえた。私はこれまでの臨床経験の中で，患者から「さようなら」と，はっきり言葉で告げられたことがあっただろうかとふり返

った。別の言葉や態度で感じたことはあっても,「さようなら」という言葉をストレートに言われたことは思い出せない。

「さようなら」という言葉には深い意味が込められているように感じた。この病院は拓生にとっては生きる場所,つまり,この世だったのかもしれない。彼の中ではホスピスは死ぬ場所だったのかもしれない。この世からあの世へ向かう決心をしたかのようだった。

9. リエゾン的役割

1) 他の職種に繋ぐ役割

在宅で必要な物品の購入などについてもナース・カウンセラーだと気軽に聞けるのか,相談を受けることがある。そのような場合は,ソーシャルワーカーや訪問看護師など適切な人の存在を紹介し,問題解決をはかる。

ある患者は自分の気持ちを語るという欲求はなく,訪問しても一言二言話をするだけで,カウンセラーは必要とされていないと感じていた。しかし,ある時,「こういうことはカウンセラーに相談すればいいんだ」と,私が来るのを待っていて,経済的なことに絡む診断書のことについて相談してきた。私はすぐにソーシャルワーカーに連絡し,相談に乗ってもらった。私自身は直接解決できなくても,身近な存在として相談してくれることで,すぐに専門家に繋げることができる。また,本来のカウンセリングでサポートできなくても,そういう形でも患者が必要としていることに間接的に役立つことができるなら,顔を出す関係だけでも意味がある。

2) 他の医療者に患者の思いを伝える役割

痛みの程度や身体症状なども含め,患者の状態が医療者にきちんと伝わっていないと思われるときや,患者の気持ちが医療者に伝わっていないと思われるとき,あるいは,医療者の説明を患者が理解していないと思われるとき,清拭してもらうと痛みが和らぐとか,寝る前に背中だけでも暖かいタオルで拭いてもらうと眠れるなど,患者が望んでいることがある場合に,医療者にその旨を伝えて,今後の治療や看護に役立ててもらう。ナース・カウンセ

ラーは，橋渡し的存在として意味があることがわかる。このとき，カウンセラーの個人的意見よりも，まず，患者がこういうふうに思っているという，患者の思いをありのままに伝えることを重視する。

　　健司は人工肛門増設術を受けたばかりだった。外科医から，健司がいろいろ考えて夜眠れないと訴えていると紹介された。
　　健司は，現在のつらさや将来の不安を語り続けた。「人工肛門をつけなければならなかったのは頭ではわかるが，本当に作らなければならなかったのかと考えてしまって，夜，眠れなくなる」と訴えた。「術後，まだ先生からしっかり説明を聞いていない。どういう状態で人工肛門を作らざるをえなかったのか，その理由をしっかり聞いて納得したい」と言った。
　　主治医に伝えると，医師はその日に説明した。妻から，「説明を受けた翌朝会いに行くと，すっきりした顔をしていた」と聞かされた。健司も主治医の説明を聞いてよく眠れるようになったと言った。
　　看護師からは，健司が人工肛門を扱うことに積極的ではないと聞かされていた。彼は，ストマを持ったことで今後の生活がどうなるのか，具体的なことが心配だった。看護師に伝えると，日常生活の具体的な事柄は今後，説明することになっていて，いまはまずストマの管理ができるようになることを目標にしていると言う。確かにストマの管理ができるようになることは大切だが，将来に不安があればいまのことに集中できなくなるのも当然で，詳細な説明は今後に行うとしても，ある程度，不安に応えることはいまを生きるためにも大切なことだと思うと，看護師に再度伝える。健司は看護師からある程度の説明を受けて安心し，少しずつ自分のストマとつき合えるようになっていった。

　看護カウンセリングは患者にとって自己を表出する場となり，自己の感情を明確化し，経験の中に新しい意味を付与し，自己を信頼して病気と共に生きていく力を自分の中に発見することに援助的な機能を果たす。そこにはその人らしさ，すなわち，実存が確かなものになっていくプロセスがある。看護カウンセリングの意味は，患者がより自分らしくあることができるように病気の体験を意味づけて，病気と共に"いま，ここ"を生きていくプロセスを援助することにある。患者の変化には，ナース・カウンセラーがどれだけ

患者に深い共感的理解ができ，その共感的理解がどれだけ患者と共有されたかが，重要な要因となる。

II. 家族にとっての機能

1. 不安や悲しみを語り，聴いてもらえることで，いまの生活を続けるための力を回復したり，新しい方向性を見つけることができる

家族は患者の病気にまつわる悲しみや苦しみ，不安を語り，聴いてもらうことで，今の生活を続けるための力を回復したり，新しい方向性を見つけることができる。key personとなる家族は，他に相談できる人がいない場合が多い。ナース・カウンセラーにはそういう人たちへの良き理解者，良き支え手としての役割がある。自分の頑張りが足りないと思っていたり，自分を責めている家族も多いので，「十分によく頑張っている」というメッセージを伝える。

例えば，父親の介護に限界を感じていた真智子が介護を続ける力を回復した事例（本書 pp 139-142）は，看護カウンセリングがいまの生活を続ける力を回復し，新しい方向性を見つけることを援助できたといえる。

2. 自分の中の健康な側面に気づいていく

患者にとっての機能と同様，家族が自分の中の健康な側面に気づいていくことを援助する機能がある。否定的に意味づけてきた自分の行動や思いが，実は「困ったことに対する心の営む能力」であることや，否定的に感じていたことの中に健康な側面が存在することに気づいていくことを援助できる。

カーペットをカッターで切った智恵の事例（本書 p 124）は，この機能としての意味がある。

3. 気持ちの整理をすることで，新しい方向性を見つけることができる

　患者の外泊や在宅，あるいは本人にどこまで伝えたいかなど，家族自身も考えたり，場合によっては決断しなければならないときに，看護カウンセリングは家族の気持ちを十分に聴き，理解しようと努めて，気持ちの整理や決定につき合うという機能がある。

　　容子（本書p118）は夫の死をなかなか受け入れられずにいたが，そんな中で，確実に夫は弱っていった。死がもう間近という頃，彼女は「これまで何かを懸命に休みなくやることしかしてこなかったんです。でも，看護師さんたちが優しくゆったりと主人や他の患者さんに接するのをみている中で，これまで早口で喋って，パッと行動していた自分が変わってきた。そういうことを肌で感じました。これまで書物で，ゆったりすべきというのを読んで，そうなんだ，そうしなきゃと思ってきたけど，それを肌で感じるようになりました。待つっていうことですね。これまで私は待つことなんてしたことなかった。待つって大事なんだなって」と，しみじみと語った。
　　待つことの大切さを本で読んでも，つまり他者から言われても強迫的に思うだけで自分の身にはならないが，本当に自分の肌で実感できたときに，初めてそれが自分のためになるということを，家族自身が言葉で明確に教えてくれた。

4. 家族が病気になったことによって顕在化した家族関係の問題に対処する

　看護カウンセリング室を尋ねてくる家族の中には，家族が病気になったことによって顕在化した家族関係の問題を抱えて，精神的ケアを求めてくることも多い。家族の中で長期間に積もってしまった問題なので，短期間で解決できるものではない。定期的にカウンセリングを受けたほうがいいと思われる場合もある。しかし，相談にくる家族は，いまはそこまで望んでいないことが多い。看病で余裕がないということも事実だ。
　病人を抱えている疲れで，いままで我慢できていたことが我慢できなくな

ってきて相談にきたり，これまで気にしないでいられたことが病人が出たことで突然みえてきて，びっくりして相談にきたり，あるいは，長年感じていたけれども相談に行こうとまでは思わなかったのが，たまたまカウンセラーがいて，ちょっと話をしてみたくなったという人もいる。

　私のとりあえずの役割は，家族の許容量を超えてしまったとき，あるいは超えてしまいそうなときに訪ねてくる家族の話を聴き，家族の思いを理解しようとすることである。許容量を超えてしまったぶんをとりあえず許容量内に収められるような援助によって，いまの危機をとりあえず乗り切ることができる。語り，聴いてもらうことによって癒され，いまの生活を続けるための力を回復したり，新しい方向性を見つけることができる。

5．死にゆく人の側に共に居てくれる人

　患者の意識レベルが低下してきたとき，つき添っている家族と時間を過ごすことで家族を支える機能がある。家族を孤独にしないことである。患者の側で患者の思い出を語ってもらいながら，家族が少しずつ患者の死を受けとめられるような準備に手を貸す。これはグリーフワークに繋がる。この場では患者を気遣い，患者を交えながら，家族とナース・カウンセラーは対話している。たとえ患者に意識はなくとも，会話の中に確かに患者も参加している。

6．リエゾン的役割

　患者に対する機能と同様，他の職種に繋げることと，他の医療者に家族の思いを伝えるという機能がある。

III．医療者にとっての機能

　ナース・カウンセラーはチーム医療の中で仕事をしているので，他の医療

者を支えることも役割となる。

1. 直接聴取できない情報を得ることができる

　患者はすべての医療者に同じエピソードを語るわけではなく，あるいは一つのエピソードについても，相手によって違った物語として語るかもしれない。ナース・カウンセラーの立場で理解できた患者の体験世界を，医師や看護師などの他のチームメンバーに伝えることができ，医療者は患者をより深く理解できるようになったり，その情報を基に，治療や看護の方向性を再検討できる。

　医療者からは，患者にとっての意味として，「患者は医療者には病気の話をしなければならないという思いがあったり，看護師もつい症状ばかり聞いてしまうところがあるので，医療者以外の人に病気の話ができるのはよい」，「患者は医師に話すこと，看護師に話すこと，カウンセラーに話すことがそれぞれ違っていて，患者にとっていろいろな人がそれぞれの立場でアプローチすることはいいことだと思う」という評価が得られた。

　医療者自身にとっての意味としては，「自分たちが得られなかった情報を得られる」，「人は主観的な世界で生きているということを理解することに役立つ」，「私たちが聞けていない気持ちが記録を読んでわかる」，「患者の歴史や生活習慣の新しい発見があって，患者と話をするときのきっかけが見つかったり，患者に対応しやすい」などの声が聞かれた。

　ある患者の記録について，「夜勤のとき，記録をずっと最初から読んでいたんです。そしたら泣けちゃって」と言われたこともあった。すぐに記録を読んでもらえるとは限らないので，早めに伝えておいたほうがいいことは口頭で伝えるようにしている。私が聞いた患者からの希望や私が看護師サイドでしてほしいと思ったことは，看護師への強制や批判にならないように配慮しながら，そして，看護師の仕事の大変さを理解しながら伝えることで，看護師は快く看護計画に取り入れてくれることが多い。

2. チームメンバー間の意見の調整

　治療やケアを巡って，医師と看護師，あるいは医師同士や看護師同士の意見が異なる場合がある．それぞれが真剣に患者や家族に向き合っていればいるほど，さまざまな意見が出てくるであろう．それは喜ばしいことである．しかし，そのような状況が医療者間の対立や分裂を生じさせる危険性もある．ナース・カウンセラーは個別に，あるいはカンファレンスの中で，チーム・メンバーが互いに意見を率直に述べ，違いを認め合い，違いの中から共通点やチームとしての方向性を導き出せるような，ファシリテーター的役割がある．

3. 気持ちの整理や，患者・家族との間で何が起こっているかが明らかになる

　患者・家族に近づきすぎているときやふり回されているときなどは，実際に患者・家族との間で起きていることがみえにくくなったり，他の医療者との関係にも影響していることに気づかなかったりすることがある．ナース・カウンセラーは，興奮したり混乱している気持ちを聴き，気持ちの整理や，いま，ここで起きていることは何なのかを理解することを手伝ったりする役割がある．

　医師から患者の厳しい状況を伝えられると，おろおろして私のところにやってくることを繰り返す家族がいた．だからといって主治医を嫌っているわけではなく，とても頼りに思っていた．そんな中で，医師はどのようにこの家族にかかわっていけばいいのか悩んでいた．私は，「医療者がそれぞれ父親役割と母親役割を担うように，この家族が私たちを活用しているともいえる．それでこの家族は安定している可能性もある．そういう力を持っている家族だから，私たちはそれがわかって巻き込まれていればいい．主治医も大事な役割を果たしている」ということを伝えた．

　看護師はある特定の患者に一生懸命にかかわりすぎて，患者との二者関係に陥ってしまうこともあるだろう．ある特定の患者にそれだけ一生懸命にな

ってしまう自分を見つめることを援助したり，周りで心配している同僚のことに気づいてもらい，助けを求めることの大切さをアドバイスすることができるだろう。また，対人関係が不安定な人とかかわるときもチーム全体が巻き込まれがちなので，カウンセラーのサポートは重要である。

4. 患者や家族を前向きに理解するための余裕を得る

　一人で大変な状況に取り組むことは孤独な作業であり，自分一人ですべてを行わなければいけないので，自分の中に余裕がなくなる。余裕がなくなると相手を理解しようとする気持ちのゆとりもなくなり，思うようになってくれない相手に苛立ちを覚えたりもする。医師や看護師も自分だけで奮闘していると思うと，患者や家族を理解する余裕を失ってしまう。このような状況に，一緒に患者・家族にかかわる専門家が増えることで，肩の力が抜け，共に対話しながら仕事ができるようになる。それだけで，患者や家族の立場を理解しようとするゆとりが出てくる。

5. 患者とかかわるためのスキルを学べる

　ナース・カウンセラーの患者・家族とのかかわり方を記録やカンファレンスで知ることで，患者をわかろうとする姿勢を学ぶことができる。「記録を読んでいて参考になった」と言われることがある。また，「私たちが知らないことがたくさん書いてあって反省した。カウンセラーがいるとつい，甘えて頼ってしまうが，もっと看護師自身も患者の話を聴かなければならないと気づいた」と言われたこともある。

IV. 看護カウンセリング室という部屋の機能

　可奈子は，病気のことをどこまで受けとめているのかよくわからない人だっ

た。否認しているようにもみえた。病気に関する不安を語らない人だった。だんだん，現実と夢との区別がうまくできなくなっていた。「みんな，信じてくれない。本当にいるのよ」と，「神様」や「ライオンさん」がみえると語った。「カウンセリング室に行きたい」，「ここに来るとほっとする」と，その患者は何度か看護カウンセリング室に来た。「イライラする」と言うので，「それはどんな感じ」と問いかけると，「片足は動きたくてしようがなくて，もう片方の足はここに留まろうとしている」と語った。

　ある時，「駄目なの。死にたくなっちゃって」と，看護師に連れられて車椅子で看護カウンセリング室にやってきた。「最初に医者に駄目かもしれないと言われていたことがずっと引っかかっていた。そのことは家族の前でも口にできなかった」と，そこで初めて病気に対する気持ちを語った。＜ずっと自分の病気のことをどう思っているのか気になっていた。何も語らなかったけれど，でもいまの話を聴いて，ああ，やっぱりそうだったんだって。つらかったんだなあって＞，＜そういう言葉にできない思いが，神様やライオンさんになって出ているのかもしれない＞と伝えると，「私もそうだとわかっている」，「ここはとても落ち着く。何かすっきりしている。泣いたのがよかったのかもしれない。泣いたことなんてないもの」と語った。マッサージをすると，「どうしてこんなに優しくしてくれるの」と言いながら，うとうとした。「おなかがすいた」と言って，一緒に食事をとった。病室ではあまり食事をとれなくなっていたが，ここではおいしそうに食べていた。

　このように，同じ病院の中でも，病室などの他の空間とは異なる雰囲気が看護カウンセリング室にはある。中には，突然，泣きながら部屋を訪ねてくる人もいる。一日の仕事の割りふりを比較的自由にできるので，いま，ここで，早急に私を必要としている人がいる場合，その人にじっくりつき合える。病室で話せないことでも，看護カウンセリング室では話せることもある。看護カウンセリング室は，病院の中でも病院らしくない空間，つまり，ほっとできる場，じっくりつき合ってもらえる場，駆け込み寺的な場，という機能があることがわかってきた。

第4章 看護カウンセリングの拡大：サポートグループ

　サポートグループとは，参加者の相互作用の中で，情緒的サポート（体験の分かち合い）や，モラールサポート（励まし合い），情報的サポート（情報交換）を提供し合い，その結果として，ストレスに対処するための効果的なコーピング方法を学び合い，リースマン（Riessman, 1965）のいう「ヘルパーセラピー原理」によって，自尊心を高めて成長することを目的としたグループである。グループ・アプローチの中には，当事者同士のセルフヘルプ・グループや，専門家が関与するサポートグループがあり，形態もさまざまであるが，これらを総称してサポートグループと呼ぶことができる。

　看護カウンセリングは個人カウンセリングのみならず，グループ療法にも拡大できる。本章では，そのような視点から私たちの実践を記述し，サポートグループのさまざまな可能性について論じる。

I. がん患者のためのサポートグループ

1. 歴史と動向

　がんの早期発見と治療および医療技術の進歩により，がん患者の長期生存が可能になってきた。一方，1981年以来，わが国における死因の第1位は

がんである。治癒するがんが増えてきたとはいえ，未だにがんというと，死と直結したイメージがある。再発と死の不安を抱えながら生きていかなければならないがん患者が増えてきたことも事実である。このような現状の中で，近年，がん患者へのケアとしてより良く生きるというテーマが重要視されるようになり，がん患者の QOL(quality of life，生活・生命の質)に関する研究も盛んに行われるようになった。医療においても，生命の量ではなく，生命の質を求めるようになってきた(新福，1995)。

このような動向の中で，がん患者の QOL を高めるためのサポートグループが現れてきた。欧米では，専門家が関与しない患者同士のセルフヘルプ・グループは，1940 年代に喉頭摘出術を受けた患者たちの相互支援クラブとしてすでに現れていたが，専門家が関与するがん患者へのグループ介入研究は 1970 年代から急激に増えてきており，現在も多くの研究者によって取り組まれている(Benioff & Vinogradov，1993)。

ファウズィーら(Fawzy et al，1995)のレビューによれば，がん患者のためのグループ・アプローチは対象者によって二つの方向性があるという。ファウズィーら(1993)の 6 週間の構造化された精神医学的介入グループなど，主にがんと診断されたばかりの患者のための短期型構成的心理教育グループと，ヤーロムとグリーブス(Yalom & Greaves，1997)，スピーゲルとヤーロム(Spiegel & Yalom，1978)の転移性がん患者への事例研究から始まった，スピーゲルら(1989，1993/1997)の転移性乳がん患者に対する支持・表出型グループである。看護の分野では，ジョンソン(Johnson)による I Can Cope Program があり，日本でも季羽らによって実践が行われている(季羽，1993)。

これらのグループ介入は，教育，コーピング方法の指導，ストレス・マネージメント，行動トレーニング，情緒的サポートなどのプログラムが単独，あるいは複合で行われている(Fawzy et al，1995；Spiegel，1995)。対象者の構成は，あらゆるステージにあるがん患者と家族および友人を含むものや，がんや治療のタイプで構成されるもの，がんの経過の中でのある時期を経験している人々(がんと診断された人，化学療法を受けている人，再発した人など)を対象としたものがある(Johnson & Lane，1996)。

このような研究を通して，「死について肯定的な感情を持ちながら話し合

えるようになる」、「疎外感の緩和」、「メンバーが互いに援助し合うようになる」、「苦痛の緩和」、「積極的なコーピングの使用」、「安寧感の増加」、「個人間の問題を解決することの援助」などの効果があることが確かめられてきた（Benioff & Vinogradov, 1993）。さらに，グループ介入の延命効果や，免疫の活性化に繋がることも解明されつつある（Spiegel et al, 1981；Fawzy et al, 1990；van der Pompe et al, 1997）。

一方，わが国では，乳がん患者の患者会としての「あけぼの会」をはじめ，多様な患者同士のセルフヘルプ・グループが存在する。専門家が関与するサポートグループは，ファウズィーのプログラムを改良した研究が多く，保坂（Hosaka, 1996）がわが国では初めて研究報告を行っている。

私たちも，乳がん患者に対するサポートグループ研究（広瀬，1997a；広瀬他，1997b, 2001a；久田他，1998）や，放射線科における継続的サポートグループ研究（Hirose et al, 1997c；広瀬他，2001b）を行ってきた。

以下に，私たちが実践してきたがん患者のための短期型サポートグループと継続的サポートグループについて論じる。

2．短期型サポートグループ

私たちは，1995年から3年間，「乳がん患者のための体験学習セミナー："こころ"と"からだ"からのメッセージ」と題して，術後乳がん患者のための短期型サポートグループを行ってきた。

私はこれまでがん患者への個人カウンセリングを実践してきた中で，患者から「こんなことを思っているのは私だけでしょうね」とか，「他の人はどんなふうに思って生きているのかしら」といった言葉を聞いてきて，患者が他の患者との繋がりを求めていることを実感してきた。私は，一般人を対象としたエンカウンター・グループの実践からグループ・アプローチの有効性を確認してきたことからも，がん患者へのサポートグループの必要性を考えるようになった。

ここで，ある回のサポートグループについて紹介する。なお，案内文は表1の通りである。

表1 「乳がん患者のための体験学習セミナー："こころ"と"からだ"からのメッセージ」の案内文

　近年のめざましい医療技術の発展に伴い，がん治療も飛躍的な進歩を遂げて参りました。今やがんはイコール死に至る病いではなく，慢性病になってきています。とはいっても，"がん"という言葉の持つ響きは，未だに私たちを脅かします。がんにかかってしまった方の中には様々な不安や恐れ，迷い，葛藤，自責感などを体験している人もいらっしゃるでしょう。そのような段階から病いを自らのものとして引き受けていくことに向かえるようになったとき，人は病いと共に生きることができるのではないでしょうか。

　これまでの医療は人間を物体のように扱い，悪い臓器だけを見てその部分だけを治そうとする傾向がありましたが，最近，こころとからだはひとつであるという立場に立った『患者中心の医療』が見直されてきています。

　このセミナーでは，からだほぐしを行ってリラックスしたり，こころとからだに優しく触れて，その感じを言葉やイメージにしていくことで，本当の自分に出会えるメッセージを引き出してみようとするものです。また，同じ病いを持つ人同士で語り合い，それぞれの体験を共有したいと思います。毎日毎日，頑張っている皆さん，ちょっとこころとからだを休ませてあげませんか。

1）グループの枠組み

【参加者】表2の通りである。全参加者には研究協力を依頼し，承諾を得た。参加者の年齢は40〜50代，術後年数は6か月〜5年であった。

【期間・回数・時間】毎週3時間のセミナーを計8回，その後一月の間を経て，月1回3時間のフォローアップ・セミナーを行った。

【プログラム】がん患者は身体に痛みや違和感を感じ，そのような身体を否定してしまいがちであること，再発や死の不安を抱えていることなどから，

表2　参加者がセミナーに期待すること

参加者	優子	一美	紀子	聡美	律子	政子
セミナーに期待すること	みんな仲良く，どんな悩みも話せる場所づくり	心と身体を休ませてあげたい	マッサージなどをし，みんなの話を聴いて，身体にも心にも安心感を与えてあげたい	情報を交換したり，気持ちを共有して，自分の生き方を見つけること	自分の新しい世界が広がること	いろいろな人と出会いたい

身体へのアプローチによって心地よい感じを味わったり，心配事から間を置く体験が必要ではないかと考えた。そこで身体のリラクセーションから心理的リラクセーションへと進み，心身の緊張が緩和してきた段階で参加者同士の言語的相互作用の場を提供していくという流れを想定し，以下のようなプログラムを設定した。

① **からだほぐしとイメージ療法**：呼吸法を取り入れながら，足の裏の指圧から始めて身体全体をほぐす。その後，心地よいイメージを浮かべて，心身共にリラックスさせる。

② **フォーカシング**：具体的には，「最近，自分が気になっていることは？」とか，「いまの自分の身体の感じは？」などと自分に問いかけ，出てきたものを吟味し，受けとめることで，新たなものの見方や生き方の方向性を生み出していく。

③ **エンカウンター・グループ**：エンカウンター・グループの精神である参加者の主体性を尊重したファシリテーターのかかわりは，セミナーの中で一貫して存在し，セミナー全体がエンカウンター・グループであるともいえる。

④ **ティータイム**：感想文の記入後，その日の心残りを語ったり，日常的な会話をすることによって，現実の生活に戻っていく準備をするための時間。毎回のセミナーで，①〜④のプログラムがすべて行われた。

⑤ **フォローアップ最終回におけるブレーンストーミング**（表3）：セミナー参加による日常生活への影響を質的に評価するために，私たちが開発した。サポートグループの効果判定だけではなく，各参加者がこれまでの体験を言語化し，自分なりに再吟味する「別れの儀式」としての意味を持たせた。

【スタッフ】ファシリテーター(facilitator，以下 Fac. とする)2名と，アシスタント1名。

2) グループ・プロセスとその意味

(1) グループ・プロセス

「　」内は参加者，＜　＞内は Fac. の発言を示す。＃1，＃2…はサポートグループの第1回，第2回…を表している。

表3 ブレーンストーミングの方法

(1) ディスカッション
「セミナー体験が，否定的なことも含めて日常生活や自分自身に影響していること」というテーマで話し合う。

(2) カード記載
リラックスしてもらった後,「セミナーは自分にとってどんな意味があったのだろうと，自分自身に問いかけて下さい。良いことも悪いことも含めて下さい。無理に考えようとしないで，自然と浮かんでくるまで待って下さい。一つ浮かんできたら，それを受けとめて脇に置き，次に出てくるのを待って下さい」という教示を行う。
浮かんできた事柄を，各メンバーが1枚のカードに一つずつ箇条書きで書く。

(3) 共有と追加記入
①順番に自分のカードの中から1枚ずつ読んでもらい，そのカードをテーブルの中央に出す。
②他の参加者の中で自分も同じことを書いたと思った人は，そのカードを前者が提出したカードの上に重ねる。
③書いていなかったが同じことを感じていると思ったら，新しいカードにその内容を記入し，それも中央に出されたカードの上に重ねる。
④別のことを思い出した人は，その内容を新しいカードに記入し，自分の手元に置いておく。
この作業を参加者全員が手持ちのカードがなくなるまで，順番に続ける。

【#1 からだほぐしに満足：でも，まだ緊張】
リラクセーションではリラックスできて，みんなうとうとしていた。律子は「眠かったけど，眠っちゃいけないと思った」と言うので，Fac.2が＜気持ちよく眠れたら最高＞と返した。感想文には，ほとんどの人が「リラックスできた」と記載。紀子と政子は友達ができることを喜んでいた。

【#2 本当にリラックスできた：律子の民間療法へのこだわりと不安】
聡美や律子が「先週はまだ緊張していたんだね。今日は気持ちよかった」と話す。律子は「さまざまな食事療法があって，どれがいいのかわからない」,「ずっと元気でいられるかなあと気になる」と語った。

【#3 Fac.2の民間療法の話を熱心に聞き入る参加者と，それに乗れずにティータイムで悩みを打ち明けた政子】
聡美は化学療法中で，身体的にきつい状態だった。「皆さんは疲れないんですか？つらくても頑張ったほうがいいと思うんですが」と尋ねた。律子は

放射線治療と化学療法をすでに終えていて，そんな聡美を思いやり，「治療中だから疲れるのは当然。今は休めばいい。後でいくらでも頑張れるから」と伝えた。感想文では「どんどん話したり，聞いたりしたいが，聡美さんの疲れた顔をみて，控えめに喋った」と書いていた。律子は自分の再発や死の不安を語ることは，いまの聡美にはきつすぎるのかもしれないと気にしていたのだった。

　Fac.2 が個人的に実践してきた民間療法の話をすると，政子以外のメンバーは熱心に聞き入っていた。私はその雰囲気が気になり，＜民間療法がブームになっているところもあるから，自分に合ったものを選択していくことが大事＞と伝えた。

　私は，政子がセミナーの中で孤立していたようにみえ，気になっていたので，ティータイムのときに政子の隣に座った。すると政子が「みんな，ブラジャーはどうしているのかしら。精神的なことに関心がある人たちばかりで，こんなことを聞いてはいけないのかしら」と尋ねてきた。私は政子に，＜ブラジャーのこともとても大事なことだから，この場で聞いてみればいい＞とサポートした。政子が他のメンバーに自分の悩みを打ち明けると，メンバーたちは熱心に情報を提供していた。

【#4　最近の自分はどんな感じ？：律子「再発や死に平静に向かいたい」】

　律子が「自分と健康な人との世界が違ったふうに感じる」と語ると，優子が「健康な人にわからないのは仕方ないよ」と伝えた。律子は最近の自分を「緊張して気負っている感じ」と表現し，その感じは「再発したときにとり乱す自分が怖い」という気持ちに繋がっていった。私は＜律子さんが民間療法にこれだけこだわっていたのはそういうことだったんだとわかって，律子さんに近づけたような気がした＞と返した。律子は感想文に，「再発の恐怖と死についてはっきり口にできて良かった」と記していた。律子の率直な話に触発されたかのように，ティータイムでは，一美ががんになって歩んできた道を語り出した。

【#5　気になっている人(こと)は？：霊安室に迷い込んだ紀子の語り】

　紀子が霊安室に迷い込んで怖かった話を始めたが，子どもの頃に体験した死の恐怖に話は繋がっていった。他のメンバーは深刻な表情で聞き入ってい

た。一方，職場から駆けつけてきて途中から参加した一美は，「集中できない」と表情がうつろだった。Fac.2 に肩を揉んでもらって，「楽になった」と，一筋涙を流したのが印象的だった。

【#6　みんなで横になる：捨て猫の保護で疲れている優子とリンパ管炎になった政子の語り】

　優子は他のメンバーと異なり，精神的には安定しているようにみえたが，とにかく疲れている人だった。セミナーの中で熟睡した翌週，「忙しくてこんな所に来ている暇はないはずなのに，なぜ，どうしてもセミナーに参加したいと思ったのかわからなかったんだけど，それがようやくわかった気がする。子どもに熟睡してしまった話をしたら，お母さんがいちばんセミナーを必要としているのかもねって，言われてしまって」と苦笑していた。

　優子は傷ついた捨て猫を保護して，親猫の避妊手術をして返すという生活を続けている人で，家には何十匹もの病気や障害を持って引き取り手のない子猫がいて，睡眠時間を削って世話をしていた。当然，身体は疲れ切っている。それでも止められない。自然と猫が寄ってきて，優子も引き寄せられていくという。以前，大手術のときに臨死体験をして以来，死が怖くなくなり，生き物に心が開かれていき，捨て猫の保護が始まった。優子は眠るためにこのセミナーに通っていた。一方で，メンバーへの優しい対決がとても上手だった。メンバーの中で優子の行動に呆れる人は誰一人おらず，それどころか，自分たちにはとてもできないことを続けている優子を尊敬し，優子の身体を気遣っていた。

　優子は滅多に愚痴や悪口を言わない人なのに，この日は猫にまつわる人間関係の疲れや怒りを語った。

　一方，政子も普段は明るく元気にふる舞っていたが，この日は，リンパ管炎で腕が腫れてしまってつらいと話し出した。

　後半，みんなで床に横になって，静かな時間が流れた。

【#7　気になることを箱に入れよう：聡美と一美の変化 & 参加者から紀子へのOKメッセージ】

　民間療法の話になって，律子と一美が熱心に聞き入る様子をみて，優子が「すぐに飛びつきそう」と返した。

気になることを箱に入れるワークを行った後，聡美と一美が最近の自分の変化を語りだした。久しぶりに参加した聡美であったが，「いまの状態をこれでいいのかなと楽しむようになってきた。具合が悪ければ休めばいいし，できなければできないで置いておけばいいしって。前は，何が何でもやらなければいけないとか，頑張らなくてはいけないと思っていたけど」と言い，一美は「気持ちが切り替えられるようになった。無理に切り替えようともがかなくても自然にしていればいいんだと気づいた」と語った。一美はそのことを感想文で，「心の在り方が身体にいろいろな変化を持たせることを改めて知った」と書き，聡美は，久しぶりの参加であったにもかかわらず「とてもリラックスしていい気持ちになった」と記していた。

その後，紀子が自分の体験を語りはじめた。律子と一美が「紀子さんは優しい。それでOKよ」と何度伝えても，紀子はそれを受けとろうとしなかった。Fac. がそのような紀子との対決 (confrontation) の場を作ると，紀子は，母親に否定されて育てられてきたから，自分に対する肯定的な評価をなかなか信じられないと語った。ようやく律子と一美からのメッセージを受けとめ，嬉しそうに帰っていった。他のメンバーがFac.のやり方に感動するので，＜これは参加者全員の力＞と伝えた。

感想文で，紀子は「他人に対して嫌な思いをさせているのではないかと思っていたが，律子さんと一美さんにOKよと言ってもらえて，初めは戸惑ったが，その後，嬉しくなった」と記していた。一方，優子は「みんなの声を聞きながらグーッと眠って，身体が楽になった」と書いていた。

【＃8　律子の問いかけから優子の締めくくり：「死は怖くない。病気に向かう姿勢は人それぞれでいい」】

セミナー最終回。律子が「医者に任せないで自分でコントロールしていかなくてはと思う。でも，紀子さんは先生に任せてうまくいっているようで」と，自分の姿勢の迷いを語る。さらに，「何かいいと聞くとすぐに飛びつくような気持ちになって，過敏すぎるのではないかなって。それは不安からきているんだと思う」と言う。私は＜そのことが気になっていた。でも，いまの言葉を聞いてほっとした。自分のやっていることに気づいている。それは距離を置けていることだと思う＞と受けとめた。

律子が「夫には再発の可能性は話さない。自分の暗いところの話をして，その世界に引きずり込みたくないから」と話した。すると聡美が自分の経験を話し，「私も以前は律子さんと同じ気持ちだった。でもある経験を通して，夫に言わないでおこうというのは自分の奢りじゃないかと気づいて，それからあえて言うようにした。そしたら夫も変わってきた」と言いながら，律子を励ました。かつて，まだ不安定な時期にある聡美を気遣っていた律子が，その聡美から温かいアドバイスをもらえたことはとても意味があったようだった。

　感想文で，律子は「聡美さんからアドバイスがもらえて良かった」と記していた。聡美は「同じ病を持つ仲間がいることで，気持ちがだんだんほぐれてくるのがわかった。話を聴くことによって，自分の置かれている状態はこれからの第二の人生に向けての考えをまとめる良い機会として受けとめるようになってきた」と書いていた。一美は「気持ちを切り替えることができることを体験し，がんという病気を生きる力にして，これからの日々を過ごしていくことへの小さな自信が生まれた」と記した。

　ティータイムで，優子が自分の臨死体験の話をした。律子が「死ぬのは怖くないの？」と尋ねると，優子は「怖くないよ」と優しく応えた。そして「病気への向かい方は人それぞれでいい」とつけ加え，その言葉が8回のセミナーの締めの言葉となって，セミナーは終了した。私はその一言に胸が熱くなった。というのは，この日のセミナーは上述したように，律子の「医者に任せないで，自分で自分をコントロールしなきゃいけないと思っている。でも，紀子さんは先生に任せてうまくいっているようだし」と，自分の姿勢は間違っているのだろうかという問いから始まったからだ。優子はその日，別の用事があったにもかかわらず，最後のセミナーだからとティータイムのときに駆けつけてきた。最初の律子の苦しい問いかけは知らないはずだ。それなのにまるでそれを知っているかのように，その問いかけに見事に応えたすばらしい締めだと思った。優子が言ったからこそ，その言葉に重みがあり，その場にいた人に深く浸透していく言葉だった。

【フォロー＃1　死のテーマ：愛する人の死と自分の死】

　一月後にフォローアップ・セミナーが開かれた。この日，Fac. 2が疲れて

いて開始前に横たわっていた。私はFac.2のマッサージをしていたが，ふと異様な雰囲気に気づいた。少し離れたところで，メンバーたちは息を潜めてひっそりと固まっていた。いつもだったらとても賑やかに語り合っているのに。いつも生き生きしていたFac.2が横たわっている姿から，まるで死の不安を刺激されたかのようだった。

　グループが始まると，話題は死のテーマが続いた。律子が転移したのではないかと不安になっていたと話す。紀子は母親が亡くなったことの寂しさや，自分の死の準備などを泣きながら語った。他の参加者は紀子の話を共感的に聴きながら，自分自身の死や身近な人との関係やその死に対する感情を次々に語っていった。

　律子が「セミナーに対する依存や期待が強いことに気づいた。考え直さなきゃ。だって，一方的に求めているだけだから」と，これまでの姿勢をふり返った。

　律子は感想文に，「転移かと思った話ができて良かった」，「紀子さんの話は身につまされた」と書き，紀子は「この夏の疲れと寂しさの根本がわかってきた。他の人の意見を嬉しく聞くことができ，同じ病気の悩みを持つ人は元気にさせてくれる」と記していた。政子は「人生，生き方，病気についての考え方は自分と違うと思った」と書いていた。

　セミナーの中でメンバーはそれぞれの死のテーマを話し合えたとはいえ，重い気持ちを抱えていたのだろう。ティータイムでは，メンバーたちが住所交換を楽しそうに始めた。それはまるで，死の不安を抱えるお互いが肩を寄せ合って支え合っているようにみえた。そこではもう死のテーマは全く語られず，日常的な話題が続いた。私はこのときほどティータイムの重要性を実感したことはなかった。グループの中では重いテーマをはじめ，日常では語られないさまざまな話題が出るが，ティータイムは日常的な話をすることにより，グループの中での思いを抱えたまま帰路につくのではなく，その思いをこの場所に置いて，現実に戻っていくための準備をするための重要な時間になっていたのだった。

【フォロー＃2　ゆったりと自分に直面】

　痛みのある自分が気持ちよくいられる場所をイメージする。イメージの得

意な紀子のことを，優子が「夢見る夢子ちゃん」と表現すると，紀子は「逃避しているのかな」と言う。律子はフォーカシングで学んだ「いまはちょっと置いておいてというのをうまく活用しようと思う」と，再発の不安と間を置くことの必要性を語った。律子は家族への対応に悩んでいたが，他の参加者からのアドバイスを受けながら，周りの人との関係の取り方を前向きに考えはじめた。律子が優子に「とても落ち着いてみえる」と伝えると，優子は「人には頼らない。それは母親が原因」と言い，捨て猫を保護するのは「母親との葛藤が関連しているんだと思う」と，初めて母親との関係を語り出した。

【フォロー＃3　ブレーンストーミングで別れの儀式を楽しむ】

いよいよ最終回。

セミナーをふり返って自由に話し合った。優子が「普段，人から頼られることが多くてすごく疲れている。ここへ来ると頼られなくてすむから休めるし，眠れるし，すごくありがたい場所」と語ると，律子が「温かい受け答えなのよね」と伝えた。私が優子に＜セミナーがなくなったらどうなるのかしら＞と問いかけると，「このままずっと走り続けるんじゃないかな」と応えた。その言葉がとても痛々しく感じられた。

律子は「自分の病気のことしか関心がなかったけど，ここへ来て，他の人も自分のことを心配してくれるし，自分も他の人のことが考えられるようになった。いまならサポートグループと言われてもわかる」，「知識は患者会などいろいろな所で得やすいけど，こういう心まで入ってくる場所はなかなかない」と語った。優子が「Fac. は積極的に出ないで，こちらが言ったことに対してちょこっと出してくれる感じ」と言うと，律子が「それが居心地が良かったっていうか，自分が主人公になっていく感じ」と話した。

私は「セミナーが終わるのは寂しいが，終わりの時間は必ず来る。永遠には続かない。だから，これまでやってきたことを自分なりにまとめて納めて，しっかりとお別れの儀式をしましょう」と，考案したふり返りゲームを始めた。そのとき，優子が涙ぐんでいた。再発や死の不安を語ることでその気持ちが変化し，自分なりの対処法を見つけていく，そんなメンバーたちよりも，もしかしたらこのセミナーをいちばん必要としていたのは優子だったのでは

ないかと感じた。優子の子どもが言ったように。
　ふり返りゲームでは，参加者はたくさんのカードを使って記入し，楽しみながらその結果を読み上げ，最終回ではあったが明るく帰っていった。感想文には，全員が「楽しかった」と記していた。
(2) グループ・プロセスが参加者に及ぼした意味
　スピーゲルとヤーロム(1978)は，サポートグループの成功はそのグループの凝集性に影響すると述べている。また，グループが持つ治癒力の要因として，普遍性，愛他主義，希望をもたらすことを挙げている。これらの要因も含め，ヤーロムら(Yalom & Vinogradov, 1989/1991)は，グループ療法におけるグループ・メンバーの治療・成長を促進する療法的因子(therapeutic factor)として，①希望をもたらすこと，②普遍性，③情報の伝達，④愛他主義，⑤社会適応技術の発達，⑥模倣行動，⑦カタルシス，⑧初期家族関係の修正的繰り返し，⑨実存的因子，⑩グループの凝集性，⑪対人学習，を挙げている。
　次に，グループ・プロセスが参加者に及ぼした意味を，このヤーロムらの療法的因子に対応させながら考察してみよう。
＜心地よさと安心感＞
　からだほぐしやイメージ療法で，初期の頃から全員が心地よさを感じ，そのような安心できる雰囲気の中で，律子が中心となって再発や死の不安を語ったり，他のメンバーにも積極的にかかわり，グループをリードしていった。他のメンバーもそれぞれに困っていることや悩んでいることを率直に語り合い，同じ病気を持つ者同士の相互支援と理解が芽生えていった。この結果は，より良い治療効果を達成したグループにみられるグループの「凝集性」が育っていたことを意味する。
＜同質性から異質性へ＞
　乳がんという同じ問題を抱える他者に同質性を求めて参加した人たちが，そのニーズが満たされていく中で，しだいにそれぞれの生き方があるという異質性への尊重と，自分の在り方はこれでいいのだという自己受容が育っていくというグループ・ダイナミクスが生じていた。これは「カタルシス」や「情報の伝達」の中で，「普遍性」(「こんなことで悩んでいたのは私だけかと

思ったら，そうじゃなかった。みんな同じ」)を実感することで，孤独感から解放され，「愛他主義」(「こんな私でも役に立つ」)という，グループの中で他者を助けることによって自尊心を高めることに繋がっていったことを意味する。

＜心配事と間を置く＞
　このセミナーの主たるテーマとして，＜民間療法への関心＞，＜死の不安＞，＜心配事と間を置く＞が挙げられる。＜民間療法への関心＞の背景には，医療への不信感や不満と共に巷に溢れる過度な医療情報がある。そのような強い関心の根底には，＜死の不安＞があった。特にこのグループでは，積極的に死の問題を語る律子と，母親を数か月前に亡くした紀子が参加していたこともあって，死の問題はグループの中でさらに顕在化した。そのような死の不安など，自分が巻き込まれている＜心配事と間を置く＞作業がフォーカシングの技法を用いることで続けられた。これは，死を見つめるという「実存的因子」や，フォーカシングを学ぶといった「社会適応技術の発達」が生じたといえる。

＜対人関係への直面化＞
　母親との関係を引きずっていた紀子は，グループの中で「対人学習」，「初期家族関係の修正的繰り返し」を試みた。律子は，聡美をモデルとして夫との問題を乗り越えることを学んで，「希望をもたらすこと」を経験した。この律子の行動は聡美の「模倣行動」ともいえる。

＜体験のふり返り＞
　最終回にふり返りのセッションを持ったことで，自分たちの体験を言語化し，その体験を確かなものとして受けとめ，それぞれの生活に戻っていったといえる。

3）ブレーンストーミングの結果とその意味

(1)ブレーンストーミングの結果
　表4に，ふり返りゲームとして行われたブレーンストーミングの結果をまとめた。

表4 サポートグループに参加したことによる影響

＜心身のリラックス＞
・心が落ち着き，リラックスできるようになった。
・痛みを気にしないでいられた。
・リラクセーションの方法を教えてもらった。
・気持ちの切り替えができるようになった。

＜心と身体の繋がり＞
・心が病気を作る面があることがわかった。

＜自己受容＞
・ありのままの自分を認められて自信がついた。
・家族の中ではずうずうしく暮らせるようになった。

＜参加者同士の相互理解＞
・参加者とは乳がんについて素直に話せた。
・利害関係なく話せて嬉しかった。
・わかり合える友人ができた。

＜他者への思いやり＞
・他人に優しくなった。
・家族ががんにならないことを願うようになった。
・セミナーで学んだことを家族に教えた。

＜孤立感からの解放＞
・健常者とのわだかまりが消え，積極的に交流していこうと思うようになった。

＜病気・死の受容＞
・痛みを親しく思えるようになった。
・再発の不安を気にしないでいられるようになった。
・死について話すのが怖くなくなった。

＜生き方・価値観の変容＞
・明るく過ごそうと思うようになった。
・人の役に立っていると思えるようになった。
・どんなことにも感謝する気持ちを持つことの大切さを知った。
・生きる意味・喜びを感じるようになった。
・限りある自分の命を見つめていきたいと思うようになった。

＜その他＞
・スタッフの優しさが身に染みたことが思い出される。
・カウンセリングに興味を持った。
・乳がんであることを思い知らされた。

(2) 日常生活への影響

　ブレーンストーミングの結果から，参加者にとってサポートグループが，その後の日常生活にどのように影響しているのかを考察してみよう。
　カテゴリー＜心身のリラックス＞の中の，「心が落ち着き，リラックスで

きるようになった」や「痛みを気にしないでいられた」は，心理的苦痛の軽減ともいえる。「リラクセーションの方法を教えてもらった」，「気持ちの切り替えができるようになった」は，スピーゲルら(1981)が述べているように，コーピング・スキルのレパートリーが増えたことを意味する。

カテゴリー＜生き方・価値観の変容＞の中の「人の役に立っていると思えるようになった」は，上述したヤーロムの「愛他主義」を意味する。これをスピーゲルは，無価値感を減少させ，自尊心を高めることだと述べている。カテゴリー＜他者への思いやり＞の中の「他人に優しくなった」も愛他主義といえる。これは，他者のためになる体験を通して自尊心を高めるだけではなく，自分の苦痛のみにとらわれていた状態から他者への関心が高まっていったことを意味する。

がん患者のQOLを高めるケアを行うためには，身体的，心理的，社会的，スピリチュアル・実存的側面からの全人的アプローチが必要とされる。私たちが実施したサポートグループは，個人差はあるものの，これらすべての側面に影響を及ぼしたことがわかる。

つまり，＜心身のリラックス＞と＜心と身体の繋がり＞は身体的側面と心理的側面に，＜自己受容＞は心理的側面に，＜参加者との相互理解＞，＜他者への思いやり＞，＜孤立感からの解放＞は社会的側面に，＜病気・死の受容＞，＜生き方・価値観の変容＞は実存的側面に対応するといえる。

これは，心身両面からのアプローチによる三つのプログラム：からだほぐし，フォーカシング，エンカウンター・グループが相互に関連し合い，それらが統合されていたことが影響していたと考えられる。

一方，「がんであることを思い知らされる」という意見は，患者としてのアイデンティティを強化されることを意味し，私たちはそのような参加者の思いを心に留めておく必要がある。

4）個人の変化とその意味

優子はセミナーの中で安心して熟睡することで，忙しい日常生活の疲れを癒し，明るく過ごそうと思えるようになっていた。一美は心身共にリラックスさせることで，気持ちが切り替えられるようになり，そのことが前向きに

生きていく力と自信を与えていった。紀子はリラックスすることで，心身が楽になり，葛藤や不安を語り，他のメンバーからフィードバックを受けて少しずつ自分を信じられるようになっていった。聡美は仲間によって気持ちがほぐれ，いまの生活を楽しむ余裕が出てきて，いまの状態をこれからの人生を考える機会として受けとめられるようになった。律子は積極的に自分を語る中で，病気に対処していく方法を学んでいき，居場所が広くなったと感じるようになった。政子は自分と違う人たちに出会って友達が増えたり，家庭の中でリラックスする時間を持てるようになった。

　各参加者の変化の意味を，表2の「セミナーに期待すること」（本書p186）と照らし合わせながら，考察してみよう。

　優子は，参加者が仲良くでき，悩みを話せる場を作ることをセミナーに期待していたが，グループの中では熟睡して疲れを癒しながら，一方で，他の参加者に対して的確でかつ温かいかかわりをすることで，参加者が話しやすい雰囲気を作っていった。心身を休ませることを期待していた一美と紀子は，期待通り，心身をリラックスさせることができた。自分の生き方を見つけたいと思っていた聡美は，心にゆとりが生じ，いまの状態をこれからの人生を考えるための良い機会として受けとめられるようになった。律子は病気とうまくつき合っていく自信が芽生えはじめ，自分の居場所が広くなったと感じているが，それは最初に期待していた自分の新しい世界が広がるということが実現したといえる。さまざまな人との出会いを期待していた政子は，期待通り，自分と考え方の違う人たちと出会い，友人ができたと感じていた。

　私たちは，メンバーの期待を特別に意識して個々のメンバーにかかわったわけではない。しかし，結果的には上述のように，各参加者がそれぞれ個別の課題を抱えながらも，他のメンバーとの相互作用の中で，最初に期待したことを獲得していったことが興味深い。

5）専門家や看護師が関与することの意味

＜参加者への尊重と共感＞

「私たちの気持ちを温かく受けとめ，優しくしてくれた」という声から，専門家としての参加者への尊重や共感が伝わっていたといえる。

＜参加者の主体性の重視＞

「自分が主人公になっていく感じ」は，エンカウンター・グループの基本姿勢である，参加者の主体性の尊重が実行されていたことを示している。

このようにセルフヘルプ・グループと異なり，専門家が関与することは専門家としてのスキルを用いることによって，参加者の心理的成長を助けることができる。

＜現実社会との繋がり＞

「私の気持ちは健康な人にはわからない」と，社会と壁を作りがちな患者の気持ちを健康である専門家が理解することは，患者を「健康な人」，すなわち社会と繋ぐ役割もある。

＜看護師とのしての視点＞

参加者の悩みや疑問はがんやその治療から生じていることが多く，臨床心理士だけでは対応できないこともある。私は看護師としてその点を理解し，間違った医学知識を訂正したり，主治医との橋渡し的役割を果たすこともできた。看護師がサポートグループに加わることで，まさに心身両面からのアプローチを行うことができる。

6）フォローアップ・セミナーの機能

2か月でセミナーを終了してしまうことで，参加者が一種の分離不安を体験することがわかってきたことから，フォローアップ・セミナーを取り入れるようになった。

その結果，フォローアップ・セミナーは，①セミナーに依存していた人が，そのことに気づいてセミナーから自立していくための時間，②セミナーで話しきれなかった死の問題などをさらに深める場，③セミナーで学んだことや得たことを日常生活の中で試してみた参加者が，それを他の参加者と共有し，

自分のものとしてさらに明確化する場，④最終回にふり返りの時間を設けてブレーンストーミングを行うことで，セミナーから巣立っていくための"別れの儀式"を丁寧に行う場であったといえる。

特に，セミナーに依存的だった律子にとって，フォローアップは意味があったといえる。がん患者にとって別れは重要なテーマであり，グループの終結によって引き起こされるさまざまな感情に直面することを援助する視点が必要である。

3．継続的サポートグループ

外来患者の孤独と不安

あるがん患者が，「手術，放射線治療，化学療法と，治療を受けているときは一生懸命だったけど，それが終わったとたん，これからが長いんだなあ，ずっと元気かなあと不安になってきた」，「健康な人に元気？と聞かれると，どう答えていいのかわからない。治療が終わったんだからもう大丈夫ねって言われると，健康な人にはわかってもらえないなと思ってしまう。私の気持ちは複雑なのに」と語った。

がん患者は治療中は具体的な目標を持って病気に向かえるが，その具体的なやるべき行動が終了したとき，言いようのない孤独と不安に襲われる。なぜなら，がん患者にとっては病気との闘いはこれで終わったわけではなく，これから孤独な不安と闘いが生きている限り続くことになるからだ。

入院中は，医師や看護師，同病の患者たちに囲まれ，情報やアドバイスを得ることができる。しかし，退院したとたんに，がん患者が受けることができるソーシャルサポートは質，量共に減ってしまう。積極的な患者は自ら患者会に参加したり，外来で待つ時間に他の患者に話しかけたりして情報を得ようとするだろう。しかし，同じ病気の人ではないかと思いながらも声をかけられなかったり，一人で巷に溢れる書物を読みあさり，それで安心できればいいが，逆に不安になったり，間違った認識を持つに至る患者も少なくない。家族には「心配をかけたくない」とか，「病気のことはわかってもらえない」と，自分の不安を語らなかったり，友人や職場の人たちに自分の病気

を隠す人さえいる。

　私たちが主催していた継続的サポートグループに参加した患者の中には，「友達もいないときに外来サロンの案内をみて，一人で通っているよりもいろいろなことを知りたいと思ってサロンに出はじめた」とか，「どこかにすがりつきたい気持ちで来た」と語った人もいる。これらの声は，外来での緩和ケアの必要性を示唆している。

欧米における外来での緩和ケア

　1975年にイギリスで初めてデイ・ホスピスが開設され(Spencer & Daniels, 1998)，その後，デイケア・サービスは急速に広がった(Pentersen, 1992；Higginson, 1993；Eve, 1994)。1996年にはFisherとMcDaid(1996)によって，緩和デイケアの包括的ガイドが発刊された。緩和デイケアとは，がん患者と家族の生活をサポートするシステムである。

　Fisherらは，緩和デイケアの目標を次のように列挙している：①暮らしの中でのサポート，②患者が家で生活し続けるための安息所，③患者・家族の身体的，心理的，情緒的，社会的，スピリチュアルなニーズに応えることによってQOLを高める，④自己を信頼することを強化し，依存を最小限にし，自信を鼓舞するためのリハビリテーションを提供する，⑤社会的な刺激を提供し，孤立をなくす，⑥環境の変化を提供する，⑦創造性と個人の成長を促進する，⑧患者の病気の進行をモニターする，⑨休息のためのケアのきわめて重大な資源。

　緩和デイケアのスタッフは，理学療法士，作業療法士，アート・ミュージックセラピスト，チャプレン，医師，スピーチセラピスト，看護師，ソーシャルワーカー，歯科医，カウンセラー，アロマセラピスト，マッサージ師，ボランティアなどからなる。他に，ストマや尿漏れ，リンパ性浮腫などを専門とするナース・スペシャリスト，栄養士，装具整備師，ヘアドレッサーなどが含まれているところもある。

　わが国では，精神障害者や老人のためのデイケアシステムが広がりはじめているが，緩和デイケアも今後，地域で暮らす患者と家族の生活を支え，そのQOLを維持し，高めるためのプログラムとして，重要な役割を果たして

表5　外来サロンの案内文

外来サロンは，皆様の出会いの場として始まりました。それぞれの思いや出会いを大切にできる，やさしい場になればという思いで行っています。お茶などを飲みながら，私たちと話してみませんか。放射線科の患者さんであれば，どなたでも参加できます。お気軽にご参加下さい。お待ちしています。

いくと思われる。多彩な専門家がかかわる中でコーディネーター的役割を担えるのは，疾患の理解と生活の援助という両方の機能を持つ看護師ではないだろうか。

　私たちは，1995年から6年間，ある放射線科の外来患者を対象として，主に情緒的サポートを目的とした「外来サロン」という継続的サポートグループを実施してきた。これは，緩和デイケアの一部の機能を果たすものとして位置づけた試みである。

　次に，この外来サロンについて紹介する。表5は外来サロンの案内文である。

1）外来サロンの枠組み

【対象者】放射線科の患者であれば，いつでも誰でも好きなときに，自由に参加できる。参加者は40～50代の女性の乳がんの患者が多かったが，それ以外のがん患者やがん以外の患者など，性別も病名も年齢もさまざまな人が参加した。ほとんどが外来患者であるが，入院患者も参加した。
【頻度・時間】月2回，90分程度。
【スタッフ】ナース・カウンセラーとカウンセラー各1名。他に看護師1名。研修生や医師が参加することもある。
【進め方】毎回テーマを決めて，テーマに添って思うことを語っていくことが中心となる。テーマは参加者のその時々のニーズを考慮しながら，あるいは希望を取り入れながら，最終的にはスタッフで決めていく。
【セッティング】くつろげる空間を提供するために，花や音楽，簡単なお茶菓子を用意。

表6 外来サロンのテーマ

①病気に関するテーマ
  ・過去をふり返る:「がんと言われたとき」「初めて傷跡をみたとき」
  ・現在に直面する:「病気をして失ったものと得たもの」「がんになって良かったことを見つけよう」
  ・未来を見つめる:「再発したらどこまで知りたい?」「死の準備」
②医療者や家族との人間関係に関するテーマ
  ・医療者との関係を考える:「医療者に言いたかったこと,言いたいこと」「主治医とうまくいっていますか?」
  ・家族との関係を考える:「自分にとって家族とは?」
③自己を見つめるテーマ:「自分にとって大切なものは?」
④心理療法に関するテーマ
  ・リラクセーション:「からだほぐし」
  ・心の整理法:「フォーカシング」「壺イメージ療法」
  ・自己表現:「コラージュ」
  ・ビデオ鑑賞(グループ療法など)
⑤教育:「講義『がんの再発について』」「ホスピス見学」
⑥くつろぎの時間:「贅沢な時間を過ごしてみませんか」「何を話してもいい日」
⑦ふり返り:「外来サロンに出て良かったこと,悪かったこと」
⑧その他

(「　」内は具体的テーマの例)

【案内の方法】毎回のテーマが書かれた数か月の予定表を外来に置いておき,患者が自由に持っていけるようにする。
【スタッフの役割】スタッフが司会を務めるが,スタッフはファシリテーターとして参加し,参加者が安心して自由に話ができるような安全な雰囲気を作ることを目指す。
【テーマ】テーマは表6の通りである。
　「フォーカシング」や「コラージュ療法」は定期的に取り入れる。患者によっては身体感覚を味わうことを得意とする人もいれば,コラージュや創作活動で,自分の内面を表現することを得意とする人もいる。言葉とは違った形で自分の感情や不安や痛みを表現することで,不安などと距離を置き,距離を置いたことによって,それらの問題と直面することができるようになる。

「ホスピス見学」は＜教育＞以外に，＜未来を見つめるテーマ＞とも関連する。

＜くつろぎの時間＞は，特に話し合いのテーマを決めずに自由に話し合うもので，「何を話してもいい日」は毎年クリスマスの時期に行われ，「贅沢な時間を過ごしてみませんか」は，年の初めにお香とかハーブティーの香りや味を楽しんだりする時間。

＜ふり返り＞は，年に1回，自分たちの体験をふり返る時間である。

2）グループダイナミクスの実際

【事例1】

　明子は「自分一人では怖くて観られない。みんな一緒だったら大丈夫だと思うから」と言って，ホスピスのビデオを観たいと提案した。ホスピスにも見学に行ったが，それも同様の思いから明子が提案したことだった。明子は「私の家族はみんな病気を持っていて，将来，再発しても家族の世話にはなれないから，ホスピスに入ろうと思っている。だからいまのうちにホスピス見学をしたい」と言った。

　ビデオを観る日，同じ思いを持つ人たちが集まった。ビデオ鑑賞はメンバーにとってかなりきつい時間だった。それでもメンバーは逃げることなく，最後まで観て討論し合った。メンバー全員が一度に落ち込むことは決してなく，誰かが落ち込めば必ずサポートする人が現れた。これこそがサポートグループの力なのだと感じた。

　ホスピス見学では，それぞれがかなり具体的な質問を積極的に行っていた。「ホスピスの見学に行ってよかった。誰もがああいう死に方ができるとは思わないけど，でも，苦しまずに亡くなることができるのだとわかったことは大きい。死ぬのが怖くなくなった」と語った患者もいた。

　再発や終末期といった状況になったときに初めて，治療や治療の場の選択を迫られるのではなく，早い時期から自分の価値観や生き方を考えることはとても大切なことだ。それはまた，私たちスタッフも患者と共に自分たちの価値観や生き方を問われる時間である。

【事例2】
・リラックスできた…
　外来サロンに参加する人の中には，転移して入院している患者もいる。光世もその一人だった。「リラックスしたいから」と言って，リラクセーションのテーマの日に参加して落ち着けたと喜んでいた。
・自分にとって大切なものは…
　ある時，「自分にとって大切なものは？」というテーマで，5枚のカードに大切なものを一つずつ書いてもらい，1枚ずつ大切なものを捨てて，最後に，いちばん大切なものが書かれたカードを自分のところに残してもらうことを行った。その日，進行がんの入院患者が二人参加し，その中には光世もいた。このテーマは，自分にとって本当に大事なことに気づけるように，そして，自分自身をもっと大切にしてあげていいのだということに気づけるようにという思いから取り入れたものだった。しかし，私たちはその人たちにはこのテーマはきつすぎるのではないかと心配し，二人に確認した。二人はそれでも参加すると応えた。
　二人は真剣に取り組み，「健康」を捨て，「家族」を捨て，最後に残したものは「安らぎ」や「自分自身」だった。その思いを泣きながら語る二人の姿に，他の参加者もとてもつらかったと思うが，律子は「私はまだそういう状況ではないけれど，でもすごくよくわかる。ここにいる人たちはわかり合える気がする」と，その人たちをいたわりながら，そして自分も泣きながら語った。
・コラージュに参加して…
　次に光世が参加したのはコラージュのときだった。光世はかなり具合が悪くなっていたが，夫と一緒に参加して，二人でコラージュを作った。それが最後の参加となった。
・光世を見送って…
　そんなふうに光世が参加したことで，外来サロンの仲間が光世の見舞いに行くようになったのは自然なことだった。光世が亡くなって1週間足らずのサロンの日，光世にかなり深くかかわった博美と政子は悲しみに暮れていた。
　博美は「私にとっては人が亡くなるのは初めて」と，人が弱って亡くなっていくプロセスに初めてつき合わせてもらった貴重な体験を敬虔に受けとっていた。「私も手術を受けるときは，このまま意識が戻らないかもしれないと不安だった。でも，私は病院の外にこうして出られた。そのことがとても大きなこ

となんだって思えるようになった」と語った。＜それが光世さんが遺してくれたものなんですね＞と伝えると，彼女は静かに頷いた。
　光世とほとんど面識のない他のメンバーも，黙って涙を流しながら二人の話を聴いていた。綾子が「光世さんはこういうお友達がいて良かったですよね」と言った。その言葉がとても温かかった。

　このように参加者は，他のメンバーと共にいることで孤独感から解放されると同時に，他のメンバーを助けることによって自分自身を助ける体験をし，そして，同じ問題を抱えている他のメンバーをモデルにして自分の問題を乗り越えていくことを学んでいた。これは，スピーゲルとヤーロムが述べている，グループが持つ治癒力の要因である普遍性，愛他主義，希望とも一致する（Spiegel & Yalom, 1978）。

3）外来サロンの体験のふり返り

　参加者が外来サロンの体験をふり返ることができるように，ブレーンストーミングを行ってきた。ブレーンストーミングの方法は表3（本書p188）に準ずる。表7は，継続参加者7名による過去3回のブレーンストーミングの分析結果である。
　ブレーンストーミングによって抽出されたカテゴリーから，外来サロンは短期型サポートグループと同様，がん患者の身体的，心理的，社会的，スピリチュアル・実存的側面のすべてに影響を及ぼしていることがわかった。つまり，＜心身のリラックス＞と＜心と身体の繋がり＞は身体的側面と心理的側面に，＜自己受容＞と＜自己の肯定的変化＞は心理的側面に，＜参加者同士の相互理解＞と＜孤立感からの解放＞，＜他者から尊重されることの実感＞は社会的側面に，＜病気・死の受容＞，＜生き方・価値観の変容＞は実存的側面に対応するといえる。

4）居場所としての外来サロン

　外来サロンの意味を"場"の視点から見直すと，表7で斜体で示したように，＜ほっとできる場＞，＜楽しい場＞，＜吐き出せる場＞，＜仲間に会え

表7 参加者にとっての外来サロンの意味

①心身のリラックス
　・身体が楽になる
　　「フォーカシングをして身体が楽になる」
　・楽しい
　　「友達と語らいながら楽しくお茶を飲める所」
　・気持ちが楽になる
　　「ほっとできる空間」「心が楽になる貴重な場」
　・話すことで楽になる
　　「心に積もっていること，気になっていることが吐き出せる場」
②心と身体の繋がり
　・心を大切にすることへの気づき
　　「普通の治療以外に，心のケアがあることがわかって嬉しい」「心の持ち方も大切」
③自己受容
　・感情を表出できるようになる
　　「自分の感情を表に出すことの大切さがわかった。怒り」
　・自己への気づき
　　「自分でも知らない自分に気づくことがあり，自分を顧みたりする時間になる」
④自己の肯定的変化
　・他者への思いやり
　　「サロンに出たときは，いつもより少し優しく，明るくなれる」
　・精神的に強くなれる
　　「ここに来ると，強くなれる」
⑤参加者同士の相互理解
　・みんな同じ
　　「死ぬことに対する不安を持っている人と知り合えた。自分だけではないとわかった」
　・違いへの気づき
　　「人生の取り組み方，対処の仕方が異なることがわかった」
　・仲間ができた
　　「仲間と知り合えた」
　・同じ病いを持つ人と率直に話ができる
　　「同じ立場の人とざっくばらんに話せる」「家族に言えないことも話せた」
　・死の不安の共有
　　「死が近くにあるかもしれないことを共有できる人たちと会えた」
　・情報を得ることができた
　　「情報交換の場で助かる」
⑥孤立感からの解放
　・一人ではないことの実感
　　「人間は一人では生きられないことを教えてもらった」

「病院の中に自分の居場所がある感じ」
- 外来サロンとの繋がりの実感
「自分の生活というか，生きている中で大きな部分を占めている」
「つらいことがあったとき，次のサロンまでしっかり生きていこうと考える」

⑦ **他者から尊重されることの実感**
- ありのままを受けとめてもらえる
「明るい気分のときも，暗い気分のときも，受け入れてもらえる場」
- 自分の話を大切に聴いてもらえる
「自分が自分にわがままを許してしまう場」
- 参加者主体
「強制されることが全くなく，あくまでも患者が主体になれる」
- アドバイスをもらえる
「皆さんに助言してもらったことを感謝している」
- 対等に話せる専門家がいる
「医師と違って，カウンセラーとは同じレベルで気兼ねなく話せる」

⑧ **病気・死の受容**
- 病気とうまくつき合えるようになる
「病いと闘うのではなく，病いに対する不安な気持ちとつき合うのだと，自分を少しずつコントロールできるようになった」
- 死に対する抵抗感の緩和
「死について，割とあっさり考えられるようになった」

⑨ **生き方・価値観の変容**
「身体の状態が良くなくても，心の状態の在りようで，限りある命を越えることができると感じるようになった」

⑩ **問題点**
- 外来サロンへの依存
「楽しみのあまり，サロンに対して依存的になる傾向がある（期待しすぎる）」
- 参加者同士の葛藤
「同じ患者であっても，現在の健康状態にいろいろな段階の人がいると，どこまで率直に話していいのかと，ふと思う」
- 参加者が少ない
- 目標の曖昧さ
「悪いことではないが，もどかしい気もする」

（「　」内は，患者の具体的記述である）

る場＞，＜情報交換の場＞，＜受け入れられる場＞，＜病院の中の居場所＞になっていることがわかる．これは，短期型サポートグループにはない，継続的サポートグループの特徴である．つまり，継続的サポートグループには，

自分らしく在ることができる＜居場所＞としての機能を有するという特徴があることがわかる。

次に，サロンが居場所になっているメンバーの事例を記述する。

【博美のこと】

博美は青年期の女性。外来サロンに時々参加するようになった。自分のつらい思いをずっと語り続けた。博美の親ぐらいの年代になる他のメンバーが優しく受容的に聴いたり，時には優しく対決したりといった姿勢でかかわっていた。博美は「サロンに行くと，病人ばかりでしんどくなる」と言っていたが，しだいに他のメンバーの温かい気持ちが伝わってきたのか，毎回参加するようになってきた。

ある時，かなり具合が悪かったにもかかわらず，「外に出られる状態ではなかったけれど，どうしても皆さんにお会いしたくて，タクシーに乗って来てしまいました。来て良かった」と語った。

【寛之のこと】

その頃，やはり青年期の寛之が参加するようになった。寛之は無口で控えめな人で，女性ばかりの集団の中で緊張しているようだった。フォーカシングでは身体を感じると，自分のつらい身体の感じに巻き込まれてしまうところがあった。それでも休まず参加した。

フォーカシングで気になることを挙げて，適当な入れ物に入れることは上手で，ある時は「大事なものは桐の箪笥のいちばん下に入れました。こっちは透明な引き出しに入れました」と語った。

そんな寛之と博美がeメールでやりとりをするようになった。

【寛之の「自然体でいいんですよね」】

博美が「私はこれまでずっと泣くまいと思って頑張ってきたけど，ここで泣けるようになって自然体になれた」と言った。すると，寛之がぽつりと「自然体でいいんですよね。僕もこのままでいいのかなと思えるようになった」と言った。寛之がこうやって自分から言葉を発することは初めてだった。いつもスタッフから問いかけたときに話すのみだったのだ。この言葉は博美をサポートすると共に，自分自身を確認したかのようだった。

【政子の涙】

博美がつらい治療の選択を迫られ，泣きじゃくりながら話をしていた。その

とき政子は静かに涙を流していた。「頑張らなくていいの。そんなに頑張らなくていいのよ」と涙を流しながら，博美の肩を抱きしめた。帰り際にも政子は博美をしっかり抱きしめて，まるで母親のような感じだった。

【政子のこと】
　政子は「友達を作りたい」と言って，乳がん患者のための短期型サポートグループに参加した人だった。政子は他のメンバーと違って，「私は再発は怖くない」とか，「くよくよしない，楽天的だから」と言って，あまり自分の内面を語らない人だった。私は，政子の言葉とはどうしても一致しない寂しそうな目がずっと気になっていた。政子はセミナーで孤立感を感じていないだろうか。

　そんな政子がセミナー終了後，外来サロンに休まず参加するようになったのには驚いた。政子はきっと何かを求めているのだろう。「もらっても誰も食べないから」と，毎回のようにたくさんのお菓子を持ってきた。手作りのものも持ってきた。何か物を持ってこないと参加できないのだろうか，政子が来てくれるだけで十分なのに。ますます政子の寂しさを感じた。

　セミナーでも決して泣かなかった政子が，博美の話につらそうに泣いている。政子の体型はふくよかで，まさにお母さんというイメージだった。博美が政子に抱かれている姿は感動的だった。

　その次の外来サロンでは，博美は政子の隣に座った。博美はあのつらい治療を選択していた。4週間前，あんなに悩んでいた人がこんなに強くなっている。人ってなんてすばらしいのだろう。

　政子は自分がつらいということは決して語らず，「あの人はこんな気持ちだったのよ」とか，他者のつらさとして語る人だった。政子にとってこの場は，人のために泣いたり，人のつらさを語ることを通して，自分の気持ちを表現できる場なのかもしれないと思った。

【寛之の「いまを大事に生きればいいんだ」】
　ある日，瞑想のビデオを観た。マサチューセッツ大学医療センター・ストレス緩和クリニックのジョン・カバト＝ジンの治療場面で[注1]，干しぶどうを1粒口の中に入れてじっくり噛んで味わうという瞑想の導入場面があった。それを観た後，参加者で実際にやってみた。

　普段，私たちは同時にいろいろなことを一度に行っている。寛之が「食べる

注1) Moyers B (1993) *Healing and mind*, New York, Bantam Dell Publishing Group；小野善邦訳 (1994)『心と治癒力』 草思社　pp 155-197，参照。

ときは食べる。歩くときは歩くですね。これまで先のことばかり考えて不安になっていた。でもいまを大事に生きればいいんだということに気づいた」と語った。

【フォーカシングで眠った寛之】
　いつの間にか寛之を苦しめていた症状が消えていた。ある日，フォーカシングを始めようとすると，寛之が部屋の隅のソファーベッドに向かって歩き出し，ベッドに横になった。そういう行動だけでも驚いたが，フォーカシングを終えた後の感想で，「気持ちよくて，いつの間にか眠ってしまった」と言ったので，さらに驚いた。フォーカシングで眠ってしまうのはあまりいいことではないかもしれないが，寛之がソファーに横になったり，眠るというのは，この人にとっても居場所になっているのかと感じた。

【寛之の「居場所があるんだ」】
　寛之は仕事で休むことが続き，久しぶりの参加だった。「久しぶりに参加したけど，みんなの中に何の違和感もなくすう～っと入っていけた。病院の中で自分の居場所がちゃんとあるんだと思えて，とても嬉しかった」と語った。

【眠って帰る優子】
　フォーカシングやコラージュをあまりやりたくなくても，何もしないでそこにいる人もいる。優子がそうだった。優子は乳がん患者のためのセミナーに参加して，そこで眠ることを楽しみにしていた人だ。外来サロンでも，「家でものすごく忙しくて，フォーカシングのときの広瀬さんの声を聴いていると，心地よくて眠ってしまうんです。ここに来ると短時間でもぐっすり眠れるの」と言った。

【優子のフォーカシング】
　フォーカシングの日。てっきり優子はいつものように眠っているのだろうと思っていた。ところが，「頭にお鍋が乗っていて頭が痛い」と言った。それから「わかった！お鍋が何なのか」と，はっと何かに気づいたようで，そのことを語りはじめた。優子は自分が思っていた以上に，そのことについてつらい思いをしていたことに気づいたようだった。

【メンバー同士の絆】
　メンバーはサロン以外でも助け合っていた。遠い地から定期的に一人で治療を受けにくる清一に対して，退院時は車を出して飛行場まで送っていったりしていた。政子や博美が別の病院に入院したときも，メンバーが見舞いに行った。

政子はつらい抗がん剤の治療を果敢に受け続けた。薄くなった頭でサロンに参加してくれた。その最後の政子の様子が忘れられない。
　綾子に転移が見つかり，入院した。綾子は病棟からサロンに参加していた。寛之は綾子に頼まれたものをせっせと運んでいた。
　サロンが夏休みに入っていたとき，綾子の容態は急変した。スタッフはメンバーからそれを聞かされ，驚いて綾子の病室に向かった。綾子の変わり果てた姿。もう綾子の優しい声を聞くことも，綾子の優しい目に見つめられることもなかった。優子と寛之，博美，紀子，律子が連絡を取り合い，綾子の側に出かけた。優子と寛之が1時間も黙って綾子の側に座り，身体をさすっていたという。
　綾子は一人，夜が明けるのを待っていた。綾子の顔はあまりに美しく，優しかった。その微笑んでいる表情はすべてのことを，すべての人を許した顔にみえた。「もういいのよ。私はすべてを許しているから」と語りかけてくるようだった。人間の死に様にはその人の生き様が現れるとよく言われる。綾子の死に方はつらいものだった。でも，だからといって綾子が不幸だったとは思いたくない。最期の時間で人の一生の是非を語れるものではない。綾子は確かにこの世にたくさんのものを遺してくれた。私たちにたくさんの宝を遺してくれた。
　その頃，博美はかなり具合が悪かった。それでも遠い地に出かけ，コンサートに参加した。舞台に上がる直前まで点滴を受けての出演だった。ビデオ撮影のボランティアを寛之がかってでた。友情出演だった。博美は舞台に立ったとき，綾子の顔を確かにはっきりとみたという。綾子は笑顔で「頑張って歌いなさい」と励ましてくれたという。

5）外来サロンのまとめ

　イギリスの調査によると，緩和デイケアの2/3が週のうち4日ないし5日オープンし，スタッフもプログラムも多彩である(Eve，1994)。これと比較すると，私たちの外来サロンはデイケアとしては限界があった。しかし，緩和デイケアが進行がん患者および終末期の患者を対象とするものであるのと比較して，外来サロンは一般病院の中で行われていたため，早期がんの患者から長期に参加できるという特徴があった。
　緩和デイケアは，終末期の患者同士が気楽に死について語り合える場を提

供していたという研究報告がある(Langley-Evans & Payne, 1997)。終末期の患者へのケアも勿論重要であるが，再発と死の不安を長期間抱えながら生きていかなければならない外来患者に対しても，患者個々がそれぞれの生き方で病いとつき合っていけるように，患者自身が必要なときにいつでもサポートを受けられる場を提供できることは今後の緩和医療の課題であろう。

　外来サロンは，病気もステージも異なるメンバーのグループであるため，グループの凝集性を高めることは容易ではなかった。長期になれば，参加者同士の関係の中で問題も顕在化してくる。しかし私たちは，今後の経過の中で不安になったり，葛藤が生じたりの繰り返しであろう患者の揺れを素直に出せる場として，そして，そのような揺れを受けとめ，寄り添える場として，その人がその人のままでいられる場として，サロンが少しでも役に立てたらと思ってやってきた。

　がんの不安を抱えながらも普段は家庭を守り，あるいは仕事をこなしながら，懸命に生きている患者にとっての，あるいは家族や周りの人たちにはあまり病気のことを話せない患者たちにとっての，居場所としての機能を果たしてきた。残念ながら，諸事情で外来サロンは閉じられた。しかし，離れていても，参加者同士の間に芽生えた絆はずっと消えることはないと思っている。

　最後に，綾子がサロンについて書いてくれた手紙を紹介したい。

　　　癌になったと知ったとき，死を目の前に突きつけられた思いでした。自分で自分の心や精神を支えきれない思いでした。そうしたとき，サロンへの参加を勧められて，カウンセラー二人の先生とお話しできる機会を得て，自分がもう一度，改めて自分の足で歩いていけると考えられるようになりました。
　　　サロンでの話の内容は，その日の課題にそったものの他に，当然のことながら病気の経過が多くなるのですが，病気とは関係のない日常生活のとりとめのないことを話して帰るときでも，サロンに出席した日は自分の全身がすごく楽になっていることを感じます。
　　　病気のことや生活面でつらいことがあったとき，サロンという時間に自分が参加しているということで私は救われます。「ああ，あと幾日でサロンがある。

そのときまでしっかり暮らしていこう」などと考えています。

　サロンへの出席者が何人かいることで，自分が話さなくてもいいということも嬉しいことです。サロンに出席するとき，体調によってあまり話したくないときもあります。他の人が周りにいることで，自分が黙ってサロンの空気の中に座っていられることも嬉しいものです。黙っていても自分をわかって下さるカウンセラーの先生方への甘えというのか，信頼というのか，そういうものが，一人暮らしの私にはなくてはならないものです。

　フォーカシングは，体や心を動かしながら自分をゆっくりとふり返る時間になります。コラージュは，自分の気持ちや心の状態を別の形に置いてみる，その時々の自己表現になります。自分でも知らない自分に気づくこともあって，両方とも自分を顧みたり，自分の生活態度を褒めたり，反省したりする，とても良い時間になります。

II. 遺族のためのサポートグループ

　緩和医療では，従来十分にケアされてこなかった家族にも焦点を当てる。この家族へのケアは，本来，患者が亡くなった後も遺族へのケアとして継続されるものである。ここでは，私たちが取り組んでいる，がんで家族を亡くした遺族のためのサポートグループについて論じる。

1. わが国における遺族ケアの現状と問題点

　現在は，地域社会あるいは親族の中で遺族を支え合うようなシステムは崩壊しつつあり，遺族は家族を失った深い喪失感と悲嘆に，家族だけで，あるいは一人で耐え，孤立し，複雑性悲嘆過程を歩む危険性がある。

　しかし，わが国では遺族ケアは立ち後れており，ホスピスなどでは遺族会と称して年に数回の集いがあるのみで，個々の遺族の悲嘆状況に合わせた専門的プログラムによる悲嘆への援助はほとんど行われていない。専門家の視点で構造的に行われていて，研究論文として発表されたものは，河合(1994)

による配偶者に先立たれた人たちのためのサポートグループや，弌木（1999）によるがんで子どもを亡くした母親のためのサポートグループなど数少ない。

私たちは，笹川医学医療研究財団や三菱財団から研究助成を受けて，遺族のためのサポートグループ研究を開始し（広瀬他，2000，2002），戸田中央総合病院の理解を得ることもでき，サポートグループを実践している。

2. グリーフワーク（悲嘆作業）

1）悲嘆過程

愛する家族を失う悲しみは深く，生き甲斐を失い，どうしようもない孤独感に苛まれる。この悲しみのことを「悲嘆」とか「悲哀」[注1]といった言葉で表現する。

キューブラー・ロス（Kübler-Ross, 1969/1971）は，死にゆく人々が「否認」，「怒り」，「取引」，「抑うつ」，「受容」という五つの段階の心理過程を経て死を迎えることを示した。これは終末期の患者に限った心理過程ではなく，受け入れがたい衝撃的な事実に直面させられた人々に共通する。それは，患者の家族や遺族にとっても同様である。

他にもさまざまな学者が悲嘆過程について述べている。例えば，パークス（Parkes, 1970, 1972・1986/1993）は，キューブラー・ロスの段階に代わるアプローチとして，位相の概念を提示した。それは①感覚麻痺，②思慕と抗議，③混乱と抑うつ，④回復，の四つの位相である。

ウォーデン（Worden, 1991/1993）は，位相が嘆き悲しむ人が通過しなければならない受け身的な感じを含んでいるとし，課題という概念を提示した。課題はフロイトの悲嘆の作業の概念に一致しており，嘆き悲しむ人が行動を

注1）喪失体験に関連しての悲嘆（grief）と悲哀，喪（mourning）の使い方は，研究者によってさまざまである。ウォーデンは，喪失体験に関するものを悲嘆（悲しみ，怒り，罪悪感と自責，不安，孤独感，疲労感，無力感など），喪失後に生ずる心理過程を悲哀と定義している〔Worden JW (1991) *Grief counseling and grief therapy : a handbook for the mental health practitioner*, 2nd ed. New York, Springer Publishing；鳴澤　實監訳（1993）『グリーフカウンセリング：悲しみを癒すためのハンドブック』　川島書店 p44〕

起こす必要があり，何かができるのだという意味合いを持っているという。ウォーデンは悲哀の四つの課題を，①喪失の事実を受容する，②悲嘆の苦痛を乗り越える，③死者のいない環境に適応する，④死者を情緒的に再配置し，生活を続ける，とした。

レイクとダヴィットセン＝ニールセン（Leick & Davidsen-Nielsen, 1991/1998）も，ウォーデンの課題という視点を有効と考え，グリーフワークの四つの課題として，①喪失を認めること，②悲嘆のさまざまな感情を解放すること，③新しい能力を身につけること，④感情のエネルギーを再投入すること，を挙げている。

2）グリーフセラピー（悲嘆療法）の援助

グループによる遺族のグリーフセラピーの研究は，欧米では1970年代から行われている。キューブラー・ロスや，パークス，ウォーデン，レイクとダヴィットセン＝ニールセンらも，悲嘆をバネにして人が成長することを援助するサポートグループについて論じている。

ヤーロムとヴィノグラードフ（Yalom & Vinogradov, 1988）は，がんで配偶者を亡くした人々が死別の体験を共有し，互いに深く理解されるような一時的なコミュニティを形成することを目的として，死別グループ研究を行った。そのグループによって参加者は社会的孤立と闘い，悲嘆と喪の痛みを共感し合い，新しい関係を築いていくことを探求しはじめている。

看護の分野においては，未亡人を対象に，痛みを緩和し，心身症になることを予防し，彼女らが新しい個人的成長に向かって動きはじめることを助けるために，サポートグループを実施した研究がある（Miles & Hays, 1975）。その結果，配偶者を亡くしたことによる孤独や怒り，悲しみは，互いに話すことによって軽減されることが示唆された。

死別者によって知覚されたサポートとストレスに関するサポートグループの効果を分析した研究もある（Davis et al, 1992）。その結果，参加者はストレスが有意に低下し，一方，サポートに関しては有意差は認められなかったものの上昇していた。

キセインら（Kissane et al, 1998）は，それぞれの家族に適切なサポートを

行うために，家族機能評価尺度を作成した。それは，凝集性，柔軟性，葛藤性をみる12項目からなる。この尺度を使って，がん患者の家族のタイプが「支持型」，「葛藤解決型」，「中間型」，「沈黙型」，「敵対型」に分類された。キセインらは，緩和ケアの時期から家族の適応を改善するために，家族機能を高めるアプローチを行うことを目的として，敵対型，沈黙型，中間型の家族を対象にグリーフセラピーを実施した。家族の中には12歳以上の子どもが含まれ，死にゆく患者も含まれた。長期に確立されたパーソナリティの問題は扱わず，グループは緩和ケアの時期から死別の段階まで継続された。その結果，グリーフセラピーは特に親密性を高め，葛藤の解決と感情表現を高めうることがわかった。家族間のシェアリングも促進された。中間型に最も効果があったが，敵対型には難しかったという。

3．遺族のためのサポートグループ

　平成11年7月より，戸田中央総合病院緩和治療科で亡くなったがん患者の家族を対象に，悲嘆からの回復の支援を目的として，遺族のためのサポートグループを実施している。表8は遺族への案内文である。

表8　遺族のためのサポートグループの案内文

　その後，如何，お過ごしでしょうか。かけがえのない方を失って，様々な思いの中で日々お暮らしのことと，お察し申し上げます。看病の疲れや張りつめていた気持ちが緩んで体調を崩していらっしゃる方，悲しみや寂しさ，あるいは疑問や怒りを感じていらっしゃる方など，様々だと思います。そのような思いを率直に語り合ってみませんか。同じような経験をしている家族の人たちに話を聴いてもらったり，あるいは他の家族の話を聴くことで，気持ちが落ち着いたり，励まされたり，自分の思いを整理できたり，何か新しい方向性を見つけることができるかもしれません。また，頑張ってこられた自分を少し休ませてあげる場になるかもしれません。たまには自分のための時間を持ってみませんか。私たちは，皆様にそれぞれの出会いや思いを大切にできるやさしい空間の提供を願って，平成11年の7月から「遺族のためのサポートグループ」を開きました。このグループは，ご家族を亡くした悲しみからの回復を支援することを目的としています。緩和治療科の患者さんのご遺族で，私共の主旨を理解していただける方であれば，どなたでも参加できます。いつでも，お気軽にご参加下さい。お待ちしております。

1）グループの枠組み

【対象者】緩和治療科においてがんで家族を亡くした遺族。患者が亡くなって7週間後に家族に案内を郵送して，参加者を募集する。このサポートグループは研究としての側面もあるので，研究協力への同意を得ている。実際の参加者は夫を亡くした女性が多い。他に妻を亡くした男性，親を亡くした人，兄弟を亡くした人が参加している。年齢は29～88歳で，高齢者の参加が多い。1回の参加人数はこれまで1～8名で，毎回ほぼ5名前後が参加している。

【頻度・時間・場所】月2回，120分。病院の側の会議室。

【スタッフ】5名（精神看護学の専門家とカウンセラー，病院看護師）。ファシリテーターとして参加。

【グループの形態】故人との関係を限定せず，参加者の出入りがある，open group。オリエンテーション時に，悲しみから回復するには個人差はあるもののだいたい1年はかかるといわれていることを伝え，まずは1年間を目標に参加することを勧める。1年が経った頃に悲嘆からの回復の程度を参加者とスタッフとで評価し，卒業の時期を決定する。

【プログラム】語り合い90分，感想文の記入とティータイム30分。
　ティータイムは感想文と同様に，現実の生活に戻っていく準備をする時間である。ティータイムで語られることの中から，遺族の生活の状況や健康状態を知ることもできる。

【語り合いのテーマ】各参加者ごとに，①自由にいまの思いを語る，②故人の思い出の品を持ってきて語る，③故人の死の場面について語る，④故人に手紙を書いてきて読む。グループ全体のプログラムとして，⑤悲嘆に関するミニレクチャー，⑥死別に関する絵本を読む，⑦心の整理法としてフォーカシングを行うなどを設けている。テーマを決めるに当たっては，前もってマニュアルを作成するのではなく，毎回，スタッフによるレビューで各参加者の状態を見立て，そのつど各参加者ごとに適した課題を設定する。

2）グループの中での遺族の語り

【事例1：貞子の場合】

　　夫を亡くした70代の貞子は，夫の死後5か月からグループに参加するようになった。他人に弱みをみせないところがあるようで，夫への愛情や自分の思いを素直に表現できない感じだった。死にたくなる衝動に駆られるときもあった。

・思い出の品を持ってきての思い

　　死別7か月後，貞子に夫の思い出の品を持ってきてもらった。貞子は，夫が旅行の土産に買ってきてくれたオルゴールを持ってきた。夫の最後の旅行のときの最後の土産になってしまったものだった。「夫は一人で旅行に行ったときにはいつもお土産を買ってくるんだけど，このとき私は娘でもあるまいしって馬鹿にしてたのね。開きもしなかった。これまで一度も開いたことがなかったんですよ。本当に記念になっちゃった。これをみると涙が出るわね。どんな思いで買ってきたのかなあと思って。もっと喜べばよかったなあ，悪いことしたなあって。大事にしようと思ってね」と，しみじみと語った。

　　オルゴールの曲は荒城の月だった。その曲を聴いている間，静かな時間がその場に流れていた。ファシリテーターが＜オルゴールを聴いていま，ご主人に声をかけてあげるとしたら？＞と問いかけると，「私は私で一生懸命生きていくからって言うしかないね」と応えた。思い出の品について語りながら，夫がよくしてくれたことを思い出したり，最期に「ありがとう」と夫が言ってくれたこと，早く楽にしてあげようかと思ったこと，最期は苦しまずに逝けてよかったと思ったことなどをしんみりと語った。

　　一月後に気持ちを聞くと，「しまい込んではいけないと思って，卓袱台に置いて，毎日，夕方，ご飯とお線香を仏壇にあげるときに，お父さん，一緒に聴こうねって言って二人で聴いているの」と応えた。＜いま，ここにご主人がいたらなんて言ってあげたい？＞というファシリテーターの問いに，「悪かったわね。ごめんねって言ってあげたい」と語った。

・夫が近くにいると感じるようになる

　　貞子は思い出の品を持ってきて以降，しだいに夫に対する肯定的な語りが素直に出てくるようになった。それはまた，夫がいかにいい人だったかを悪びれもせずに率直に語る蘭子に刺激されているようにもみえた。

ある時「最近，夫が近くにいるような気がするのね。みてくれているのかなあと思ったりさ」と語った。また，夫が結婚前に送ってくれた手紙が出てきたと言い，その手紙を自分で写して持ってきた。

・**自分の人生記を語りはじめる**

しだいに夫との出会い，夫との歴史，さらには子どもの頃からの自分自身の人生をふり返って語り続けることが多くなった。「昔からの自分のことをずーっと書いてきたのがあるのね。それを整理してみようかなと思ってね。生まれてからのね」と言って笑った。図書館に行って本を借りてくることを楽しみにするようになっていた。

・**亡き夫に手紙を書いてくる**

死別後11か月，亡き夫にあてた手紙を読んだ。夫との思い出や夫がいなくなった寂しさが綴られていた。そして，「このグループでサポートしていただき，同じ思いの遺族の方たちとも話し合いができて気持ちが安らぎました」，「これから自分をしっかり見つめて生きていきます。お父さんはこの家の中で見守ってくれていると信じ，朝晩祈っています。これから変化のあるごとに便りをしたいと思っています」とあった。読み終えて，貞子は「通じた？」と，一同に聞いた。それは，通じたよねという確認の意味のように感じられた。みんなは黙って頷き，静寂な時間が流れた。その日は夫に買ってもらったマフラーをしてきて，嬉しそうだった。

・**一周忌を終えて**

貞子は「先日，夫の一周忌を終えてほっとした」と語り，「これからよ！」と明るく言った。顔にも艶が出てきて美しくなった。先輩として新しい参加者を思いやるような発言が多くなっていた。

【事例２：蘭子の場合】

夫を亡くした60代の蘭子は，死別後２か月からグループに参加するようになった。まだ夫の死が信じられないときがあると言い，よく泣き，よく語り，感情を素直に表して，夫との仲の良さも悪びれずに語り続けた。

・**思い出の品を持ってくるまでに時間がかかる**

蘭子は，最初は思い出の品を持ってくることを拒否した。あとでそのときの心境を，「あのときは，スプーン一つでも何でも思い出に繋がるから反発めいたものを感じた」と説明した。それでもそのことはずっと意識していたという

ことで，死別後 4 か月のときに，「思い出の品としてこれかなと考えているものがあるんです」と言い，次のグループのときに，夫と最後の旅行となったときに夫に買ってもらったブローチを持ってきた。「いまになって自分と亡き夫の思い出を素直にお話できるようになり，少しずつ寂しさだけの気持ちから抜けられるような感じです」と語った。

・夫が胸の中にいる

　思い出の品を持ってきた蘭子は，「最近，夫が胸の中にいるような気がする」と，落ち着いて語った。孫の世話をしているときは夫のことを忘れて楽しめるようになり，子どもたちと旅行にも出かけられるようになっていた。

・亡き夫に手紙を書く

　死別後 8 か月のときに，夫宛に手紙を書き，「涙は出ましたけど，すっとしました。また来年私が元気で便りを書けたらいいねって」と語った。また，「主人は遺言を言葉で言ったから，私はきちんと書いておこうと思うの。年も年だし」と話した。

・新しい参加者に心遣いができるようになる

　蘭子はつい自分のことを長々と語ってしまうところがあった。しかしそれが一方で，蘭子が悲嘆から順調に回復していく原動力になっているように思えた。そんな蘭子が新しく参加した人の話を聞きながら，「私もその頃はつらかったからよくわかる。でも泣くのを我慢するのはよくないのよ。泣きたいだけ泣けばいいのよ」と，共感しながら励ましていた。

・一周忌を迎えて

　「貞子さんと同じように一周忌を迎えたから，元気に何か見つけようかなと思えるようになった。生活の中で孫がいてくれたことが大きい。それとここに来て，貞子さんからいろんな力をもらっていた」と語った。

・一周忌を終えて賭をして卒業

　「同級会で夫との思い出の地に行って，吹っ切れなかったらグループはまだ続けよう，友達と楽しめたら卒業しようって。結果として『立ち直った』と思った。次のとき，皆さんにご挨拶して卒業しようと思っている」と語り，死別 1 年 2 か月後，参加 1 年後に卒業した。卒業の日，蘭子の好きな『いつでも会える』という絵本を用意し，蘭子に読んでもらった。「生きているっていうことは，まだこの世で私の存在を必要とされる何かの役目があるんだと思う。お父さん，役目が終わったら逝くから待っていてねって，毎日，それは言ってい

るの」と語った。

【事例3：信子の場合】

夫を亡くした50代の信子は，死別後8か月のときからグループに参加した。緊張が強く，話すとき手足が震え，声は震えていた。

・**ずっと参加したかった**

　信子は夫の仕事を受け継ぎ，グループに参加するための時間をとれなかった。ようやく落ち着いてきて時間のやりくりができるようになって参加。「その当時の主人を忘れたくない。お父さんにお土産を持って行きたい」と語った。

・**初めて人にあかした最期の場面への疑問**

　信子は夫の最期の場面に対する医療者への疑問をずっと持ち続けていたことを語った。感想文には「心残りなことが一つ整理できたような気がする」と記した。

・**思い出の品を持ってきて**

　死別後9か月のときに，夫から結婚前に買ってもらった指輪を持ってきた。夫からの初めてのプレゼントだった。ファシリテーターが＜いまの信子さんをみたら，ご主人はなんて言うかしら？＞と問いかけると，「やっているな。頑張っているかいって」と応えた。＜ご主人にいま，言ってあげたいことは？＞という問いには，「こうやって出発したから，もう少し一緒にいたかった。でも，その分私が頑張るからみていてね，応援していてね」と応えた。

　その後，再び，最期の場面のこだわりを語りはじめた。そんな中で「亡くなるのがわからなかった。それだけが心残りで，自分を責めている」と，医療者に対する批判のみから，自責感が表出されるようになった。感想文には「自分の気持ちを素直に話すことができ，聴いて下さる人たちに会えるので，参加を楽しみにしている」と記した。

・**一周忌を前にしての心の揺れ**

　信子は一周忌の準備で気分が不安定になっていた。「主人の最期がまだまだ気になる」と語った。一方，「入院中，看護師はよくしてくれた」と，医療者への肯定的な言葉が初めて表出された。悲しみの自己診断評価で，『もっと自分の心と身体のケアをしてあげる必要があります』と出たことで，「いろんな面で立ち直ったところを見つけつつあったけど，改めて自分を知ることができました」と語った。

・一周忌を終えて

「一周忌で本当に向こうの世界に行っちゃったんだな。区切り。以前の生活にだんだんと戻していく期間なんだな。改めて生きることができるような気がします。1年で強くさせてもらいました。涙が出るようになった」と語った。

最期の場面を語りながら,「長い間苦しんでいたから,ゆっくり寝られてよかったね,もう苦しまなくていいよという気持ちだった」と,夫が死によって苦しみから解放された安堵感を初めて表出した。それまでは研修で参加している看護師が怒りの対象になっているところがあったが,その看護師の研修最後の日,看護師へ感謝といたわりの言葉をかけていた。感想文には「1年前の悲しみを1年後にこうして話すことができて大変嬉しい」と記されていた。

・夫への手紙を読む

死別後1年2か月のとき,夫への手紙を読んだ。「自由になったあなたへ」と題した手紙で,「翼はすっかり生えそろいましたか。自由に飛んで,こちらの世界がみえますか。危なっかしいけど頑張っているよ。いつか会える日のために,お話をたくさん持っていけるように,お話袋に少しずつ詰め込んでいるところです。たくさんのお話が聞きたかったら,たくさんの時間と健康を下さい。また会いましょう。それまで自由に楽しんで下さい」という内容のものだった。

・フォーカシングで心の整理

気になることを並べて箱に入れることをやってみた。ファシリテーターが＜どんな感じ？＞と問いかけると,「心の揺れ。片やこれでいい,片や何か方法があるんじゃないかって。心の中に,霧の中に円を描いてあるような,すっきりしない感じ」と応えた。＜どんなものに入れたい？＞」と問いかけると,「風船のような柔らかい物に入れて,ふわふわしている」と応えた。そして「遠くのほうで暖かい点のようなふわっとしたものがみえる。そこに手が届いたら,安心できるかな」と語った。それは現在の心の揺れと,将来の期待を象徴しているように感じられた。「フォーカシングに新たな自分を感じ,新たな自分を見つけたような気がする」と言った。

この頃,話し方が変わってきた。声も震えていない。「生活はもう立ち直っているから,参加も1年も過ぎているし,卒業してもよいと思う。でも,思い出すと腹立たしくなってくる。かといって医者にぶつけても何になるんだろう。これは仕様がない事実なんだと思って,自分の心を整理しなければ」と語った。

・"悔しい"と初めて言えて，卒業を考えるまで

　死別後1年6か月。夫の最期の場面を語る。「悔しい。だからといってこれはどうしようもないこと。自分で処理するしか仕様がないのかなって。病気が病気だから，誰を責めるわけにもいかない」と語った。ファシリテーターは＜悔しいという言葉を初めて聞いた。言えてよかった＞と返した。

　「亡くなったという境目がわからなかった。管をキュッキュッと引いたのが，私との別れだったんですね」と言う信子に，訪問看護師が＜亡くなるときわからないというのは本当だと思う。気づいてあげられなかったと自分たちを責める家族もいます。でも，苦しまないで眠るように逝けたのだから良かったという気持ちに変わってくるようだ。もし，家でそのような亡くなり方だったら，いまと違う気持ちでいたのかなって＞と伝えると，「また違う意味で納得いかないかはわからないけど」と応える。どんな亡くなり方でも悔いは残るだろうことを認めているようだった。

　今度は病棟看護師が＜病棟では心電図が頼り。私たちも家族とつき添って，呼吸が止まっていく様子を家族と一緒に患者さんの側で看てあげられたら，家族も安心だろうと思う＞と伝えた。その看護師が言ったことは，まさに信子がしてほしかったことだったのだろう。帰り際，信子はその看護師に「可愛い，家に連れて帰りたい」と言った。

　死別1年7か月後。「もう掘り下げていくより，新しい生活が軌道に乗ったところで，そちらに目を向けていきたい。時期的にも3月，巣立ちのとき。お別れには必ず来ます」と卒業を表明した。

・子どもの転勤を巡って，象徴的夢からのメッセージ

　子どもの転勤が決まって，「気持ちはグレー」になる。卒業の話は宙ぶらりんになった。その頃，夫の夢をみた。「夢に出てきたことのない人が，玄関からすっと入ってきたんです。『最近，身体の調子はどう？』って聞いたら，『良いよ』って。子どもの話をしたら，『あそこは良い所だよな』って。最後に不思議と，シュワシュワーッて泡が消えるみたいにして消えちゃったの」。「子どものことも吹っ切れた。ああそうか，じゃあ，いいかって。私が子離れしなくちゃいけないんだって」，「夫に身体の調子はいいよって言われたら，向こうの世界にいていままでのつらいのが取れたんだって，ほっとした」と語った。

　悲嘆からの回復のミニレクチャーを聴いて自分のプロセスをふり返り，「随分，自分の気持ちは変わっていくものだなって。悔いはそれはそれって。やっ

とそういう気持ちになりました。病気になったら病気自体がいちばん悪い。それに勝つことができなかったんだから，他のことは責めていません。寿命だと思って諦めるしかない」と語った。そして「諦めが出てきたら，今度は自分のことを考えなければならないと，気持ちが変わってきました」と語った。この頃，信子は肩の力が抜け，美しくなっていた。

・卒業まで

　信子は「ここだと，気持ちを素直に表現できる」，「先輩が道をつけてくれる」，「資料をみせてもらって，私も同じように追っているんだなって，自分で自分をみることができる」と，グループの感想を述べた。

　死別後2年，参加後1年4か月。卒業の日。この日も信子は夫の最期の場面の心残りを語った。「これは，生ある限りは忘れられないことだと思っているし，忘れてはいけないことだと思うんです」。「あの夫の夢ですが。あっちの世界に行っても同じふうにして苦しんでいるんだろうかって，ずっと気にしていた。だからあの一言が欲しかったんです。告別式から三年忌まで辿ってみると，気持ち的にはいまはけじめを迎えた。夢の言葉で，いろんなものが吹っ切れたような気がしたんです。それで，これから一人で仕事を大事にしていこうって思えるようになって，卒業することにしました。いまは気持ちが前向きになっています。自分なりの整理がここでつけられたような気がするので」，「亡くなっても夫婦は夫婦なんだな，いつも背中についていてくれる，何かのときにはみえなくても支えてくれるんじゃないかというような気持ち」と語って卒業していった。

3）遺族のためのサポートグループのまとめ

　悲嘆から癒されるには，時間と語ることと涙を流すことが大切である。遺族を支えることは緩和ケアに携わる者にとって重要な役割であり，精神的ケアの対象者をこれまでの患者・家族から遺族にまで広げるシステムの確立が重要である。

　私たちは臨床の視点を大切にする立場から，参加者と遺族との関係を限定しない，closedなグループにはしないという方針でグループを運営してきた。これは，グループの凝集性を育てるには困難を伴う枠組みである。しかし，参加者の感想文からは，サポートグループがこれまで一人で抱えてきた悲し

みを語ったり，同じ体験をしている人の話を聴くことで気持ちが楽になったり，互いの思いを共有できる場になっていることがわかる。

ベナーら(Benner & Wrubel, 1989/1999)は，「喪失感や苦しみはいかなる対処をもってしても取り除くことはできず，ただ切り抜けるしかない(p4)」と述べる。そのとき，気づかい(ケアリング)が存在すれば，そういった体験を切り抜けられるだけではなく，「何か・誰かに結びついているという喜びと充実感(p4)」を得ることができるという。

がん患者の外来サロンと違って，遺族にとってここが居場所になってはいけないと思う。自分なりに新しい生き方を見つけられたとき，一人で大丈夫だと思えるようになったときが，この場に別れを告げるときである。そのために要する時間は人それぞれ異なるであろう。個々の参加者がそれぞれの課題を達成して終結を迎えられるような支援が必要とされる。

ウォーデン(1991/1993)は，思い出の品を持ってきて語ることの意味について述べている。それは，家族の死に直面し，故人について話すのではなく，故人に対して話しかけることを可能にし，思い出の品が持つ象徴的意味が明らかとなり，故人との新たな関係に出会うことを促進する。自分の中で故人の場所が新たに定まってくるのも，その一つである。それは人生を先に進めたり，新しい人間関係や生活を築いていくことに繋がっていくのだろうと思われる。

貞子は，オルゴールが夫の優しさを表す象徴であることに気づき，"あなたの優しさを素直に受けなくてごめんね"と，自分の心残りを夫に対して伝えることができた。それからはオルゴールを媒介として，夫と触れ合うことが日常の中に組み込まれていった。「私は私で一生懸命生きていくから」と夫に伝えた貞子は，その後，夫が近くにいて見守ってくれている気がすると述べたように，亡き夫の位置が自分の中で定まってきた。自分の新たな人生の出発であることも予感していた。

信子は夫の死後，夫の仕事を引き継ぐことで精一杯で，悲しむ暇がなかった。それは，仕事で疲れることで悲しむことから逃げてきた部分もあったと信子自身が述べている。グループに参加して初めて，信子はグリーフワークを始めた。やっと悲しめるようになったのだった。一周忌が一つの区切りと

なり，医療者へのネガティブな感情は諦めに変化し，過去に向かっていた信子が未来を見つめられるようになった。「自分のために生きてみよう」と思えるようになったのである。夫の象徴的な夢によって，心残りから解放された。夫の新しい居場所が定まり，新たに自分の道を歩いていく自信がついた。

　信子のグループでの変化には，ファシリテーターによる，参加者にとっての真実を尊重した聴く姿勢が影響したと思われる。そのような環境の中で，信子は安心して語り続け，自分で解決の道を見つけていった。信子は決して悔いがなくなったわけではない。悔いを持ちながら，悔いは悔いとして生きていけるようになった。信子の変化は，生きていくうえでの普遍性のように思われる。

III. 医療者のためのサポートグループ

1. 医療者の苦悩

　かつて私は，がん看護にかかわるナースを対象に心のケアについて調査を行ったことがある（広瀬他，1998）。その結果，看護師の心の悩みや葛藤がみえてきた。

　回答者の多くが心理的ケアに困難さや葛藤を感じていた。死にゆく患者に接するに当たり，感情をコントロールすることの困難さが生じ，そこに看護師としての経験や技術の自信のなさが加わり，看護師としてのアイデンティティの揺らぎが生じて，緩和ケアの困難さを感じている（図1）。

　このような困難さは看護師を不安にさせ，患者や家族に対しては，「どうしよう」というケアに対する不安や自信のなさになり，医師や他の看護師に対しては，「何とかしてよ」という他の医療者への不満という形で転嫁され，自分に対しては，「私は駄目だ」という自分の未熟さを責める姿になる（図2）。

　死にゆく人へのケアを行うということは相当のストレスであることは，容

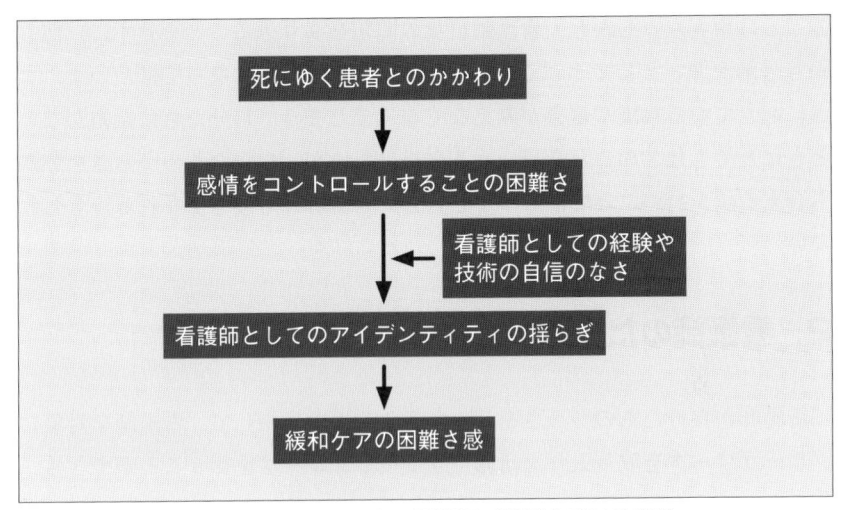

図1　死にゆく患者とのかかわりの中で看護師が葛藤を感じる背景

（図：死にゆく患者とのかかわり → 感情をコントロールすることの困難さ ← 看護師としての経験や技術の自信のなさ → 看護師としてのアイデンティティの揺らぎ → 緩和ケアの困難さ感）

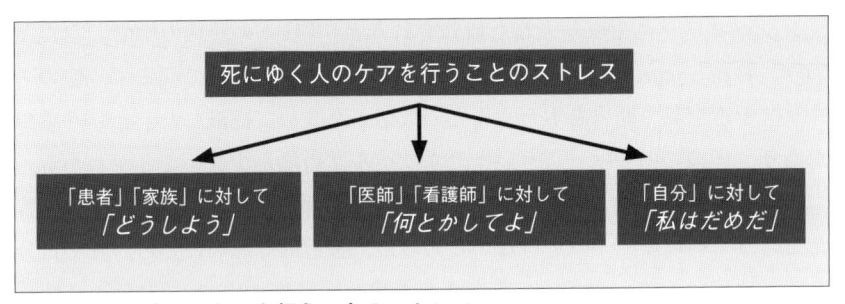

図2　死にゆく人のケアを行うことのストレス

（図：死にゆく人のケアを行うことのストレス → 「患者」「家族」に対して「どうしよう」／「医師」「看護師」に対して「何とかしてよ」／「自分」に対して「私はだめだ」）

易に想像できる。しかし，ストレス下にある看護師を支えるシステムは確立されておらず，リエゾン精神科医やリエゾン精神看護師が存在する職場が少ない現状の中で，看護師は個々に悩み，孤独に闘っている。

　ストレスの中にある看護師に生じやすい危険性は，自分を守るために，他の医療者への不満や患者・家族への不満のみが大きくなっていくことである。ある特定の人をスケープゴートにしてしまう。その対象は医師になることも多い。

　看護師が医師や患者との関係の中で，さまざまな葛藤や苦しみを感じてい

ることは事実だ．しかし，看護師自身の問題をふり返ることをせずに，何もかも医師が悪いとしてそれで物事を収めてしまうようになっては，いま，まさに起きている真実や現象がみえなくなってしまう．自分たちに余裕がないときはとても他者のことを思いやる余裕はないが，自分たちのつらさを分かち合える場を持つことで，もう少し自分にも他者にも優しくなれるかもしれない．

2．看護師のためのサポートグループ

　看護師が自分たちのつらさを分かち合える場を目指して，看護師を対象に，グループワークを取り入れた研修やサポートグループを行うことができる．

1）グループワークの中での気づき

　グループワークを取り入れた研修を行うと，「日々の看護の中で，みんな悩み，葛藤しながら働いているのだと共感できた」，「一人で悩まず，他のスタッフから意見や助言をもらうことの大切さを改めて認識した」という感想があり，病棟の中では，こういうセルフヘルプの場が少ないことがわかる．
　看護師は患者の前で自分の感情を出してはいけないとか，患者にすぐに答えを言ってあげなくてはいけないといった，強迫的な思いにとらわれて自分を苦しめていることが多い．そのような思いが研修の中で，「自分の感情を認めてあげてもいいんだと言われて楽になった」，「"こうあるべき"に縛られ，患者も自分も不自由にしていた」，「すぐに結果を求めようと働きかけて，患者が何を望んでいるのかを聴く姿勢や待つ姿勢に欠けていた」という気づきに変化している．これは，自分自身を認めてもいいことを実感することで癒される体験や，これまでの自分自身をふり返ることで強迫的な自分に気づくことができるようになったことを示している．
　このような自分自身への気づきから，医師との関係の持ち方や患者の生き方を尊重したケアのあり方を見つけていくことを学んでいる．このことからも，看護師を支えるサポートシステムの充実が，患者への心理的ケアの充実に繋がっていくことがわかる．

2）緩和ケアにかかわる人のためのエンカウンター・グループ

　私は，看護師のみを対象としてエンカウンター・グループを行っていた時期がある。しかし，ナース・カウンセラーとして臨床で働く中で，苦しんでいるのは看護師だけではないことがわかってきた。看護師と医師との間のコミュニケーションの少なさやずれも感じた。そこで，患者にかかわるすべての人たちが思いを語り合える場があったらいいという思いで，『緩和ケアにかかわる人のためのエンカウンター・グループ』を始めた。毎年11月に3泊4日のプログラムで行っている。表9はその案内文である。

　看護師だけではなく，医師やソーシャルワーカー，カウンセラー，看護や臨床心理を専攻している学生，一般の人たちが参加している。ここでは朝から晩まで，特別なテーマも決めずに自由に話し合う。合間には，すぐ近くにある温泉に行ったり，山中湖の周りを散策したりする。セッションの部屋の窓からは富士山が大きくみえて，私がファシリテーターを務めてはいるものの，いちばんのファシリテーターは富士山ではないかといつも思っている。

　グループの中では図3のように，自然とメンバーそれぞれが話を聴いてもらうクライエントの立場になったり，他者の話を傾聴するカウンセラーの立場になったりして，自分自身がケアされたり，他者をケアしたりという体験ができる。

表9　『緩和ケアにかかわる人のためのエンカウンター・グループ』の案内文

　緩和ケアとは，がんなどの進行性の病いを抱える患者や家族の持つ全人的なニーズに応え，チームでかかわっていくアプローチです。この考え方はがんに限らず，どんな病気を持った人たちにかかわるときでも大切なものです。慢性疾患，がん患者，特に終末期の人と共にあるということは，医療者にとってもとても大変なことです。同僚や他の専門職との間でも葛藤があるでしょう。多忙な日常からちょっと離れてゆったりとした時間の中で語り合い，自分らしさを取り戻してみませんか。また，患者とのかかわり方で困っている人にとっても，きっと何かヒントを得られることでしょう。
　緩和ケアにかかわっている，あるいは，関心を持っている医師，看護師，ソーシャルワーカー，カウンセラー，ボランティアなどを対象とします。山中湖と富士山の自然と温泉，ほりのやの家族も心から皆様をもてなしてくれるでしょう。
　皆様の参加を心よりお待ちしております。

```
話を聴いてもらう体験  ⟷  他者の話を傾聴する体験
       ‖                      ‖
   クライエントの立場  ⟷  カウンセラーの立場
       ↓                      ↓
  自分がケアされる体験  ⟷  他者をケアする体験
```

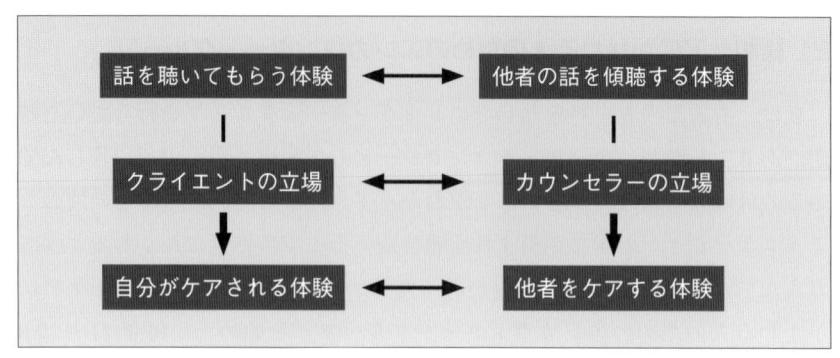

図3　サポートグループの中で起こること

　普段は自分がケアする立場のメンバーは，患者の問題を解決しようとしてもなかなか思うようにできなくて，何とか患者の役に立ちたいと願いながら仕事をしている。参加者は苦しんでいる人と共に居て，その人の語りを聴くこと自体が最大の援助になることを身をもって体験していく。死を恐れている自分に気づき，人間として自然な感情であることを認められるようになる。「何かをしなければならない」とか，「形になるものを得なければならない」という強迫性から解放されていく。

　医療というストレスの多い職場で，常に何かを求められている医療者は，普段，自分自身がケアされることをほとんど体験していない。そういう人たちが話すことを強制されることもなく，自分の居たいように居られる環境の中で，自分自身を休ませる場，自分に優しくする場，自分を大切にする場としても意味があると思っている。そうすることで自分の中にゆとりが復活し，それは自分を見つめることや，他者と向き合っていくエネルギーや生きていくエネルギーに繋がっていく。

　特別に設定された場であっても，いつの間にか普段，自分がかかわっているようにグループの場でも他のメンバーとかかわっていて，普段の自分の対人関係パターンが明らかになる。そこで自分をふり返ることができる。集団の中で仕事をしている看護師にとって，グループの中で対人関係を学ぶこともできる。看護師は他のスタッフとチーム医療の中で仕事をしている。ある患者と話をしたいと思っても，大部屋には他の患者もいる。その人たちが中

に割って入ってくることもあるし，たとえ黙っていても，そこにはグループ・ダイナミクスが働いている。その病室の中にいても，病棟全体の動きに絶えずアンテナを張っているはずだ。したがって，看護師にとっては集団の中で対人関係を学べることの意義は大きい。

参加者の中には，「患者とうまくかかわるためにはどうしたらいいのか」という問いに対する直接の答えを求めてくる人も多い。もし，患者との関係を良くしたければ，いま，目の前にいる，このグループの人と真剣にかかわることが第一歩だと思う。エンカウンター・グループは，他者と真剣に向き合う場である。

3）エンカウンター・グループの特徴

エンカウンター・グループは，プログラムが事前に決められた構成的なグループに比べると，非効率的なグループである。初めて会った人たちと自由に話して下さいと言われても，自由という言葉が逆にメンバーを縛って，不自由にさせたりする。初めて会った人たちにいきなり自分の内面を語れるわけがなく，沈黙が続いたり，自己紹介をしてみたり，軽い話をしてみたりという時間が続く。

そうやって相手を探したり，自分を見つめることはしんどそうだからとちょっと逃げてみたりする。効率という視点からみれば，時間がもったいないと焦ったりする。お互いを信頼して自己の内面を見つめ合うところまでに達するには時間がかかる。しかし，決して無駄な時間ではない。

日常ではあまり気の合わない人だと最初に思ってしまうと，それ以上その人を知ろうとする気持ちがなくなることが多いのではないだろうか。ところがエンカウンター・グループでは，何日も共に過ごす中で他者のいろいろな面がみえてきて，「途中から好きになる」ということが起こってくる。私は，他者を演じることから始めるロール・プレイや，ある課題を設定したグループ活動よりも，エンカウンター・グループのように何の課題も設定されない中で，自分自身を率直に見つめていくことのほうが，時間はかかっても自分の普段の人間関係の在りようを実感できると思っている。

読者の中には，「エンカウンター・グループってそんなに素晴らしいもの

ではない。私は良い体験なんてしていない」という人もいるだろう。確かにエンカウンター・グループで，誰もが実りある体験をするわけではない。万人にとって優れた方法は存在しない。ファシリテーターも完璧ではないから，メンバーの気持ちを十分に理解できなかったり，ファシリテーターの思いがうまく伝わらなかったり，時間制限という枠の中で心残りを感じることも多々ある。しかし，それは人間の不完全さや時間の中で生きていることのどうしようもなさだと思う。

　大切なことは自分の意志で参加することである。自分を見つめることは主体的になされるべきものであって，誰かに強制されて行うものではない。看護学校で授業として行われているエンカウンター・グループや，職場から研修という名目で派遣されて参加する人がいるエンカウンター・グループの場合には，ファシリテーターの細やかな配慮が必要であろう。

4）日常の中でのサポートグループの活用

　日々の職場では，なかなかエンカウンター・グループのような贅沢な時間を持てないので，日常の中でサポートグループを応用することを考えてみたらどうだろう。

　事例検討では，事例提供者だけではなく，参加者全員が事例検討を通して自分自身をふり返ったり，この会の中でのお互いのかかわり方を吟味することができる。事例検討会は一つのグループ・アプローチであり，サポートグループとして事例検討を位置づけることができる。

　カンファレンスにもサポートグループのあり方を応用することができる。お互いの価値観や葛藤や弱さを率直に出し合い，共有できるような，医療者間の対話を重視するカンファレンスを目指す。それは，実は看護師以上に孤独に闘い，苦しんでいるかもしれない医師をサポートすることにもなる。自分が患者の立場だったら，家族の立場だったらと思ってみるのと同様に，自分が医師の立場だったら，看護師の立場だったらと，お互いの立場を思いやってみる姿勢が大切ではないだろうか。

5) 日常の中でのセルフヘルプ

　日々，一人で自分をケアする方法として，例えば，ほんの短い時間でも1日の終わりに，その日をふり返る時間を持ってみたらどうだろう。フォーカシングを応用して，気になっていることを一つずつ挙げて，そのことで自分を責めるのではなく，「こういうことがあったんだね。大変だったね」と，自分の中のカウンセラーが，大変な思いをした自分の中のクライエントを受けとめてあげる。次に，イメージの中で，気になっていることを一つずつ適当な入れ物に入れて，気になることと自分との間をとってみれば，少しは楽になって眠れるかもしれない。

　中井(2004)は，ストレスとうまくつき合うための方法を具体的に解説している(pp316-322)。人間に自然に備わっているストレス解消法として「睡眠」，「夢」，「からだの反応」を挙げ，休息や睡眠のとり方，睡眠や夢の状態のチェックなどについて述べている。

　神田橋(1999)は，精神の病いとつき合っている患者のために『精神科養生のコツ』という本を書いた。この本は，毎日の生活の中で身体を使って心身の緊張をほぐす方法などが絵入りで載っていて，私たちにも十分に役に立つ。ここで大切なことは，いろいろな方法から「自分の気持ちのいいこと」をみつけることだという。

6) 変わるための第一歩

　「患者の気持ちを受けとめてあげることができない」という自己反省だけではなく，「ただ毎日の仕事をこなすだけで精一杯」，「医師が悪い」，「上司が悪い」といった他者への怒りや，「もうこんな仕事辞めてしまいたい」，「私は看護師には向かない」といったあきらめにしても，そのような思いは，実は"何か変"，"このままではいけない"ということに気づいていることを意味するのではないだろうか。それは変わるための第一歩である。そこで立ち止まって自分を見つめることや，恐れず安心して見つめ合えるような場を持とうとすることが大切だ。それは一人では難しいかもしれない。でも，二人からならできるのではないだろうか。

IV. グループ・アプローチの本質

　最後に，これまでのグループ・アプローチの実践から，グループ・アプローチの本質に関する私見を述べる。

<"こっそり"から"おおっぴらに">
　精神科の患者にしても家族にしても，あるいはがん患者にしても，ある問題を抱えている人たちはなかなか他の人たちに自分の悩みを語ることができない。自分の家族に対してさえも，悩みを語ることができないことが多い。自分の中だけで"こっそり"悩み，"こっそり"関連の本を買ってきて，"こっそり"それを読みふけっている。
　そういう人たちがグループに参加すると，いま，自分が抱えている悩みを"おおっぴらに"考えてもいいのだという許可をもらえるだけでなく，それを奨励される。仲間の前で"おおっぴらに"自分の悩みを語り，"おおっぴらに"知識や情報を提供してもらえる。この一人で"こっそり"からみんなで"おおっぴらに"という状況の変化が，エンカウンター・グループを基礎とした非構成的グループでも，心理教育のような構成的グループでも，どのグループにも共通することのように思えてきた。

<同質性を求めて：グループセラピーの『普遍性』>
　グループに参加するときは，「自分のことをわかってもらいたい」とか，「自分と同じ気持ちの人と知り合いたい」といった同質性を求めてやってくる。それはほどなく満たされて，お互いが共感し合えるようになる。
　メンバーは「こんなことで悩んでいたのは自分だけかと思っていたら，そうじゃなかった。みんな同じ」と認識するようになる。これは，ヤーロムのいうグループセラピーの療法的因子の一つの『普遍性』である。

<異質性を認める>
　しだいに同じような経験をしていても自分とは違ったふうに感じ，違った

ふうに生きている人たちがみえてきて，違いに対する葛藤や受け入れ難さが生じてくる。そのような否定的な思いからしだいに，違いは違いとして認められるようになっていく。これが異質性を認めるということである。それは，グループの外の自分とは違う健康な人たちや自分とは違う幸せな人たちとの関係に繋がっていく。

＜自分を認める＞

自分とは違っている他者を認められるようになるということは，他者とは違う自分を認められるようになることに繋がっていく。

＜違いに耐える＞

このような私の発言を聴いて，そのときのシンポジウムの司会者が次のようにコメントしてくれた；「人は他者との違いが大きすぎると，それを認められない。グループではそれぞれの違いに耐えられるようになっていく。これまでは，負担に耐えることができるようになるためにグループがあると思っていたが，そうではなく，違いに耐えることができるようになるためにグループがあるのだということがわかった」。

グループ・アプローチはメンバーが自分の心の負担を取り除いたり，自分を受容するようになるといった，そんなきれいごとではないのかもしれない。メンバー自身が違いに耐えることができるようになることをサポートすること，それがグループ・アプローチの本質ではないかと考えている。

終章 生きるということ：患者・家族とナース・カウンセラーの体験世界

患者も家族も，そしてナース・カウンセラーも，それぞれの体験世界を生きている。本章では，三者それぞれの体験世界について論じる。

I. 患者の体験世界

病む人はどのような世界を体験しているのだろうか。透析患者とがん患者とのかかわりの体験をもとに，病気を患者から切り離して客観的なものとしてとらえるのではなく，一人ひとりの病む人の中に生きている病気の主観的意味を明らかにしていきたい。

1．病気になったことによって変化した世界

かつて私は『看護カウンセリング』の初版で，患者の体験世界を表1のようにまとめた。

1) 患者の基底的世界

①死の顕在化

人間にとって最も深い実存的不安は，死である。

表1　患者の体験世界

＜患者の基底的世界＞
・死の顕在化
・アイデンティティの喪失
・禁止による欲求の顕在化・肥大と自己コントロールの喪失感
・疑い
・痛み

＜他者とのかかわりの在りようの変化＞
・健康人とのかかわり
・他の患者とのかかわり
・家族とのかかわり
・健康だった頃のかつての自己とのかかわり

＜状況の意味づけの個別性＞
・病いを受け入れる姿勢：肯定的意味づけ
・病いに立ち向かう姿勢：積極的意味づけ
・病いをあきらめる姿勢：消極的意味づけ
・病いを否定する姿勢：否定的意味づけ

「機械に支えられた生命」として生きていかなければならない透析患者にとって，死の不安は決してぬぐい去ることのできない不安である(春木，1982)。透析機器と死が表裏一体をなしている。一方，がん患者も，ほとんどの人が多かれ少なかれ，死を意識していると言えるだろう。死の恐怖だけではなく，麻痺などで身体が不自由になり，このまま惨めな姿で生かされることへの恐怖も存在する。自分の身体の変化や痛みに，死を感じる。がん患者で告知されていない場合は，自分の身体に起きていることの不確かさへの不安も加わることになる。

②アイデンティティの喪失

病気になったことで，かつての自己や自分が所有していた役割，あるいは未来に所有できるかもしれなかったはずの自己や自分の役割の可能性を喪失する。それは"…としての私"が奪われることであり，アイデンティティの喪失を意味する。アイデンティティの喪失は，仕事の喪失，家庭の喪失，男性性・女性性の喪失などとして現れる。それは，患者に空虚感や無力感，希望のなさを生じさせる。

③禁止による欲求の顕在化・肥大と自己コントロールの喪失感

透析患者は，透析による自由の拘束，食事・水分制限が課せられる。食事や水分が制限されることで，人間の基本的欲求を満たすことが脅かされるだけでなく，精神的安定や幸福感，対人関係にまで影響が及ぶ。

嵐の日であっても，大事な仕事があっても，子どもが熱を出していようとも，愛する人が死にかけていても，患者は生きるために何よりも透析を優先させなければならない。そこで待っているものはベッドと透析機器と穿刺針である。それらに自分が繋がれる。4時間の間に，火災や地震が起こるかもしれない。機械が故障するかもしれない。そのとき，自分一人では何もできない。このような拘束は，先に述べたさまざまな喪失感をもたらす。それは，「透析さえなかったら」とか，「透析をしたくないのにしなければならない」といった透析拒否の心理(春木，1982)としても現れる。

食事や水分への欲求は満たされず，一方で，彼らは欲求に負けてその制限を守ることができずにいる。その結果，自分自身を責め，苦悩する。このような状況は，自分で自分をコントロールできない状況であり，患者は自己コントロールの喪失感を体験している。

禁止されたことによって，禁止されたことに対する欲求は逆に顕在化し，肥大する。欲求を満たそうとするエネルギーは膨れあがるが，それは制限の壁に跳ね返されるだけで，処理することはできない。苛立ちが患者を襲う。不安と空虚感が静的で内にこもる気分であるのに対して，拘束感は制限という狭められた世界の中で激しく動き回る動的な気分である。それは外に空しく向かうエネルギーである。

④疑い

「疑い」は，真実を告げられない場合があるがん患者の世界の特徴だろう。疑いの中に，誰もがその不確実さゆえに希望も捨てきれない。不確かな世界で絶えず揺れ動いている。これは，真実を告げられていない患者だけに現れる思いではない。ある患者は真実を告げられていたが，「実は，聞いている以上に悪いのではないか」と疑っていた。がんは，人をそれだけ過敏にしてしまう。

不確かな世界にある人と接するとき，接する側も患者の不確かな世界に近

終章　生きるということ：患者・家族とナース・カウンセラーの体験世界　241

づくことは難しくなり，看護師も不確かな世界の中にはまってしまう。
⑤痛み
　透析患者の中にも，当然，痛みに苦しむ人はいる。がん患者は，その痛みは精神的にも肉体的にも死と切り離せないものになる。
　痛みは痛みの部分だけではなく，その人の全存在を支配してしまう。痛みにとらえられた人は世界に無関心になり，世界を愛する気力を失っていく。それは，自分自身への愛にも言えるだろう。

2）他者とのかかわりの在りようの変化

　人間は健康なときには健康を意識しない。自分のからだを意識しない。それは「健康人は，ふつうからだのことなど，忘れているほどに自分のからだになりきっている(van den Berg, 1966/1975, p41)」からである。
　しかし，病気になったとたんに，自分の身体が自分の思うようにならないことに気づく。自分の身体が自分のものではない，異物のように感じる。他者や「対象世界[注1]」とのかかわりの在りようが変化してしまう。家族や友人や職場での生活が停止する。昨日までと同じはずの階段が異様に高く感じられる。走り回っていた体育館は見学する場に変容する。それまで顕在化していなかった家族間の問題が浮き彫りにされることもある。他者とのかかわりの在りようの変化は，病気になる前の自己とのかかわりの在りようの変化をも含む。
①健康な人とのかかわり
　患者は健康な人に対する壁を感じている。その感情は，健康な人として身近にいる看護師に向けられることもしばしばある。健康ではないことに対する悲しみを，健康な人に対して怒りという形で表現することがある。健康な人である医療者とわかり合えない孤独を感じている場合もある。医療者と良好な関係を持てればよいが，患者は医療者の無理解な態度に傷ついている場合が多い。

注1)「対象世界」とは，世界の中の特に自然界と人工物から成る世界を指す。〔得永幸子
　　（1984）『病い』の存在論　地湧社　p61, 65〕

自分の身体でありながら，身体をコントロールすることができないと感じている患者には，自由に動き回ることができる健康な人たちが羨ましい。憎しみさえ起こるだろう。健康な人である看護師に日常の世話をしてもらわなければ生きていけない人には，看護師へ負い目を感じることもある。自分は「迷惑をかけるだけの人間」とか，「厄介者」という思いにさせられてしまう。

　健康な人に，病人であることを知られたくないという意識として現れることもある。かつて健康だった頃と同じように人々が自分の周りにいたとしても，そのことで逆に，周りが全く変わらない中で自分だけが変わっていく寂しさが浮き彫りにされてしまうこともある。

②**他の患者とのかかわり**

　他の患者の存在が励みになると同時に，他の患者に未来の自分をみて，悲しみの感情や嫌悪感が現れたり，患者同士の間の心理は複雑だ。

③**家族とのかかわり**

　病気になると，家族の支えが非常に重要になってくる。病気になったことで，家族の中での役割意識がより明確になり，生きるうえでの大きな支えとなったり，家族に支えられることで改めて家族の存在の大きさに気づくことができる場合がある。

　一方，それまでの役割がとれなくなったり，自分が家族にとって厄介者になってしまったと思うことで，家族関係に亀裂が入ってしまうこともある。自分が支える家族や支えてもらえる家族がいないという状況が浮き彫りにされることもある。支え支えられる家族が不在の場合には，希望や生き甲斐を見いだすことは難しい。病気を契機に家族間の問題が顕在化され，それは幼少の頃の親との関係にまで遡ることもある。

④**健康だった頃のかつての自己とのかかわり**

　病気になる前の自分と現在の自分とを比較して，現在の自分の身体に違和感を感じて嘆き，"いま，ここ"を生きられなくなる。ここでは，得永(1984)の時間性を指針としながら論じる。

　人は時間を生きている。昨日の『私』が今日の『私』を支え，それを足場に未知との出会いへと『私』が志向しているというところで，人は保たれている。ところが，『病い』において，『かつて』と『今』の間に断層が生じる

と，過去は現在をはぐくまなくなり，現在は過去の意味を無にする。病む人は時間の持続性を回復させるために，「今なお過去になりきれない旧い現在」を生きはじめる。"もし"透析さえなかったら，"もし"がんにさえならなかったら，と旧い現在がそのままで出会ったかもしれない未来に身を投げ入れてしまう。病いという思いもかけない苦しみに満ちた世界よりも，それまでの世界のほうがはるかに現実的で幸せなものだったのだ。

穿刺針に刺された自分の腕をみることができない。針の跡が醜く残っている，あるいは未来にそうなることを予期させるような腕よりは，それまでの美しい腕のほうが現実的なのだ。自分の胸をみることができない。乳房を失った胸よりは，それまでの美しい乳房のほうが現実的なのだ。

しかし，『もし―』の時間性を生きることは，決して本当にその人の持続性を回復させてはくれない。それは身体を否定し，意識外に疎外し続けなければいけないことになり，そのようなことは不可能だからだ。『もし―』という時間性は初めから破れてしまっている。

「病人ではない」とか「病人にはなりたくない」という患者がいる。この人たちにとっては，病気であることと病人であることとは違う。病人になると，自分の存在そのものが病気に覆いつくされ，危うくなってしまう。病気になってしまったいま，病人にならないことが自分のアイデンティティを守る最後の砦なのだ。

人は明日も今日と同じ日が続くと信じて生きている。それが正常な人間の営みである。もし，明日を信じることができなかったら，不安で生きてはいけない。ところが病いや事故はその信頼をあっという間に粉々に崩してしまう。明日は何が起きるかわからない。そのような恐怖を体験した人は身体に不安が深く刻み込まれしてまう。明日なんて信じられない。

それを少しずつ和らげ，回復させてくれるものは時間である。いつかまた明日を信じられるようになる。そうではないと生きていけないからだ。しかし，突然の出来事の前の自分に戻ることはもはやできない。

3）状況の意味づけの個別性

病気になったことで，他者とのかかわりの在りようの変化を含めたほぼ共

通する基底的世界が存在するが，それぞれの状況を意味づけていくときに，患者の個別性が現れる。

①病いを受け入れる姿勢

　病いを受け入れて，病いと共に"いま，ここ"を生きる姿勢である。患者には気負いのなさや静かさ，ゆとりが感じられる。病気という状況を自分でコントロールしていることを実感している。神谷（1980）が述べているように，苦しみを通して得られた知的満足こそ，生きがい感といえる。人はどんな苦しい状況に追い込まれても，その状況を乗り越える潜在力を持っていることが映し出されている。

②病いに立ち向かう姿勢

　病いに立ち向かう姿勢は，気負いや突っ張り，頑張りが感じられる生き方である。病気であることを受け入れがたい感情があったり，自分の生き方を自負しながらもそれが不安の裏返しであったり，不安や否定的感情を表出することが苦手だったり，そもそもそのような感情を持つこと自体を由としない人たちである。そういう姿勢自体が，困難な状況の中で生きるバネになっている。

③病いをあきらめる姿勢

　病いを否定したり，治療を拒否したり，あるいは死を望むという姿勢が明白に現れるわけではないが，生きることに消極的で，自分のいまの状況に対するあきらめや失望が感じられる姿勢である。自己の感情に直面しないことによって自分を保とうとする人がいる。だからこそ，これまで生きてこられたわけであり，そこに，彼らの生き抜くための姿が映し出されている。しかし一方で，自分の感情を受けとめて信頼することができないために，内面に深い苦悩が存在する。中には「こんな病気になったのは自業自得です」と，いつも自分を責めている人もいる。自分の病いは受け入れても，自分をあきらめているかのようだった。

　柏木（1997）は日本人における末期の患者の心理プロセスについて述べているが，死の迎え方には「受容」のほかに「あきらめ」があるという。「あきらめ」は消極的な印象を受けるといわれる。

　患者から「仕様がないから」という言葉がしばしば語られる。その言葉は

重くつらい。以前は，悲しすぎるからそんなふうに思わないでほしいと感じていた。しかし，病気になるということや死にゆくということは多くのものをあきらめていかなければならないことでもある。「仕様がない」とあきらめざるをえない。これまで自分が所有してきたものをすべてあきらめたとき，そこからまた新たな何かが生まれてくるのだろうか。

かつてはこの姿勢を，「消極的意味づけ」としていた。しかし，あきらめることが果たして消極的といえるのだろうか。あきらめざるをえない病者の心境を思うと，安易に消極的とはいえないと感じる。

④病いを否定する姿勢

病いを否定したり，治療を拒否し，今の自分の状況を受け入れられない姿勢である。春木（1982）は，透析患者の精神症状や心理的反応の経時的変化を6層に分類し，透析3年後からは「6層：再調整期」で，透析人生をどう生きるかという生きがいの問題が現れてくるとする。しかし，その時期でも透析拒否の心理による逃避（春木，1982）が生じる患者もあり，その心理には，喪失体験や死の不安や孤独が関与している場合もある。

思春期・青年期の透析患者で特に注目すべきテーマとして，自尊心（self-esteem）と身体像（body-image）の問題が挙げられる（春木，1990）。未だアイデンティティの確立が不十分な場合は，自分の生き方を直視せず，すべてのことを透析に責任転嫁し，自尊心と身体像の問題が肥大してしまうことがある。

がん医療の現場では，よく「病気を否認している」とか「死を否認している」という言葉が聞かれる。患者は不確かさの中で怒りと悔しさを表し，自分の運命を呪う。ナース・コールを頻繁に押して，病棟では問題患者になってしまう人もいる。その姿には，ベッド上での孤独に耐えられない姿が映し出されている。

医療者に対して攻撃的な行動化を繰り返す患者もいるが，この場合はパーソナリティの問題が重なっていることが多い。それは乳幼児期の母子関係に発するかもしれない。マーラー（Mahler MS）は，生後6か月までの乳児は母親と自己の区別ができず，母子の合体感を享受して，3歳頃までに，幼児は自己と母親を別個の人間としてしだいに区別するようになる推移を観察し，

この時期を「分離－固体化期」と命名している(山中・森，1982)。この時期の障害である見捨てられ体験は，思春期および成人期になって境界例に代表されるような病的状態を引き起こす危険性がある。乳児のときの行動化—赤ちゃんがお乳をもらえないでひっくり返ってワーワー泣いていると，母親が飛んできてお乳をくれる—は適応的な行動であるが，それが成人になっても繰り返されるために問題行動としてみなされてしまう(成田，1993)。

4) ある乳がんの女性が死の不安を抱えながら自分らしさを回復していくプロセス

　私はかつて，手術後に反応性の抑うつ状態となった早期乳がんの女性患者とのカウンセリング過程をまとめた(広瀬，1997d)。これまで述べてきた患者の体験世界にそって，この女性の体験世界を記述する。

　　弥生はがんになったことによって，自分の死を意識し(「死の顕在化」)，有能な母親と妻としての自分を失い(「アイデンティティの喪失感」)，術後さまざまな事柄を制限されることに苦しみ(「禁止による欲求の肥大と自己コントロールの喪失感」)，身体の痛みは再発の恐怖に結びついていた(「疑い」と「痛み」)。家族以外には病気を隠し，それまでの知り合いとのつき合いを止め(「健康人とのかかわり」)，他の患者との接触を避け(「他の患者とのかかわり」)，病気になったことによって子どもに依存し，夫とのそれまでの問題が顕在化し(「家族とのかかわり」)，健康だった頃のかつての自分を思い出して，いまの自分を認められずにいた(「健康だった頃のかつての自己とのかかわり」)。弥生は病気になったことですべてが変わり，すべてを失ってしまったと病気を否定的にとらえていた(「病いを否定する姿勢：否定的意味づけ」)。
　　カウンセリングは抑うつ状態の改善を目標とすることから，しだいに弥生の生き方に焦点を当てることに重点が移されていった。私はフォーカシングを応用して，弥生の感じに焦点を当てることを重視し，特に，彼女が自分自身と"間"を置くことができるようになることを援助した。彼女には自分の悩みを聴いてくれる人がいなかったので，私は誰にも話せないことや聴いてもらえないことを話せる相手として意味があった。彼女は話すことで自分の問題を自分から"離す"，つまり間を置くことができるようになっていった。現実的には

まず，強迫的に行っていた家事の手を抜く，つまり"気を抜く"ことができるようになり，日常生活をより楽に生きられるようになった。

弥生は同じ病いの人の死に出会ったり，自分自身のがんの再発が疑われる中で，死の不安にさらされ，絶えず揺れ動きながらも，家族との関係を再構築していく作業を続けた。母親との関係，夫との関係，子どもとの関係と，彼女にとって重要な他者である家族との和解と家族関係の修復を行ったのだった。まさに家族の中で，彼女は自立と共存を獲得しつつあった。それは医師との関係においても同様であった。

弥生は乳がん患者のためのサポートグループにも参加し，同じ病いの人たちの存在がいかに自分にとって大切なものであるかを実感するようになった。病気を知られたくなかった他者との関係が改善し，家の中に―自分の中に―閉じ込もっていた彼女の世界が広がっていった。

最終的には，生と死との間にほどよい"間"を持つことができるようになった。「病気にならなかったら自分のことはわからなかった」と，病気を肯定的に受けとめられるようになり，「生まれて良かったと思うようになった」，「いまは命の大切さを感じるようになった」と命を見つめ，生きることへ積極的に向かう姿に変化した。

弥生は3年半の面接の間に再発の不安を抱えながら，母親の病気，親しい人の死，子どもの問題など，実にさまざまな危機に出会った。彼女はそのたびに不安になりながらも，その経験から学び，強くなっていった。その強さは「人に優しくできるようになった」という言葉が表しているように，優しさをも意味する。彼女は自分に優しくすることを実感することで，他者への優しさも育んでいった。抑うつで家族に頼り，自分のことしか考えられなかった彼女が抑うつ状態から回復し，周りに対する優しさを回復し，夫との関係が改善された。そういう夫婦関係の中で子どもの問題がようやくみえてきて，今度は子どもの問題に向かう準備ができた。

抑うつ状態が改善した後のカウンセリングの目標は，「将来のことを考えると寂しくなる気持ちを何とかしたい」だった。一つひとつの出来事に向かう中で，いつの間にかその目標を解決しつつあった。「これから先はどうにもならないことだから，それよりもいまのこのときを大切にしたい」と，"いま，ここ"を実感するようになった。

弥生の変化は一言で言えば，自分らしさの回復のプロセスであった。この自分らしさの回復は，単に病気になる以前の自分に戻ったことを意味するのではない。病気になったことを通して，自分と病気や身体および家族との関係に苦しみ，その苦しみの中から自分に出会い，新しい自分を生きることができるようになったといえる。

5）患者の体験世界のまとめ

患者は共通した基底的世界にありながらも，その状況をどう意味づけるかは人によって異なる。その意味づけには，患者がそれまで生きてきた歴史と，患者の他者とのかかわりの状況が密接に関与している。そこに，病気と共に生きる人々の普遍的な意味が映し出されているといえる。

便宜上，状況の意味づけを四つに分類したが，もちろん，明確に分けられるものではない。その人の特徴的なところを取り上げることで分類したにすぎない。実際には，それぞれの人にさまざまな意味づけが重なり，一人の中でも変化していく。

肯定的な生き方が良くて，否定的な生き方は駄目だという見方をしているわけでもない。患者一人ひとりに，それぞれの体験世界が存在することを強調したかった。経験の意味づけは個々の患者の中でも変化し，成長していく。その変化の仕方もさまざまで，その人らしさなのだと思う。

"生きている"という人間にとって当たり前だが不可欠の基本が問題になるのは，何らかの仕方で生きられなくなったときである（得永，1984）。病者は，それまで遠い存在だった死を考えるようになる。漠然と生きてきた自分の過去を思う。なんて無駄に過ごしてきたのか，なぜもっと身体を大切にしなかったのかと悔やむ。これまでの自分は一体何だったのか，これからどうやって生きていけばいいのか，生きていく価値があるのか，生きるとは一体何かといった根元的な問題に直面せざるをえなくなる。私たち看護師は自分たちの生き方に直面しているだろうか。生きられないときに生きていることがみえるという，人間の生の逆説である（得永，1984）。

ワイスマン（Weisman，1972/1992）は，「死の意味とは，人が苦悩をどのように系統化するかということである（p213）」と述べている。死にゆく人

は自己の苦痛と死に対するとらわれをどのように認識しているのだろうか，死がそこまで迫っていることは患者にとってどのような意味を持つのだろうかなど，病気がその人にとってどのような意味を持つのかを深く理解しようとする姿勢が大切だろう。

2．生と死：がん患者と透析患者との比較から

　私はかつて透析患者の看護に携わり，現在はがん患者の精神的ケアに従事している。私の経験から，患者の生と死，およびターミナルケアという問題を，透析患者とがん患者との比較を通して考えてみたい。両者を比較するという試みを通して，最終的には普遍的なテーマがみえてくるだろう。

1）がん患者と透析患者の心理の比較

①がん患者の心理を中心に

　がんに罹患することは患者にとって強烈な衝撃とストレスをもたらす。たとえ早期がんであったとしても，心の片隅では再発や死の不安を抱えながら生活する。ちょっとした身体の変調にも，がんが再発したのではないかと怯える。一方で，根治治療によりがんは治ったという感覚や再び普通の生活に戻れたという感覚も，たとえある一時期であったとしても持つことができる。

　「どうしてわたしが？」という問いは，病いや障害を患った人なら誰でも問いかけることである。どんなに自分が健康に気をつけていてもがんになったり，がんが再発することがあり，自分の力ではコントロールできない力や運命を感じる。それは医療者にも同様な心理をもたらす。同情的な気持ちが湧いたり，他人事とは思えない心理が働く。

②透析患者の心理を中心に

　　私は，透析患者の面接を始めた頃，生きるために透析をするという気持ちになれることが肯定的に生きることに繋がると信じていた。患者にもそうなってほしいと期待する気持ちがあった。しかし，ある時，本当にそれが最良の状態なのかと疑問を抱いた。透析を受容するとはどういうことなのかわからなくなった。「私はいつも生きるために排尿していると意識しているだろうか？」，

「私はいつも生きるために食事をしていると意識しているだろうか？」。勿論，意識などしていない。それなら生きるために透析をするということを意識することが，透析患者にとって本当に必要なのだろうか。

気持ちとしては透析を受けたくないのに，肉体は透析を必要としている。心と肉体が分離し，対立する。どんなに前もって透析について説明され，心の準備ができていたとしても，まだ未知の世界を受容できるものではない。その肉体に引きずられて透析を始めた人がほとんどだろう。「肉体に引きずられて生きて行く存在」（神谷，1980，p122）である。しかし，「いかに精神が肉体をうらめしく思うことがあっても，生きがいの喪失という危機を乗り越えさせてくれるものは，この場合，肉体の生命力そのもの」（神谷，1980，p122）かもしれない。

肉体に引きずられて生きていく間に，この肉体も自分の身体であることに気づく。そして，透析を自分なりに意味づけていくことが始まる。今なお過去になり切れない旧い現在を生きることから，"いま，ここ"を生きるようになる。健康な人には意識できない生きるということの尊さを噛みしめ，生きるために透析をするのだと意味づける人もいるだろう。しかし，そのような意味づけばかりではないはずだ。仕事や家庭から離れて休息できる場として意味づける人がいてもいい。スタッフと談笑できる楽しい場として意味づける人がいてもいい。

透析を受容しようと思い立って受容できるものではない。ある時，ふと，自分を振り返って，自分が病気と透析と共に生きてきたことに気づく。自分のいまの生は病気を抜きにしては語れないことに気づく。いつの間にか自分の一部になっていたことに気づく。一部というよりは自分そのものなのだ。そのことに気づいたとき，新たに透析と共に生きていくことを意味づけることができる。それが病気を引き受ける，受容するということではないだろうか。

しかし，自分なりに意味づけられたとしても，透析拒否の心理はどこかに存在し続けるし，空しさは突然襲ってくる。そんな状況を救ってくれるのは他者とのかかわりである。病いと闘っている人の映像をみて，勇気が湧いてくる。今度，一泊で旅行に行こうという友達の電話で，明日の透析が楽しみに変化する。憂うつな気分で肉体に引きずられながら透析に行って，スタッフと話をしているうちに気持ちが晴れる。そんな些細なことで，再び"いま，ここ"を生きられるようになる。そんな繰り返しなのだといえる。自分の生活の中に違和

感なく透析が存在することが，透析と共に生きるということではないだろうか。
〔『看護カウンセリング』(1994) pp 115-116 から抜粋。一部改変〕

　透析患者の生命は機械に支えられている。成田(1996)は，「彼らは文字通り一日おきに死と再生を繰り返している。透析を受けなければ死に至ってしまうところを一日おきに透析を受けうることで蘇る(p41)」と述べている。透析器があれば当面は死ぬ心配はない一方で，身体は死と再生の繰り返しに一生涯，直面し続けなければならない。
　透析治療を行うことによって，一見普通の生活に戻れたようにみえても，どこかで自分は長生きできないだろうという意識をずっと持ち続けているのだろう。がんのようにある日突然，再発や転移が見つかるといった急激な変化ではないが，徐々に合併症により弱っていく身体を感じている。透析導入時は，透析治療を行うことで一時的に治癒したと感じる患者もいるし，腎移植の希望を持つことで将来治癒することを期待する患者もいる。しかし，透析患者のほとんどは一時も治ったという感覚はない。
　人間は必ず死ぬ存在である。しかし，それを絶えず意識していてはとても生きられない。透析患者は，絶えず死を直視させられるという多大なストレスの中で，自分を守るために心的感覚麻痺に陥る危険性がある。
　生きていくために透析器を与えられ，その機械を扱うスタッフに自分の身体を依存させることを強いられる。一方で，「あなたの命と生活の質は，あなたのセルフケアにかかっている」と，再三，指導される。
　対局にある依存と自立の両方を要請され，患者は分裂しないのだろうか。しかもセルフケアと言われながら，その評価はスタッフが行う。自分がどれくらい水分を摂ったか，どんな物を食べたかということが，毎回，体重計でチェックされ，血液検査で裸にされ，若いスタッフから注意を受ける。検査結果は，まるで試験の採点結果や成績表のような威力を持つ。「今日は大丈夫だろうか」，「今日は注意されないだろうか」，「今日は馬鹿にされないだろうか」と，びくびくしている人もいるだろう。
　データが悪かったとき，糖尿病が進んで透析に入らなければならなくなったとき，状態が悪くなったとき，セルフケアが悪かったその患者を批判する

声が聞こえてくる。良い患者と悪い患者というスタッフによる区分けが，がん患者と比較すると透析患者には頻繁に行われる。

健康な生活からは思いもよらない死を意識化せざるをえない体験世界を生きていかなければならなくなるのは，がん患者も透析患者も同様のはずなのに，どうも透析患者は周りから患者自身が評価されたり，批判される場面が多いように思われる。

「透析と闘う」という言葉よりは，「がんと闘う」という言葉のほうをよく耳にする。それはがん＝死というイメージがある一方で，早期に発見されれば完全に治癒するとか，たとえ進行がんであっても奇跡的に治癒するかもしれないという希望があり，やれるだけやってみるという思いがあるからだろう。

一方，透析に入った場合は，移植でもしない限りはこの状態を一生，続けなければならないというあきらめや，闘っても無駄だという思いがあるからだろうか。神田橋(1999)が，「自分の内部にある病いを敵と見なさず，『病いと折り合う』『病いを生きる』『病いを飼い慣らす』『病いと仲良く』といった病いを味方や仲間あつかいする姿勢の方が，慢性の病気の場合の養生のコツ(p166)」であると述べている。透析患者は自分が慢性疾患であり，治癒する病気ではないことを受け入れているから，闘うという姿勢が少ないのかもしれない。

がん患者には，終末期になると延命治療を選択するか否かという問題が出てくる。ところが透析患者の場合，透析治療自体が延命治療といえる。透析に導入したこと自体が延命治療を開始したことを意味する。透析治療に関していえば，延命治療を選択するか否かの問題ではなく，延命治療を中止するか否かという問題に直面させられる。これは，倫理的な問題や個人の生き方・尊厳を巡って，難しい課題として議論されはじめている。

3．患者の体験世界からみた看護

「わたしは肉体的存在のみではなく，一人の人間として生きています。人間として言葉を聴き，感情を共に分け合ってほしいです。病気のために私は時々

無力になりますが，一人の大人として扱ってもらいたいのです。子どもに対するようなわけのわからない方法で，わたしの尊厳を犯さないでください。病人であるわたしの服を脱がせるとき，アイデンティティも一緒に脱がせないでください。わたしが自分の体について無知であるからといって，馬鹿だと軽蔑したような態度をとらないでください。

　わたしの体を修理工場の機械のように扱わないでください。病気による苦痛や死への恐怖は，ときとして過度な感情の揺れ動きをもたらし，不可解な行動を起こし得ることを覚えておいてください。病院でわたしを取りまく環境は初めての経験であり，当惑することばかり。あなたがわたしにとっていつまでも見知らぬ人であるならば，当惑は増すばかりで恐怖のあまりにどのような行動をするかわからない。

　わたしに話しかけるときは，きちんとこちらを向き，わたしの言葉に耳を傾けてください。自分が孤独ではなく誰からも忘れ去られてはいないことをわからせるためだけにでも，わたしの傍に来て一言か二言でよいから話しかけてください。完全に無視されたり無関心であると感じたときは，どうしても我慢できなくなります。どうか優しく愛情ある介護をしてください。

　＜中略＞わたしはここに病気の身体を持ってきたばかりでなく，私の全存在を持ってきたのです。身体のことだけでなく精神や感情のことも考えて，そのための介護を与えてください。苦しんでいる時に一緒に祈り，悲しんでいる時に一緒に泣いてくだされば，あなたは私の最も親しい友人になり得るでしょう。＜中略＞

　わたしの体は老齢のためにしわだらけであり，病気のために醜くなっているかもしれません。しかし無力な囚人のように見捨てたり，ほったらかしにせず，尊敬してください。＜後略＞(Callari, 1986/1989, pp52-54)」

1）患者の体験世界に寄り添う看護

　私はかつて，透析看護の特殊性と，その特殊性によって透析看護師が陥りやすい心理状態を表2のようにまとめた(広瀬，1997e)。

　透析看護師はいつの間にか，患者の行動がこれ以上変化することがないと思い込むようになり，患者が変化しうる人間であることを忘れてしまう。自分たちがいくら指導しても言うことを聞かないどうしようもない患者が，生

表2 透析看護の特殊性と透析看護師が陥りやすい心理状態

<透析看護の特殊性>
・一つの巨大な空間で複数の患者を同時にケアする
・三交代が少ない勤務体制
・患者や家族とのつき合いが長い
・治癒しない病いを持つ患者へのケア
・特殊な技術を必要とする
・患者の医療への積極的参加
・施設による患者管理の違い

<透析看護師が陥りやすい心理状態>
・劣等感　　　　・支配
・巻き込まれる　・あきらめから無気力へ
・怒り　　　　　・隷属
・患者を見下す　・馴れ合い

涯続く透析生活の中で葛藤しながら生き続けていることを忘れてしまう。そして，自分たちに叱られてばかりいる患者が，制限された活動範囲の中で社会人として必死に働き，家庭を守る一員として存在していることを忘れてしまう。

　1週間のうちの15時間近くも透析室で過ごし続ける患者にとって，透析看護師とのかかわりがその患者の人生にどれだけ大きな影響を与え続けているかということに，看護師自身が気づいていない。透析医療には，他の領域の医療にない特徴と困難さが存在する。透析看護師は，透析患者の生と死の苦悩をわかろうとする姿勢が必要である。そうでないと，知らない間に透析患者を非人間的に，無力な子どものように扱い，日々を生きていくためにその人が使っている精一杯の対処法をただ批判し，人間として尊重することを忘れてしまう。

　透析看護師が陥りやすい心理は，実は透析患者が陥りやすい心理と表裏一体である。看護師がこのような心理に陥ったとき，その自分の苦しさはまさに患者がいま，体験している苦しみそのものなのだ。

　成田(1996)が述べているように，生と死という人間にとって根元的な問題に日々切実に直面している透析患者が，その経験を再生への契機として体験

終章　生きるということ：患者・家族とナース・カウンセラーの体験世界　255

し，より意味深い生を生きることのできるように支援すること，そして，生と死の問題が私たち自身の問題でもあることを再認識し，透析患者から学ぶことは，看護師にとって大きな課題である。

透析患者の心理として言えることや透析看護師として大切な姿勢は，実は他の医療にも言える。もちろん，がん患者に対しても同様である。

キューブラー・ロス（Kübler-Ross, 1969/1971）の死にゆく人の心理過程の5段階はあまりに有名である。しかし，カラーリ（1986/1989）が述べているように，死の過程の5段階はあくまでも死の過程を知的に理解するためのガイドラインであって，患者がすべてこの順番通りに進んでいくことを期待することは間違っている。ワイスマン（1972/1992）も，死に直面した患者の心理を一律に扱うことの危険性を指摘している。

死に直面した人を分類して，否認，怒り，取り引き，抑うつ，受容と書かれた箱の中に患者を放り込むことはできない。それは患者にレッテルを貼ることになる。人は生きている限り，さまざまな感情の中で葛藤し，揺れ続ける。気持ちの変遷には個々人の生きてきた歴史が大きく影響する。キューブラー・ロス（1969/1971）自身も，「これらの手段〔著者注：死にゆく人の心理過程の5段階〕が持続する時間はいろいろと異なって一定しない。かつそれらは交替し，またときによって相並んで併存する（p172）」と述べている。一方，この5段階は，死にゆく人に限った心理過程ではなく，受け入れがたい衝撃的な事実に直面させられた人々に共通する心理過程でもある。

しばしば「人間は生きてきたように死んでいく」といわれる。果たしてそうだろうか。それは逆に，死にゆく状況のみでその人の一生を評価されるようで，たまらない気持ちになることがある。

一方，ワイスマン（1972/1992）は「死にゆく過程というのは，現在の認識や意味を変化させる移行の期間かもしれない。人間は必ずしも，生きてきたのと同じように，死んでいくのではない。明らかな人格の変化をきたし，終末段階においてより『成熟』する者さえいる（p133）」という。

患者のプロセスに介入するのではなく，その人の生き方に添う。患者と会っていると，目の前で苦しみ，弱っていく人に何もできない自分に無力感を感じることもしばしばである。弱っている人に何か役に立ちたいと思うこと

は自然な気持ちであろう。しかし，自分が考えているようなことは自分にはできないのだと認めることができたとき，本当に目の前にいる一人の人と共に在ることができるのかもしれない。

2) 繋がりとしてのスピリチュアルケア

　緩和医療では，患者のスピリチュアルペインに対するスピリチュアルケアの重要性が指摘されている。スピリチュアル(spiritual)は「宗教的」とか「霊的」と訳されることが多い。あるいは「実存的」といわれることもある。日本語で表すことはなかなか難しい。「宗教的」というとき，それはある特定の宗教を指すものではなく，人間が持つ宗教性を意味するのであろう。

　スピリチュアルペインとして，「人生の意味・目的の喪失，衰弱による活動能力の低下や依存の増大，自己や人生に対するコントロール感の喪失や不確実性の増大，家族や周囲への負担，運命に対する不合理や不公平感，自己や人生に対する満足感や平安の喪失，過去の出来事に対する後悔・恥・罪の意識，孤独，希望のなさ，あるいは死についての不安といった広範な苦悩」(森田他，1999)が挙げられるという。

　以前，モントリオールのロイヤルビクトリア病院緩和ケア部長のマウント医師から，「スピリチュアルとは人と人との繋がりのことも意味するのです」と聞いたことがある。そのとき，スピリチュアリティの本質を表す言葉として，"繋がり"が私の中で腑に落ちたような気がした。この世(の人)との繋がり，自然との繋がり，宇宙との繋がり，あの世(の人)との繋がり。これは言葉にはできない深いレベルでの身体感覚かもしれない。人は繋がりに苦悩し，不安になり，その繋がりを確かに実感できたとき，心が平安に近づいていくのだろうか。死にゆく人にとっては，この世との繋がりを絶たれる不安から，それをも含めたもっと深い繋がりを実感できるようになったとき，平安が訪れるのであろうか。

　この世の大切な人々との繋がりを絶たなければいけない悲しみや孤独，自分が生きてきた歴史をふり返り，この世との繋がりを証明しようとするもがき，死んでしまったら自分の存在はどうなるのか，自分の魂はどうなるのかといった不安，それらを直接的にしろ間接的にしろ，語る患者の言葉をただ

聴くことしかできない。受容とか共感とかいう言葉が空しく聞こえてくる。できることはただ逃げないで側に居ること，それだけのような気がする。患者と共に居ると，患者と私の間に科学では説明できないような繋がりを感じる出来事も起こる。私はそれを真実として信じたい。

　患者のスピリチュアリティにかかわるとき，医療者は当然，自分自身のスピリチュアリティを見つめる必要がある。生きがいや生と死，存在するということをどのようにとらえているかを知ろうとすることだ。自分のスピリチュアリティの考え方を患者に押しつけることは，当然避けなければならない。スピリチュアリティを持った自分がそれを手がかりに，患者のスピリチュアリティと繋がることができるのだろうか。

II. 家族の体験世界

　愛する家族が不治の病いを患うことは，家族にとっても衝撃的な現実である。患者と同様に世界が一変する。

　「どうして私の夫が？」，「どうして私の母親が？」，「どうして私の息子が？」という空しい問いが頭の中を駆け巡る。「何かの間違いだ。そんなはずがない」と，間違いであってほしいと願い，一縷の望みに賭ける。それまで頼っていた役割を担わざるをえなくなって，途方に暮れる。この人にどこまで知らせればいいのだろう，どんな態度をとればいいのだろうと，患者の気持ちが推し量れないまま悩み続ける。

　つい，涙が出てきそうになるのを必死にこらえようとする。そして自問する；少しでも長く一緒にいたい，でもそれは私のわがままなのだろうか，この人の苦しみを長引かせるだけの選択なのだろうか。苦しんでいるこの人に私は何もしてあげることができない。伝えておきたいことがある，どうしても聞いておかなければいけないことがある，でもそんな話題を出したら，この人は生きる気力がなくなるのではないかしら。この人がいなくなったら私はどうやって生きていけばいいの？この人が死んだ後も私は生き続けなけれ

ばならないなんて，とても考えられない．どんなに手をつくしても，もっと他にできたことがあったのではないか，この選択は間違っていたのではないかと，罪責感をぬぐい去ることができない．

従来，家族の役割は，医療者と共に患者をケアしていく協力者の面が大きかった．しかし，緩和ケアでは援助の対象として患者同様，家族も重視されるようになってきた．

1．家族のストレスと家族が病気になったことによって変化した世界

ホームズ（Holmes TH）らが，病気に結びつきやすい生活上の出来事43項目について，それが心身に及ぼす衝撃の度合い（マグニチュード）を，アメリカ人5,000人のデータから標準化したものがある（渡辺，1989）．これは「配偶者の死」を100としてデータ化されている．つまり，人間にとって最も大きなストレスとなる出来事は，「配偶者の死」を意味する．他に，「近親者の死：63」，「家族の健康状態の変化：44」で，家族の病気や死がいかに家族にとってストレスになるかが理解できる．

日本では，患者本人への告知に関しては非常に慎重に考える傾向があるのに，家族に伝えることは当然のことになっている．しかし，家族にとっても受け入れがたい事実であることを看護師は十分に理解していないと，家族への告知は無神経な，家族を傷つけるかかわりになりかねない．

ストレスマグニチュードでは，「経済状態の変化：38」，「生活条件の変化：25」，「余暇の過ごし方の変化：19」，「社会的活動の変化：19」，「睡眠の習慣の変化：16」，「食習慣の変化：15」とある．家族が病気になることによって生活も変化するが，そのことによるストレスも大きいことがわかる．

看護師は患者の状態を尋ねるだけではなく，家族への気遣いや言葉かけも忘れてはいけない．家族はなかなか自分たちから家族のつらさまでは語れない．案外，家族の中でもつらさを共有できることは少なく，私たちが勝手にキーパーソンだと思っている人が誰にも相談できず，一人で悩んでいることも多い．

2．家族の繋がりと曖昧さの尊重

　日本では家族のみに告知されたり，患者への告知の決断を家族に委ねるなど，患者本人は蚊帳の外であった。欧米では患者自身に真実をすべて伝えることが常識であり，日本でも，本人の知る権利を無視してきたこれまでのあり方から変化しようとしてきている。

　家族が本人への告知を拒否しても，本人に伝えるべきだと主張する専門家もいる。しかし，日本ではやはり家族の思いを無視できない。それは欧米の個人主義とは異なる，繋がりを重視する日本人の特徴ではないだろうか。もちろん，家族との一度の対話で決めていいものではない。人は変化していく存在である。家族の希望で真実が知らされていない場合に，それが患者にとって苦痛になってきたり，あるいは患者自身が真実を知ることを拒否していたのに，時間の経過と共に変化することもある。微妙な変化を把握し，患者への対応を検討し直すためにも，日々の対話はとても重要である。家族の気持ちも変化するのだから。

　「曖昧さ」の重視も，日本人の特徴のように思える。すべての事実を言語化することが，患者を尊重することになるとは思えない場合がある。曖昧さを共有できる繋がりが，日本の歴史や文化には存在する。

　ホスピスで死を受けとめ，安らかに亡くなっていく姿が描かれた書籍が多い。一方，私が出会う人たちの中には，何かしらの治療を求め，そこにわずかな望みを託し，生きようとする人たちもいる。

　「ありがとう」と言って亡くなっていく人もいれば，無念さや諦めの中で亡くなっていく人もいる。看取る者からすれば，安らかに亡くなってくれるほうが楽だ。しかし，無念さや諦めの中で亡くなったとしても，それがその人の生き方であり，選択であり，その人にとっての尊厳ある死であったことを尊重する。

　人は最期に全存在を賭けて，遺された者に何かを伝えようとしてくれる。そこから逃げないでいることが私たちに託された課題ではないだろうか。「ありがとう」と言って死ぬことだけが由とされるのではない。しかし，患

者の無念さを突きつけられたとき，医療者がつらい以上に，家族のつらさは想像を絶するものかもしれない。

　柏木(1997)は，人の亡くなり方には死を「受容」して亡くなる人と，「あきらめて」亡くなる人に分けられると述べている。それは看取った者の心理にも影響を与えるという。受容して亡くなった患者の場合には，看取る者の中に，これで良かったのだという心が澄む感じがし，一方，あきらめて亡くなった患者の場合には，心の濁り，もう少しできることがあったのではないかという気持ちが起こるという。医療者が次の患者のケアに気持ちが移り，その患者のことも家族のことも意識から遠のいても，家族はずっと，その心の濁りを引きずっている。

　けれども，「受容」して亡くなったのか，「あきらめ」て亡くなったのか，その判断が難しい患者もいる。遺された者に本当に判断できるのだろうか。ただ，その人なりに精一杯生きた，それだけではないだろうか。

　最期の場面でも，家族が心の濁りを引きずる危険性がある。遺族の精神的健康には，家族が「安らかな死」であったかどうかが強く影響するといわれる。どんなに懸命に看護し続けても，どんなに患者と良い時間を過ごせても，最期の場面が苦しいものであると，それまでの努力と献身は一瞬のうちに水の泡となり，医師への信頼は不信に変わり，自責感を長く引きずる。

　「告知」にしろ，「曖昧さ」にしろ，「受容」にしろ，正論だけでは言い切れない部分に，人間の影の部分に，直面せざるをえない場合がある。その影の部分を引き受けたとき，家族の苦悩も強くなる。そんな家族に私たちはどれだけケアの手を差し伸べているだろうか。

III. ナース・カウンセラーの体験世界

　カウンセラーは，カウンセリング・プロセスの中で自分の在りようを問われ，自分自身に直面せざるをえない。看護カウンセリングの過程は，患者とナース・カウンセラー相互の実存的かかわりの過程であり，かかわりの中に

こそ理解し合う過程が存在し，相互の人間的成長へ向かう過程，自己実現過程へ向かう過程が存在しうる。それが看護である。

1．看護カウンセリングの事例を通して

1）事例

【事例1】
自分の中の見捨てられ不安を認めることができなくて

　私が看護カウンセリングを始めた当初の頃だった。透析患者の純子は，医療者に対して攻撃的な行動化を頻繁に起こし，次々と転院を繰り返していた女性だった。純子は家族に恵まれず，経済的にも非常に貧しく，底辺ともいえる生活をしていた。家族からも看護師からも見放されている患者であった。そんな純子とのカウンセリングが始まった。これまで誰一人自分をわかってくれる人がいなかった純子は，私の来訪を感謝し，私を信頼し，頼りにするようになった。私も純子の力になりたいと強く思っていた。そのような思いは二者関係への埋没へとエスカレートしていった。一方，私はカウンセリング当初から純子に怯え，拒否される恐れをどこかで持っていた。

　そんな中で，純子は私が自分の思うままになることが当然だと思うようになり，それが受け入れられないと，人が変わったように激しい敵意や攻撃性を露わにしてくるようになった。私は「こんなはずではなかった」と思いながら，純子に対する否定的感情が生じる中で，これまでさんざん他者から見捨てられる体験をしてきた純子に再び同じ体験をさせるわけにはいかないと，純子の攻撃に直面しようとした。

　しかし，最終的には純子から会うことを拒否され，カウンセリングは中断した。私は自分の未熟さと無力さを責め続けた。そんな時期を経て，私自身のつらさを受けとめることができたとき，改めて，私の中の「見捨てられ不安」に気づいた。そして，その感情は実は，純子自身が私に対して持っていた感情であったことに気づいた。純子は私から自分が見捨てられることを恐れ，自分から私を見捨てたのだということに気づいたとき，ようやく純子に近づけたような気がした。

【事例2】

患者が回復することの責任をカウンセラーがすべて引き受ける必要はない

　私は，乳がん手術後に反応性の抑うつ状態となった弥生とカウンセリングを続けてきた。私は，カウンセリングで弥生が良い方向に変化していくのは嬉しかったし，成長していく弥生を尊敬していた。

　しかし，面接が1年も過ぎた頃からだろうか。私は弥生との面接に苛立ちを感じることが多くなっていた。カウンセリングの時間の大半は，とりとめもない話が続いているように思えた。私は弥生の話の流れに戸惑っていた。弥生は延々と話し続け，しかも，話がどんどんずれていく。最初のうちは，いまの話に関連があるのかと思いながら聴いているが，どうも違うらしいことがだんだんとわかってくる。先ほどの話は重要だと思ったのに，どこで話を切ろうか，どこで前の話題に戻そうかと焦っていた。核心に辿り着くまでの長い時間を，気持ちとしては待てなくなっていた。そのような苛立ちをその場ではいつも表現できなかった。自己不一致の状態だった。

　そんなカウンセリングの自己反省を繰り返していたある日，私が一人でカウンセリングの責任をとろうとしていることに気づいた。病棟での面接と違って，契約のもとに明確な構造の中でカウンセリングを続けることは，私にとっては初めての経験だった。たびたび終結に関する問題を指摘する精神科医を，私はかなり意識していた。

　私は初めての経験で自信がなかった。心細くて不安だった。だからこそ，初めての経験を何とか成功させたいと思っていた。精神科医からも肯定的評価を得たいと思っていた。私は自分が彼女を良くしなければならないということにこだわっていたことに気づいた。私が焦る必要はない。私がカウンセリングをリードする必要はない。私が一人で責任をとろうとする必要はないのだと，ようやく実感できた。実感できたというのは，それまでも私は患者中心のアプローチを大切にし，患者の潜在力を信頼してきたつもりだったからである。これまでは自分が信じる拠り所と，自分の欲や弱さとが葛藤していたのだった。

　そう思えるようになった次のカウンセリングで，不思議なことが起こった。私はあえて「いかがですか？」と尋ねず，「いま，2時半ですから，私たちの時間は3時半までですね」とだけ伝え，黙った。すると，いつもだったら沈黙もなく喋りはじめる弥生に，やや間があった。このときすでに，私はいつもと

終章　生きるということ：患者・家族とナース・カウンセラーの体験世界　　263

違う何かを感じていた。それから弥生がいつものように喋り出したとき、今日は弥生に好きなように語ってもらえばいい、焦ったり、いらいらする必要はない、私が一人で責任をとろうとする必要はないのだと、ゆとりを持って彼女の語りを聴いていた。

　弥生は自分の在りようで、夫との関係が改善することに気づき、「これまで糸が引っ張られたままで緊張しっぱなしだった。それが緩ませても大丈夫かなと思えた」と語った。私にとって感動的だったのは、そのような弥生の変化はもちろんだったが、それ以上に、弥生の話し方がそれまでと違っていたことだった。ゆっくりと話し、適当な間があった。私は弥生の話を聴いていても疲れず、時間さえゆっくりと流れているように思えた。私の今日の余裕と弥生の変化が、不思議なことに一致した。どこかで繋がっているのだろうかと感じた。

落ち込むのは落ち込める能力

　そうはいっても、その後、私がいつも余裕を持って弥生に臨めていたわけではない。弥生との関係の中で、そして精神科医との関係の中で、あるいは弥生と精神科医と私という三者関係の中で揺れ動いていた。私は弥生とのカウンセリング過程をある学会で発表した。

　そのときの座長が「落ち込む自分は嫌いか？」と尋ねてきた。私は「嫌いではない。落ち込んで持ち直す、それが私なんだと思っている」と答えた。座長は「落ち込むというのは、落ち込める能力ともいえる。クライエントはセラピストが落ち込んだり、そこから持ち直す姿をみることで、クライエント自身が揺れながら生きていくことに安心できるようになっているのではないか」とコメントした。

　それは私にとって新しい発見だった。落ち込む自分が私なんだと思い、自分を責めたり、否定する気持ちはなかった。「まっ、仕方ないか」と受けとめていた。しかし、それが自分の能力であり、それがクライエントに良い意味で影響を与えているとは思ってもいなかった。そのような肯定的なフィードバックをもらえて、私の中に自信が芽生えた。ちなみにこの座長は、クライエントのいわゆる防衛的態度を『困ったことに対する心の営む能力』としてとらえることを提唱した増井武士先生だった。増井先生はクライエントに対してだけではなく、スーパーバイジーに対してもこのような姿勢で臨む人なのだ、本物のセラピストだと尊敬の念を新たにした。

カウンセリングだけでクライエントのことをわかっていたつもりでいた傲慢な専門家に気づく

　カウンセリングは3年を経過していた。この日，弥生は夫を批判した。カウンセリング当初は，弥生の夫への批判がもっともだと思えたが，この頃は，弥生だって夫に冷たい部分があるのではないかと思うことがあった。弥生は初めて夫婦の歴史や結婚前の彼女の青春を語った。私は弥生の50年の歴史がたった3年間の500時間でわかるはずがないのに，いつの間にか彼女のことをすべてわかったつもりでいた自分の中の傲慢な専門家に気づいた。

　その日弥生は，それまでほとんど話そうとしなかった父との思い出を語り，温かい涙を流した。また，これまで母親との思い出はつらいことしか思い出せずにいたのに，弥生の中にもあった温かい思い出が目覚めはじめていた。

私がクライエントに感じていたもどかしさは，クライエント自身が感じていたもどかしさなのかもしれない

　しばらく落ち着いていた弥生の子どもの問題が，再び激しくなっていた。子どものことで苦しむ弥生が，「これまで誰にも言わずに黙っていたことがある。先生に話したら少し気が楽になる気がするので」と，ある秘密を打ち明けた。「先生には嘘をつきたくない。じゃないと嫌」と言った。私に向かう激しさを感じた。しかし，この話はまさにカウンセリングが終了し，弥生が帰り支度をしているときに語られたので，その場で十分に取り上げることができなかった。

　なぜ，面接の中ではなく，帰るときになってあのような話をしたのだろうか？私はどうすればよかったのだろうか？こちらがこれだけ真剣にカウンセラーに向かっているのだから，しっかり受けとめろ，抱えろと言われているようにも感じた。しかし，弥生自身が，まだこのことを取り上げるのが怖かったのだろうか？私が本当に抱えてくれるのか怖かったのだろうか？だからあんなふうに帰り際にしか言えなかったのだろうかとも感じた。そして，カウンセリング後の記録を書きながら，どうしてもっと弥生に優しくなれないのだろう，つい弥生の子どもの立場で話を聴いて冷たい気持ちになってしまう自分や，それを後で後悔する自分，そんなことをいつも繰り返している自分が歯がゆかった。

　そんなときふと，これって弥生がいつも感じていることなのかもしれないと気づいた。子どもに優しくしなきゃ，そう思っても面と向かうとなぜか気持ち

に添えなくて，冷たい態度になってしまう弥生の気持ちと同じなのかもしれないと気づいた。

弥生は私に対して否定的な言葉を吐いたことがなかった。私への感謝しか示さなかった。それがずっと気になっていた。弥生があの帰り際に示した私への真剣な眼差しに，私の中でも何かが変化していた。

弥生は，私が主催してきたサポートグループに関して肯定的な感想しか表現してこなかったのに，そのグループで自分が傷ついた体験を話しはじめ，「穏やかになりたい」と語った。私もまた，個人カウンセリングとグループ療法では，自分が弥生に向かう態度が異なり，グループでは彼女に冷たい態度をとってしまい，葛藤があることを正直に伝えた。3年半にして，ようやく二人の関係に向き合えたように思えた。「子どもと喧嘩してもいいんですね」と，弥生は安心したように確認した。子どもとの関係は改善し，「夫が，子どもが，こう思っているんじゃないかということ，実はそれは自分が思っていることではないかと気づいた」と語った。

【事例3】
無意識に行っていたケアは私のacting outだった

カウンセリングのスーパービジョンを受けた。ケースの患者は終末期ではなかった。それまでの耐える人生から，突然，わがままに変貌し，阿修羅のような顔をしてスタッフを手こずらせる老人だった。彼女の気持ちは不安定で，訪問しても拒否されることがたびたびあった。看護カウンセリング室に来て，やせている彼女がお尻が痛いと言ったとき，適当な敷物がなかったために私のセーターを座布団代わりに提供した。突然，屋上に行きたいと言ったとき，上着はないと言う彼女のために，かぜでもひいては大変だと心配して私のコートを急いで取りに行った。スーパーバイザーは，この二つのエピソードを治療者のacting out（行動化）だと指摘した。

私はその二つの自分の行為が，セラピーとしてどのような意味を持つかを考えていなかった。当たり前のこととして自然に行っていた。私はセラピストではなく，看護師として行動していたことに改めて気づいた。

2) 事例からの考察

①患者から注ぎ込まれた感情を包み込む容器になること

　純子とのカウンセリングでは，私は自分が嫌われる恐れを抱いていることに早い時期から気づいていた。嫌われる恐れを抱いている自分を責めていた。責める中で焦るばかりで，私には相手に向かう余裕がなくなっていった。カウンセリングの中断という悲しい結末になった後，私は初めて自分自身も苦しかったことや，純子から見捨てられる不安をずっと抱きながらつらかったことを受けとめることができた。そのときようやく，純子も私と同じように苦しかったことを受けとめることができたのだ。つまり，自分の弱さを認めることができたとき，同時に相手の弱さに共感できた。

　私が弥生の気持ちに添いたいと思いながら，つい冷ややかな気持ちが頭をもたげ，どうしてもっと優しくなれなかったのだろうと落ち込む姿は，夫や子どもに対する弥生の思いと通じるものがあったのかもしれない。弥生からしっかり自分を抱えろと言われたように感じたことは，まさに弥生が子どもから感じていることだったのかもしれない。私が自己の体験に気づき，そんな弥生と直面しようとしたとき，彼女も子どもと直面しはじめていた。

　ケースメント (Casement, 1985/1991) は，カウンセリングのセッションの中で自己を再検討する過程を「心のスーパービジョン」という。一方，後で気づくことを「あと知恵」と呼ぶ。

　患者の立場に置いている自分自身に耳を傾けることで，患者から投影された感情 (それは患者自身が取り扱えないと体験されているいろいろな感情状態と関係しているものである) に気づき，触れておくことができるようになることを，ケースメント (1985/1991) は「相互交流性コミュニケーションとしての投影同一化」と呼んでいる。患者や家族はナース・カウンセラーや看護師にさまざまな感情をぶつけてくる。その感情の中には自分では持ちこたえることのできない，意識していない感情が含まれる。そのとき私たちは，注ぎ込まれた感情を包み込む容器 (container) になる。

②治療関係における「間」の相互性

　私は弥生とのカウンセリングの中で，彼女が自分の不安や自分自身と

「間」を置くことができるように援助してきた。しかし，私は弥生とのカウンセリングにしばしば迷いや焦りを感じたり，精神科医からの指摘に揺れ動いていた。この意味では，精神科医と「間」を置くことができていなかったし，カウンセリングのあるべき論とも「間」を置くことができないでいた。

　自分が弥生を良くしなければならないことにこだわっていたことに気づいて，彼女の語ることをまず聴くというカウンセリング本来の姿勢を再確認し，そういう自分を信じ，実行することによって，彼女自身も変化した。私が「間」を置くことで，患者も「間」を置くことができたのだ。これは単なる偶然ではなく，「治療関係における＜間＞の相互性（増井，1994）」といえる。このカウンセリングは，患者のみならず，私にとっても「間」を置くことができるようになるプロセスであった。

③「困ったことに対する心の営む能力」（増井，1994）

　弥生は次々と自分を襲う不幸や厄介事にそのたびごとに落ち込み，立ち直っていくという繰り返しだった。一方，私も，特に精神科医との関係の中で落ち込んだり，持ち直したりの繰り返しであった。それは学会発表で増井がコメントしたように，見方を変えれば，落ち込める能力ともいえる。私が揺れながら生きていることを弥生が感じ，体験することが，彼女自身が揺れながら生きていくことに安心できるようになったことに影響したのかもしれない。

④**自分には知らないことがあるという認識を持ち続けること**

　ケースメント（1985/1991）は，「有能なことを証明しようとすることで対抗したりせずに，専門家として無能力であると感じさせられることを受け入れる心の準備をしておくことを私は学んでいく必要がありました（p233）」と述べている。弥生は，専門家が患者が生きてきた長い歴史を謙虚に受けとめ，わからないことに気づいていくことの大切さを，私に改めて気づかせてくれた。自分の知らないことはたくさんある，自分が知らない歴史が患者にはたくさんある，自分が理解できることなんてほんのわずかにすぎないことを謙虚に受けとめ，そういう姿勢で患者に向かうことの大切さを改めて気づかせてもらった。

⑤自分に気づくことは自分を責めることではない

　自己理解の研修会で駄目な自分を指摘され，そこを直さなければいけないことはわかっているが，とにかくつらくてつらくて仕様がない研修だったと，ある看護師から聞いたことがある。私にはそれが，「自己理解」とか「自分に気づく」ということは駄目な自分に気づき，その駄目な自分を変えなければいけないという間違った認識を持った主催者の責任のように思えて仕方ない。それでは，これからの可能性を無限に持っている若い看護師を傷つけ，自信をなくさせるだけのように思う。

　自分に気づくということは，自分の在りようを責めることではない。私も純子とのカウンセリングのように，自分の駄目さ加減を責めることがよくある。しかし，責めても焦るだけで，ますます相手に向かう余裕がなくなってしまう。

　患者と良い関係が持てない，患者に否定的な感情を持ってしまう，あるいは，患者が自分を受け入れてくれないといった相手との関係の中で，実は自分自身も苦しかったことや不安でつらかったことを受けとめることができたときに，患者も自分と同じように苦しんでいたことを受けとめることができるようになる。自分の弱さを認めることができたとき，同時に相手の弱さに共感できる。

　うまく患者とかかわれないことに対して，「あの患者はわがままで，どうしようもない」と，自分を顧みることをせずに患者だけを責める看護師がいる。一方で，「患者を受容できない私は駄目な看護師だ」とか，「患者に腹を立ててしまう私は駄目な看護師だ」と，自分を責めてばかりいる看護師もいる。そのように自分を責める看護師は，「患者を受容しなければいけない」とか，「患者には腹を立ててはいけない」と，いつも"こうあるべき"に縛られているのだろう。それではいま，まさに，自分の前に在る患者と向き合うことはできない。腹を立ててはいけないのではなく，腹を立ててしまった自分をふり返ることが大切である。そうすることで，自分自身の感情に気づき，それが患者がいま，まさに感じている苦しみを理解することに繋がっていく。

⑥セラピーとケア

　事例3で，私はセラピストではなく，看護師として行動していた。看護師は患者が苦しんでいたり困っている状況を察し，自然と手が出る。患者を気遣う気持ちが無意識に行動として現れる。私の中にも看護師の習性がいつの間にか身についていた。心理療法の中で，そのようなセラピストの行為が患者との関係に与える影響について考えていなかった。

　しかし，無意識に行うとは無自覚に行うことと同様だ。スーパーバイザーはただ単に，私の枠組みのなさや atcting out を批判したわけではない。私らしさを大切にしながら，自分の行動が患者にもたらす影響を理解していなければならないと教えてくれた。これは私にとって衝撃的な発見であった。看護師である私がセラピーを行っていくときの大切な視点に目覚めさせてもらった。

2. 無力さを認めるということ

　困っている患者や苦しんでいる患者に何もできないとき，無力感が私たちを襲う。一生懸命であればあるほど，無力感は強くなる。それは人として自然な感情だと思う。しかし，その無力感の裏側に潜む全能感からも目をそらせないようにしたい。無力感の裏側をしっかりと見つめたとき，自分が無力であることに気づくことができるだろう。無力であることに気づくことは無力感とは違う。自分が無力であることを認めたとき，これまで以上に患者に寄り添うことができるようになる。

お互いに支え合うこと

　どんなに手をつくしても人は亡くなっていく。どんなに理想の家族関係を願っても，家族それぞれの長い歴史があり，その中には入り込めない。死にゆく患者の家族を懸命にケアしたつもりでも，最後に罵倒されることもある。家族間で解決しなければならない問題を，歪んだ形で看護師に引き受けさせようとすることもある。自分を守ることが精一杯で，患者や家族に目を向けることができない医師もいる。

個人の善意と熱い思いだけでは，臨床の場ではわかっていても解決できないことや，一人の力ではどうしようもできないことがたくさんある。大きな組織の壁もある。鷲田(1999)は，看護師の疲弊は仕事がハードだというだけではなく，普通の人にはごくまれにしか訪れないような感情の激しいぶれが1日のうちに何度も訪れることによると述べている。例えば，退院の喜びと死の悲しみ。

　こういう状態の中で起こりうることは，バーンアウトして仕事を辞めるか，あるいは仕事を続けるために心的感覚麻痺に陥り，悲しんだり，怒ったりという感情を感じることを止めてしまうことである。

　ベナーら(Benner & Wrubel, 1989/1999, pp424-426)はその書の中で，ラーソン(Larson DG, 1987)の研究を紹介し，看護師の抱える秘密として，「失敗への恐怖」と共に，以下の5つの項目を解説している。それは，「感情的・身体的に距離を置きたい」，「私は腹が立っている」，「私にはどうすることもできない」，「負担が重すぎる」，「一方的な施し：『私のほうはどうなるの』」である。

　看護師に必要なことの一つは，変えられることといますぐには変えられないことを見極めることである。アルコール依存症の人たちのセルフヘルプグループであるAA(アルコホリックス・アノニマス)での嗜癖者たちの祈りは，まさにそれを唱えたものだ。

　　　神さま私にお与えください
　　　変えられないものを受け入れる落ち着きを
　　　変えられるものを変える勇気を
　　　そしてその二つを見分ける賢さを─セレニティ・プレイヤー(平和の祈り)─
　　　　　　　　　　　　　　　　　　　　　　　　(斎藤, 1995, p62 より抜粋)

　もう一つ看護師に必要なことは，武井(1998, 2001)も述べているように，現実の中で曖昧なことや不確実なこと，割り切れないこと，証明できないことがたくさんあることに耐えることであり，自分たちがいかに無力で，どれほど切実に人との繋がりを必要としているかを認めることだ。ベナー

(1989/1999) は，看護師が「苦悩と燃えつきの状態に陥っているとき，それを緩和させるのに最も役立っていたのは同僚看護師による支援であった（p408）」というノーベック（Norbeck J，1985）の研究結果を紹介した。これは，看護師たちは意味を共有し，同じようなストレスに曝されているため，内在的視点から仲間の苦しみを洞察し，展望できるからだと述べている。

私は，がん患者や遺族のためのサポートグループを行ってきたが，参加者は仲間同士で語り合うことで，自分たちの厳しい現実に耐え，生き抜こうとする力を回復していく。看護師も真に語り合える仲間やそういう場を持つことを，真剣に考える必要がある。

このような看護師の苦悩は医師をはじめ，他の医療者にも共通するのではないだろうか。私は緩和医療にかかわる専門家たちのサポートグループを企画しているが，チーム医療は患者・家族を支え合う働きをするだけではなく，チーム・メンバーを支え合う機能を持つことが今後の課題だろう。

看護師になったわけ

なぜ，自分が看護師という職業を選んだのかということを，どこかでしっかり見つめることは大切である。人の助けになりたいと思うとき，それは自分自身が助けてほしいという気持ちの裏返しのことがある。自分の傷ついた体験や喪失体験が重なっているかもしれない。人は他者を癒すことで，自分が癒される。しかし，傷ついた自分に巻き込まれているときは相手と適度な距離を保てなかったり，相手に自分の思いを押しつけたりしがちである。ある程度，自分の問題を解決してから他者のケアを行ったほうがよい。

とはいっても，自分の問題とは一生つき合っていくものだろう。だからこそ，自分の問題を自覚しつつ，自分自身のケアも大切にしながら，人のケアを行っていけばよいのではないだろうか。

引用文献

A

- 阿世賀浩一郎(1995) フォーカシングの「臨床適用」について （村瀬孝雄・日笠摩子・近田輝行・阿世賀浩一郎編『フォーカシング事始め：こころとからだにきく方法』）日本精神技術研究所　pp231-57

B

- Benioff LR, Vinogradov S(1993) Group psychotherapy with cancer patients and the terminally ill. *Comprehensive Group Psychotherapy*(Kaplan HI & Sadock BJ eds) 3rd ed, Baltimore, Lippincott Williams & Wilkins, pp477-89
- Benner P(1984) *From novice to expert : excellence and power in clinical nursing practice*. Addison-Wesley ; 井部俊子他訳(1992)『ベナー看護論―達人ナースの卓越性とパワー』医学書院
- Benner P, Wrubel J(1989) *The primacy of caring : Stress and Coping in Health and Illness*. Addison-Wesley ; 難波卓志訳(1999)『ベナー／ルーベル　現象学的人間論と看護』医学書院
- Bermosk S, Mordan MJ(1964) *Interviewing in nursing*. Macmillan ; 松野かほる訳(1983)『看護面接の理論』医学書院

C

- Callanan M, Kelley P(1992) *Final gifts*. Simon & Schuster ; 石森携子監修(1993)『死ぬ瞬間の言葉』二見書房
- Callari ES(1986) *A gentle death : personal caregiving to the terminally ill*. Tudor Publishers. Inc. ; 重兼芳子，森文彦訳(1989)『おだやかな死』春秋社
- Casement P(1985) *On learning from the patient*. Travistock ; 松本邦裕訳(1991)『患者から学ぶ』岩崎学術出版

D

- Davis JM, Hoshiko BR, Jones S, et al(1992) The effect of a support group on grieving individual's levels of perceived support and stress. *Arch Psychiatr Nurs* 1：35-39
- 土居健郎(1977)『方法としての面接：臨床家のために』医学書院

E

- Eidenfield MA(1948) A clinical appraisal of the use of nondirective therapy in the care of the chronically ill. *J Clinical Psychology* 4 ; 伊東　博編訳(1967)『慢性患者の看護における非指示的セラピィの臨床的評価　クライエント中心療法の評価．ロージャズ全集第17巻』岩崎学術出版
- Eve A, Smith AM(1994) Palliative care services in Britian and Ireland : update 1991. *Palliat Med* 8：19-27

F

- Fawzy FI, Kemeny ME, Fawzy NW, et al (1990) A structured psychiatric intervention for cancer patients, 1 : changes over time in methods of coping and affective disturbance. *Arch Gen Psychiatry* 47 : 720-5
- Fawzy FI, Fawzy NW, Hyun CS, et al (1993) Malignant Melanoma : effect of an early structured psychiatric intervention, coping, and affective state on recurrence and survival 6 years later. *Arch Gen Psychiatry* 50 : 681-9
- Fawzy FI, Fawzy NW, Arndt LA, et al (1995) Critical review of psychosocial interventions on cancer care. *Arch Gen Psychiatry* 52 : 100-13
- Fisher RA, McDaid P (eds) (1996) *Palliative day care*. London, Arnold
- Friedman N (1986) On focusing. *J Human Psych* 26 (1) : 103-116
- Fromm E (1947) *Man for himself*. Rinehart；谷口隆之助・早坂泰次郎訳(1972)『人間における自由』 東京創元社
- Fromm E (1956)；懸田克躬訳(1968)『愛するということ』 紀伊國屋書店
- Fromm E (1976) *To have or to be?* Harper & Row；佐野哲朗訳(1977)『生きるということ』 紀伊國屋書店
- 藤原正博, 村山正治(1978) 焦点づけの理論と技法(1)：体験過程と焦点づけ. 九州大学教育学部紀要(教育心理学部門) 21：1-9

G

- Gendlin ET (1962) *Experiencing and the creation of meaning*. New York, Free Press of Glencoe；筒井健雄訳(1993)『体験過程と意味の創造』 ぶっく東京
- Gendlin ET (1978) *Focusing*. New York, Bantam Books；村山正治, 都留春夫, 村瀬孝雄訳(1986)『フォーカシング』 福村出版
- Gendlin ET, 池見　陽；池見　陽, 村瀬孝雄訳(1999)『セラピープロセスの小さな一歩：フォーカシングからの人間理解』 金剛出版
- Giorgi A (1970) *Psychology as a human science : A phenomenologically based approach*, Harper & Row；早坂泰次郎監訳(1981)『現象学的心理学の系譜』 勁草書房
- Giorgi A et al (1975) *Duquesne studies in phenomenological psychology*. Pittsburgh, Duquesne Univ Press
- Giorgi A (1990)；吉田章宏編訳(1990) 講演「現象学的心理学の今日的諸問題」. 人間性心理学研究 8：12-14
- Greenhalgh T, Hurwitz B (1998) *Narrative based medicine : Dialogue and discourse in clinical practice*. London, BMJ Books；齋藤清二, 山本和利, 岸本寛史監訳(2001)『ナラティブ・ベイスト・メディスン：臨床における物語と対話』 金剛出版
- Grindler D (1982) Clearing a space with someone who has cancer. *The Focusing Folio* vol 2, Issue #1, 11-23

H

- Hall ET (1966) *The hidden dimension*. New York, Doubleday；日高敏隆・佐藤信行訳(1970)『かくれた次元』 みすず書房
- 浜口順子(1986) 保育者による省察行為の意味：理解発展過程の現象学的考察. 人間性心理学研究 4：20-32
- Hames CC, Joseph DH (1980) *Basic concepts of helping a wholistic apporach*. New York,

Appleton-Century-Crofts；仁木久恵他訳(1985)『援助の科学と技術』 医学書院
・Handron DS(1993) Denial and serious chronic illness : a personal perspective. *Perspect Psychiat Care* 29：29-33
・早坂泰次郎(1986)『現象学を学ぶ』 川島書店
・春木繁一(1982)『透析患者の心理と精神症状』 中外医学社
・春木繁一(1990)『透析，腎移植の精神医学』 中外医学社
・Higginson I(1993) Palliative care : a review of past changes and future trends. *J Public Health Med* 15：3-8
・匹田幸余(1999) 末期癌患者のコラージュ表現(森谷寛之・杉浦京子編 『コラージュ療法』). 現代のエスプリ 9：153-163
・平山正実(1996) ターミナルケアと死(小見山 実他編『精神病理学の展望 2 生と死の精神病理』) 岩崎学術出版 pp25-52
・広瀬寛子(1990) 看護学教育における集中的グループ体験の教育的機能：6 事例の考察. 人間性心理学研究 8：77-89
・広瀬寛子(1992a) 看護面接の機能に関する研究：透析患者との面接過程の現象学的分析(その 1). 看護研究 25：367-84
・広瀬寛子(1992b) 看護面接の機能に関する研究：透析患者との面接過程の現象学的分析(その 2). 看護研究 25：541-66
・広瀬寛子(1993) 看護面接の機能に関する研究：透析患者との面接過程の現象学的分析(その 3). 看護研究 26：49-66
・広瀬寛子(1994)『看護カウンセリング』初版 医学書院
・広瀬寛子(1997a) 乳癌患者のための短期型サポートグループに参加した人の体験の意味. 人間性心理学研究 15：83-95
・広瀬寛子，久田　満，青木幸昌他(1997b) がん患者へのグループ・アプローチの試み. ターミナルケア 7：306-14
・Hirose H, Ittetu T, Aoki Y(1997c) Aiming at establishment of "palliative day care": attempt at providing an outpatient salon for cancer patients in the department of radiology. *Radiat Medic* 15(5)：353-359
・広瀬寛子(1997d) ある乳がんの女性との面接：死の不安を抱えながら自分らしさを回復していくプロセス. 人間性心理学研究 15：226-37
・広瀬寛子(1997e) 看護カウンセリング(1). 透析ケア 3：179-89
・広瀬寛子，山村　礎，加藤寿貴(1998) がん医療における心のケア：アンケート調査から見えてきたもの. 月刊ナーシング 18(2)：64-8
・Hirose H(1999) Classifying the empathic understanding of the nurse psychotherapist. *Cancer Nurs* 22：204-11
・広瀬寛子，田上美千佳(2000) がん患者の遺族のためのサポートグループの意義：悲嘆からの回復への支援(ホスピスケアに関する研究報告　第 1 号 1999) 笹川医学医療研究財団 pp20-4
・広瀬寛子，久田　満，青木幸昌他(2001a) 術後乳がん患者のための短期型サポートグループの機能に関する質的研究：グループ・プロセスの分析を中心に. がん看護 6：428-37
・広瀬寛子，一鉄時江，梅内美保子(2001b) がん患者のための継続的サポートグループの意義. 死の臨床 23：104-110
・広瀬寛子，田上美千佳，井田めぐみ(2002) がんで家族を亡くした遺族のための支援プログラムの開発(第 32 回三菱財団事業報告書平成 13 年度) 財団法人三菱財団　pp549-

50

- 久田　満，広瀬寛子，青木幸昌他(1998)　短期型サポートグループ介入が術後乳がん患者の Quality of life に及ぼす効果．コミュニティ心理学研究 2：24-35
- Hosaka T(1996) A pilot study of a structured psychiatric intervention for Japanese women with breast cancer. *Psychooncology* 5：59-64
- 保坂　隆(1997)　心理的防衛機制と対象喪失．心の看護 1：161-3

I

- 飯田澄美子・見藤隆子(1978)(田中恒男・岡田　晃編『看護科学へのアプローチ　看護相談・面接』)　医歯薬出版
- 飯田澄美子・見藤隆子編著，池田紀子著(1997)『ケアの質を高める看護カウンセリング』　医歯薬出版

J

- Johnson J, Lane C(1996)　Role of support group in cancer. *Support Care Cancer* 1：52-6
- Johnson MM, Martin HW(1958)　A sociological analysis of the nurse role. *Amer J Nurs*, March；稲田八重子他訳(1973)『看護の本質』　現代社
- Jourard SM(1964)　*The transparent self*. New York, Van Nostrand Reinhold；岡堂哲雄訳(1974)『透明なる自己』誠信書房

K

- 神谷美恵子(1980)『生きがいについて』　みすず書房
- 神田橋條治(1992)『治療のこころ　巻二・精神療法の世界』　花クリニック神田橋研究会
- 神田橋條治(1993)『治療のこころ　巻三・ひとと技』　花クリニック神田橋研究会
- 神田橋條治(1995)『治療のこころ　巻四・平成四年』　花クリニック神田橋研究会
- 神田橋條治(1996)『治療のこころ　巻七』　花クリニック神田橋研究会
- 神田橋條治(1997)『対話精神療法の初心者への手引き』　花クリニック神田橋研究会
- 神田橋條治(1999)『精神科養生のコツ』　岩崎学術出版
- 柏木哲夫(1997)『死を看取る医学：ホスピスの現場から』　日本放送出版協会
- 河合隼雄(1986)『心理療法論考』　新曜社
- 河合千恵子(1994)　配偶者との死別への援助：ウィドウ・ミーティングに参加した一事例から．心理臨床 7：199-204
- Keen E(1975)　*A primer in psychology*. New York, Holt, Rinehart and Winston；吉田章宏・宮崎清孝訳(1989)『現象学的心理学』　東京大学出版会
- 季羽倭文子(1993)『ホスピスケアのデザイン PART II　疼痛と告知』　三輪書店
- King IM(1981)　*A theory for nursing-systems, concepts, process*. John Wiley & Sons；杉森みど里訳(1985)『キング看護理論』　医学書院
- 岸本寛史(1999)『癌と心理療法』　誠信書房
- Kissane DW, Bloch S, McKenzie M, et al(1998)　Family grief therapy : a preliminary account of a new model to promote healthy family functioning during palliative care and bereavement. *Psychooncology* 7：14-25
- Klein MH, Mathieu P, Gendlin ET, et al(1970)　The experiencing scale : a research and training manual. University of Wisconsin〔久保田信也，池見　陽(1991)体験過程の評定と単発面接における諸変数の研究．人間性心理学研究 9：53-66 より引用〕

- 河野博臣(1995) 臨死患者の深層心理：夢分析を通して．AZ 34，26-7〔平山(1996)の文献より引用〕
- 河野友信，青沼忠子，金子美恵(2000)『よく聴きよくみる癒しの法則―はじめての看護カウンセリング』 三輪書店
- 小森康永，野口裕二，野村直樹(1999)『ナラティヴ・セラピーの世界』 日本評論社
- Kübler-Ross E(1969) *On death and dying*. New York, Macmillan；川口正吉訳(1971)『死ぬ瞬間：死にゆく人々との対話』 読売新聞社
- Kübler-Ross E(1978) *To live until we say good-bye*. Prentice-Hall；霜山徳爾，沼野元義訳(1982)『生命ある限り』 産業図書
- Kübler-Ross E(1997) *The wheel of life : a memory of living and dying*. New York, Scribner；上野圭一訳(1998)『人生は廻る 輪のように』 角川書店

L

- Langley-Evans A, Payne S(1997) Light-hearted death talk in a palliative day care context. *J Adv Nurs* 26：1091-7
- Larson DG(1987) Internal stressors in nursing : Helper secrets. *J Psychosocial Nurs* 27(4)：20(Benner, 1989/1999 より引用)
- Leick N, Davidsen-Nielsen M(1991) *Healing pain : attachment, loss, and grief therapy*. Great Britain, Routledge；平山正実，長田光展監訳(1998)『癒しとしての痛み：愛着，喪失，悲嘆の作業』 岩崎学術出版

M

- Marieu-Coughlan P, Klein MH(1984) Experiential psychotherapy : key events in client-therapist interaction. Rice L, Greenberg L(eds). *Patterns of change*. New York, Guilford Press；〔久保田信也，池見 陽(1991) 体験過程の評定と単発面接における諸変数の研究．人間性心理学研究 9：53-66 より引用〕
- Maslow AH(1954) *Motivation and personality*. Harper & Row；小口忠彦訳(1978)『人間性の心理学』 産業能率短期大学出版部
- Maslow AH(1962) *Toward a psychology of being*. D Van Nostrand；上田吉一訳(1964)『完全なる人間』 誠信書房
- 増井武士(1994)『治療関係における「間」の活用』 星和書店
- McNamee S, Gergen KJ(1992) *Therapy as social construction*. Sage；野口裕二，野村直樹訳(1997)『ナラティヴ・セラピー：社会構成主義の実践』 金剛出版
- Merleau-Ponty M(1945) *La Phenomenologie de la Perception*. Paris, Gallimard；竹内芳郎・小木貞孝訳(1967)『知覚の現象学Ｉ』 みすず書房
- Miles H, Hays DR(1975) Widowhood. *Am J Nurs*, February：280-282
- Mindell A(1985) *Working with the dreaming body*. London and New York, Routledge & Kegan Paul；高岡よし子，伊藤雄二郎訳(1994)『ドリームボディ・ワーク』 春秋社
- 水島恵一(1978) 自己実現の人間科学(岡堂哲雄編 現代における自己実現1 理論と病理)．現代のエスプリ 1：29
- 水島恵一(1986)『臨床心理学 人間性心理学大系 7』 大日本図書
- 三好哲司(1993)『＜からだ＞とことばのレッスン入門』 春秋社
- Moyers B(1993) *Healing and mind*. New York, Bantam Dell Publishing Group；小野善邦訳(1994)『心と治癒力』 草思社
- 森田達也，角田純一，井上聡他(1999) 終末期癌患者の実存的苦痛：研究の動向．精神

医学 41：995-1002
・森谷寛之(1999) コラージュ療法の実際(森谷寛之・杉浦京子編 『コラージュ療法』). 現代のエスプリ 9：29-32
・Mumford E, Schlesinger H, Glass G(1982) The effect of psychological intervention on recovery from surgery and heart attacks. *Am J Public Health* 72：141-51
・村山正治編(1982) 『エンカウンター・グループ 講座心理療法 7』 福村出版

N

・中井久夫，山口直彦(2004) 『看護のための精神医学第 2 版』 医学書院
・成田善弘(1993) 『精神療法の経験』 金剛出版
・成田善弘(1996) 『心と身体の精神療法』 金剛出版
・成田善弘(1999) 『精神療法の技法論』 金剛出版
・Nichols KA(1993) *Psychological care in physical illness*, 2nd ed, Chapman & Hall
・Nightingale F(1872-1900) Selected addresses of Florence Nightingale(Addresses to Probationers and Nurses of the Nightingale School at St Thomas's Hospital)；湯槙ます他編訳(1985) 『新訳 ナイチンゲール書簡集—看護婦と見習生への書簡』 現代社
・日本精研心理臨床センター編(1992) 『実践カウンセリングワークブック』 日本・精神技術研究所
・野口裕二(2002) 『物語としてのケア：ナラティヴ・アプローチの世界へ』 医学書院
・Norbeck J(1985) Coping with stress in critical care nursing : Research findings. *Focus on Critical Care* 12：36〔Benner(1989/1999)より引用〕

O

・Oakes J, Teasdale K(1992) Emotional support can precipitate recovery : setting up a counselling service for breast cancer patients. *Prof Nurse,* September：778-83
・岡堂哲雄編(1969) 『看護教養心理学』 北望社
・岡堂哲雄(1978) はじめに—自己実現の心理と思想(岡堂哲雄編 現代における自己実現 1 理論と病理). 現代のエスプリ 1：10-2

P

・Parkes CM(1970) The first year of bereavement : a longitudinal study of the reaction of London widows to the death of their husbands. *Psychiatry* 33：444-67
・Parkes CM(1972・1986) *Bereavement.* The Tavistock Institute of Human Relations；桑原治雄，三野善央，曽根維石訳(1993) 『死別：遺された人たちを支えるために』 メディカ出版
・Parse RR et al(1985) *Nursing research : qualitative methods.* Maryland, Brady Communications
・Pentersen S(1992) Beyond hospice care : a survey of community outreach programs. *Am J Hosp Palliat Care,* January/February：15-22
・Peplau HE(1952) *Interpersonal relationship in nursing : a conceptual frame of reference for psychodynamic nursing.* New York, GP Puntnam's Sons；稲田八重子他訳(1973) 『人間関係の看護論』 医学書院
・Peplau HE(1965) *Interpersonal relationships in nursing.* Paper presented at Council on Hospital Service Institute, District of Columbia-Delaware Hospital Association, Washington DC, Schlesinger Library, Radcliffe College, Cambridge, MA No84-M107, Hildegard E,

Pepau Archives Carton 24, Vol 834〔O'Toole Aw, Welt SR eds(1989) *Interpersonal Theory in Nursing Practice - Selected Works of Hildegard E Peplau*, New York, Springer Publishing〕；池田明子他訳(1996) 対人関係―専門職看護の目的と特性 『ペプロウ看護論：看護実践における対人関係理論』 医学書院

R

- Rancour P(1991) Guided imagery : healing when curing is out of the question. *Perspect Psychiat Care* 27(4)：30-3
- Riessman F(1965) The "helper therapy" principle, *Soc Work* 10：27-32
- Roberts R, Fallowfield L(1990) Who supports the cancer counsellors? *Nurs Times* 86(36)：32-34
- Rogers CR, Farson RE(1955) *Active listening,* The Indutrial Relations Center of the University of Chicago；友田不二男編(1969)『カウンセリングの立場．ロージァズ全集第11巻』 岩崎学術出版
- Rogers CR(1956) A counseling approach to human problems. *Amer J Nurs* 56：994-7；畠瀬 稔編訳(1967)『人間関係論．ロージァズ全集第6巻』 岩崎学術出版
- Rogers CR(1957) The necessary and sufficient conditions of therapeutic personality change. *J Consult Psychol* 21：95-103；伊東 博編訳(1966)『サイコセラピィの過程．ロージャズ全集第4巻』 岩崎学術出版
- Rogers CR(1959) A theory of therapy, personality, and interpersonal relationships, as developed in the client-centered framework(In S Koch ed, *Psychology : A study of a science, Vol III, Formulation of the person and the social context*). New York, McGrow-Hill, pp184-256；伊東 博編訳(1967)『パーソナリティ理論．ロージャズ全集第8巻』 岩崎学術出版
- Rogers CR(1961) Toward a theory of a creativity(*In On becoming a person*, Chap 19). Houghton Mifflin, pp347-59；畠瀬 稔編訳(1967)『人間関係論．ロージァズ全集第6巻』 岩崎学術出版
- Rogers CR(1962) The interpersonal relationship : the core of guidance. *Harvard Educ Rev* 32：5, 416-29；畠瀬 稔編訳(1967)『人間関係論．ロージァズ全集第6巻』 岩崎学術出版
- Rogers CR(1965) The therapeutic relationship : recent theory and research. *Australian J Psychol* 17：95-108；畠瀬 稔編訳(1967)『人間関係論．ロージァズ全集第6巻』 岩崎学術出版
- Rogers CR(1965) A humanistic conception of man(In Farson RE ed, *Science and Human Affairs*). Science and Behavior Books, pp18-31；村山正治編訳(1977)『人間論．ロージァズ全集第12巻』 岩崎学術出版
- Rogers CR(1966) Client-centered theory(In S Arieti ed, *American handbook of psychiatry 3*). New York, Basic Books；伊東 博編訳(1967)『クライエント中心療法の最近の発展．ロージァズ全集第15巻』 岩崎学術出版
- Rogers CR(1977) *Carl Rogers on personal power : inner strength and its revolutionary impact*, New York, Delacorte Press；畠瀬 稔・畠瀬直子訳(1980)『人間の潜在力』 創元社
- Rogers CR(1980) *A way of being*. Boston, Houghton Mifflin；畠瀬直子監訳(1984)『人間尊重の心理学』 創元社
- Rogers CR(1983) *Freedom to learn for the 80's*. Charles E Merrill；友田不二男監訳

(1985)『教育への挑戦．新・創造への教育3』岩崎学術出版
- Rutherford MC (1995) Applying counselling to nursing care : a person-centred perspective (In Penson J, Fisher R eds, *Palliative care for people with cancer*, 2nd ed). London, Arnold, pp 282-95

S

- Sacks O (1984) *Leg to stand on*. International Creative Management；金沢泰子訳 (1994)『左足をとりもどすまで』晶文社
- 弋木クレイグヒル滋子 (1999)『闘いの軌跡：小児がんによる子供の喪失と母親の成長』川島書店
- 斎藤　学 (1995)『魂の家族を求めて：私のセルフヘルプ・グループ論』日本評論社
- 志真泰夫 (2001) がん医療における臨床心理士の役割 (成田善弘監修，矢永由里子編『医療の中の心理臨床：こころのケアとチーム医療』). 新曜社, pp 158-62
- 新福尚隆 (1995) がん患者の QOL (河野博臣，神代尚芳編『サイコオンコロジー入門：がん患者の QOL を高めるために』). 日本評論社　pp 21-35
- Spencer DJ, Daniels LE (1998) Day hospice care : a review of the literature. *Palliat Med* 12：219-29
- Spiegel D, Yalom ID (1978) A support group for dying patients. *Int J Group Psychother* 28：233-45
- Spiegel D, Bloom JR, Yalom ID (1981) Group support for patients with metastatic cancer : randomized prospective outcome study. *Arch Gen Psychiatry* 38：527-33
- Spiegel D, Bloom JR, Kraemer H, et al (1989) Effect of psychosocial treatment on suvival of patients with metastatic breast cancer. *Lancet* 28：233-45
- Spiegel D (1993) *Living beyond limits*. New York, International Creative Management；伊丹仁朗 (1997)『がん：限界のその先を生きる』サンマーク社
- Spiegel D (1995) Essentials of psychotherapeutic intervention for cancer patients. *Support Care Cancer* 3：252-6

T

- 田嶌誠一 (1997) 壺イメージ法関係マニュアル　心理臨床研究会
- 田嶌誠一 (1999) 壺イメージ療法 (氏原　寛他編『カウンセリング辞典』). ミネルヴァ書房, pp 437-8
- 武田文和 (1995) 緩和ケアのあり方と痛み治療 (河野博臣・神代尚芳編集編著『サイコオンコロジー入門：がん患者の QOL を高めるために』). 日本評論社, pp 145-151
- 武井麻子 (1998) 新たなつながりを求めて．看護系大学院生・修了生の会会報 7：1-2
- 武井麻子 (2001)『感情と看護：人とのかかわりを職業とすることの意味』医学書院
- 竹内敏晴 (1982)『からだが語ることば：a＋教師のための身ぶりとことば学』評論社
- 得永幸子 (1984)『「病い」の存在論』地湧社
- Travelbee J (1971) *Interpersonal aspects of nursing*. Philadelphia, FA Davis；長谷川　浩他訳 (1974)『人間対人間の看護』医学書院

V

- van den Berg JH (1966) *The psychology of the sickbed*, Duquesne Univ Press；早坂泰次郎・上野　矗訳 (1975)『病床の心理学』現代社
- van der Pompe G, Duivenvoorden HJ, Antoni MH, et al (1997) Effectiveness of a

short-term group psychotherapy program on endocrine and immune function in breast cancer patients : an exploratory study. *J Psychosom Res* 42：453-66

Y

・Yalom ID, Vinogradov S(1988) Bereavement groups : techniques and themes. *Int J Group Psychother* 38：419-46
・Yalom ID, Vinogradov S(1989) *Concise guide to group psychotherapy.* American Psychiatric Press；川室　優訳(1991)『グループサイコセラピー：ヤーロムの集団精神療法の手引き』　金剛出版
・Yalom ID, Greaves C(1997) Group therapy with the terminally ill. *Am J Psychiatry* 134：396-40
・山中康裕，森　省二(1982) 概説・境界例の精神病理(山中康裕，森　省二編，境界例の精神病理). 現代のエスプリ 175：5-23
・山本恵一(1990) 研究方法論としての現象学的アプローチ. 看護研究 23：482-90
・柳澤桂子(1993)『認められぬ病：現代医療への根元的問い』　山手書房新社
・柳美里(2001)『生』　小学館

W

・鷲田清一(1999)『「聴く」ことの力』　TBSブリタニカ
・鷲田清一(2000) そこにいる力，聴くことの力. ターミナルケア 10：199-204
・渡辺　忠(1989) 第5章　企業におけるメンタルヘルス(竹内常雄編著『産業心理学入門』). 八千代出版
・渡辺　忠(2000) 人間関係とコミュニケーション：コミュニケーションとは(渡辺三枝子，渡辺　忠『コミュニケーション読本：人と組織とのよい関係づくり』). 社団法人雇用問題研究会　pp40-54
・渡辺雄三(1991)『病院における心理療法：ユング心理学の臨床』　金剛出版
・Weil A(1995) *Spontaneous Healing.* Alfred A Knopf；上野圭一訳(1995)『癒す心，治る力』　角川書店
・Weisman AD(1972) *On dying and denying : A psychiatric study of terminality.* New York, Behavioral Pub；高橋祥友，宇田川雅彦，小野瀬博共訳(1992)『死をどう受けとめるか：末期患者の否認と受容の心理』　中央洋書出版部
・Worden JW(1991) *Grief counseling and grief therapy : a handbook for the mental health practitioner,* 2nd ed, New York, Springer Publishing；鳴澤　實監訳(1993)『グリーフカウンセリング：悲しみを癒すためのハンドブック』　川島書店

参考文献

- 飯森眞喜雄編(2000) 芸術療法. こころの科学 92(7):9-97
- 川野雅資(1995)『精神科クリニカルナーススペシャリスト』 中央法規
- 野末聖香(1997) リエゾン精神専門看護師の活動の実際(特集・専門看護師の導入は病院を変える). 看護管理 7:326-33
- 恒藤　暁, 田村恵子編(2000) 特集　スピリチュアルケアの展望　人生の意味を問う. ターミナルケア 10:89-115
- 若狭紅子(1992) なぜ看護婦をサポートする専門看護師が必要なのか：リエゾンナースとは(特集・リエゾンナースを活用する). 看護管理 2:202-7
- 人間関係研究会(1987) ワークショップ・プログラム

●本書には，以下の広瀬寛子の論文の一部を修正して用いた箇所がある。

- 広瀬寛子(1992) 看護研究における現象学的アプローチの適用に関する考察：看護面接過程の現象学的分析方法作成までのプロセスに焦点を当てて. 日本看護科学会誌 12(2):45-57
- 広瀬寛子(1997a) 乳癌患者のための短期型サポートグループに参加した人の体験の意味. 人間性心理学研究 15:83-95
- 広瀬寛子(1997d) ある乳がんの女性との面接：死の不安を抱えながら自分らしさを回復していくプロセス. 人間性心理学研究 15:226-37
- 広瀬寛子(1997e) 看護カウンセリング(1). 透析ケア 3:179-189
- 広瀬寛子(1997f) 看護カウンセリング(2). 透析ケア 3:295-307
- 広瀬寛子(1997g) 看護における対人関係論. 精神科看護 63:2-9
- 広瀬寛子(1997h) 看護と人間性心理学(特集：私たちの人間性心理学を問う). 人間性心理学研究 15:180-3
- 広瀬寛子(1997i) 看護においてなぜ自分を知ることが重要なのか. 看護学雑誌 61:323-329
- 広瀬寛子, 山村　礎, 加藤寿貴(1998a) がん医療における心のケア：アンケート調査から見えてきたもの. 月刊ナーシング 18(2):64-67
- 広瀬寛子(1998b) 看護におけるカウンセリングの実際(平木典子, 袰岩秀章編著『カウンセリングの実習』). 北樹出版　pp183-92
- 広瀬寛子(1998c) カウンセリングを実施して(特集「ケアに活かす自己理解」). こころの看護学 2:243-7
- 広瀬寛子(1998d) コメディカルの現状と今後：カウンセラーの立場から. ターミナルケア 8:302-4
- 広瀬寛子(1998e) ナース・カウンセラーとしてみえてくるもの：がん医療における臨床より(福西勇夫, 岡田宏基編, 先端医療と心のケア：がん医療と臓器移植を通じて). 現代のエスプリ 371:157-65
- 広瀬寛子(1998f) 臨床家として大事にしたいこと—がん医療の中で考えていること. 治療の聲 1:225-34

- Hirose H(1999a) Classifying the empathic understanding of the nurse psychotherapist. *Cancer Nurs* 22：204-11 〔この一部を翻訳し，修正して用いた〕
- 広瀬寛子(1999b) 精神科医療における看護婦(士)の仕事(2)(仙波純一・高橋祥友『こころの健康科学』)．放送大学教育振興会 pp134-43．
- 広瀬寛子(1999c) 看護カウンセリングの実際(特集：心のケア―どう理解しケアするか)．ターミナルケア 9：97-101．
- 広瀬寛子(1999d) 医療におけるエンカウンター・グループ(伊藤義美，増田 實，野島一彦編 『パーソンセンタード・アプローチ：21世紀の人間関係を拓く』)．ナカニシヤ出版 pp229-38
- 広瀬寛子(1999e) 透析患者の生と死の捉え方：がん患者の場合との比較を通して．透析ケア 5：1086-90
- 広瀬寛子，田上美千佳(2000) がん患者の遺族のためのサポートグループの意義：悲嘆からの回復への支援(ホスピスケアに関する研究報告 第1号 1999)．笹川医学医療研究財団 pp20-4
- 広瀬寛子，久田 満，青木幸昌，他(2001a) 術後乳がん患者のための短期型サポートグループの機能に関する質的研究：グループ・プロセスの分析を中心に．がん看護 6(5)：428-3
- 広瀬寛子，一鉄時江，梅内美保子(2001b) がん患者のための継続的サポートグループの意義．死の臨床 23：104-110
- 広瀬寛子(2001c) 緩和医療におけるチームワーク：看護師の役割と限界．今日の緩和医療 3(2)：16-7
- 広瀬寛子(2001d) 患者・家族への心理的アプローチ：違いからの出発．月刊ナーシング 21(1)：40-3
- 広瀬寛子(2001e) がん医療とエンカウンター・グループ．ENCOUNTER出会いの広場 24：15-24
- 広瀬寛子(2001f) がん患者と透析患者でのターミナルケアの違い．透析ケア 7：454-9
- 広瀬寛子(2002) 緩和治療科における看護カウンセリングの取り組み．がん看護 7：237-9

● あとがき

　一昨年，病床にある父から，よく「執筆は進んでいるか」と尋ねられました。「こんなふうに看病に帰って来てばかりなのに，書く暇があるはずがないじゃない」と言うと，「そんなことは理由にならない」と叱られてしまいました。父が胆管のバイパス術後，ひどいせん妄状態になったときのことでした。夜中，側についている私が本当の娘であるかを疑う父は，娘であるかどうかを確かめるために，私にいくつか尋問を行いました。その中には「何という本を出した？」という尋問がありました。父にとっては，娘が本を出版したということが何よりの誇りだったのだとわかりました。

　父は私の初版を丁寧に読んだようでした。内容に関して話し合ったことはありません。元々父とじっくり話すことはほとんどありませんでしたから。父と話すのは苦手だったのです。父は本の中で，脳腫瘍の患者さんが痛みに耐えかねて壁に頭を打ちつけるというくだりがとても衝撃的だったようで，自分ががんになってそんな痛みが来たらどうしようと思っていたらしいのです。幸いにも父は激しい痛みに襲われることはありませんでしたが，悪いことをしてしまいました。

　ピッキングに遭って，とにかくしばらくこの踏み荒らされたマンションから離れなくてはいけないと主治医に言われて，結局，私が行くことができるのは父の家しかありませんでした。そのとき改めて，もし，父がいなくなったら私が帰ることができる場所はなくなってしまうのだと実感しました。その事件の2か月後に父のがんが見つかり，その半年後には父は帰らぬ人となりました。あんなに東京と金沢を行き来することはもう二度とないでしょう。

　父は私を誰よりも信頼し，ケアも任せきっていました。私も父だととても上手にケアできました。母のときにも感じましたが，人は相手から信頼されると，持っている力のすべてを引き出されるように思います。たくさん，話もしました。でもどんなに尽くしても，なぜこれまでもっと優しくできなか

ったのだろう，なぜ，もっと話をしなかったのだろう，もっと父のことを知りたかったと悔やまれます。これは子どもの宿命でしょうか。

　母にはできなかったことを父にはどうしてもしたい，そう強く思っていました。父の周りは誠実な医療者ばかりでした。でも残念ながら，緩和医療を理解し，実践できる医療者も施設もまだまだ一握りであることを知りました。良いと思えることができない，知っていることができない，こんなにつらいことはありませんでした。父の最期を私は一生，忘れることはできないでしょう。父が最期に全存在をかけて私に遺していった贈り物は，あまりに厳しい試練でした。でもいま，私は緩和医療の現場に復帰していますし，改訂版も書き上げることができました。

　悲しみも悔いも時間と共に癒されていきます。それでも，一生，消えない悔いもあるでしょう。人はそういうものを背負って生きていかなければならないものなのだろうと思います。時と共に癒される悔いと一生かかっても払拭できない悔い，これを背負うことが人生に重みを加えていくものなのでしょうか。これは，私の尊敬する医師が投げかけて下さった言葉です。

　人は自分の個人的体験から出発するしかありません。苦しい体験であればあるほど，後にこれまでとは違った視点や立場で，医療や自分の実践をふり返り，生き抜いていく力を与えてくれるのだと思います。自分にとって無駄な体験は何一つない。一つひとつの体験が，いつか自分自身の大切な宝物になっていく。それを信じたいと思います。

　「お母さんは寛子の中にいる。お父さんも寛子の中にいるから」。父は本当に素敵な言葉を遺してくれました。父が亡くなってから，ただ黙々と自然の中を歩き続けたい，そんな欲求がわき起こっていました。それはまだ叶わずにいますが，昨年の春先，鎌倉の街を2日かけて歩いてきました。そこは父と母が二人で旅行に行った最後の場所でした。私は母が遺した写真を頼りに，同じ場所を辿ることにしました。2日目は雨だったので，静かな街を歩くことができました。思い出は愛する人が確かにこの世に存在した証であり，遺された者を支えてくれます。

　執筆しながら，一人ひとりの患者さんのことが懐かしく思い出されました。お見送りできた方もいらっしゃれば，できなかった方もたくさんいらっしゃ

います。皆様のご冥福を心からお祈り申し上げます。

　昨秋，在宅で亡くなった患者さんの死後の処置を，訪問看護師と一緒にさせてもらう機会がありました。その方は家に帰っても，私が訪問することを楽しみにしていて下さった方でした。とても安らかな表情でした。一昨年は，外来サロンでずっと一緒だった患者さんも亡くなりました。私が尊敬する大好きな人でした。つらい経験をいっぱいした方でした。でも，やはりとても素敵な笑みを浮かべていました。すべてを許し，許されたような表情でした。父もそうでした。母もそうでした。私も死が訪れるまでには，いろんなことが許せるような，そんな寛大な人間になりたいと願っています。

　一昨年の年明けに改訂版の執筆のお話を頂きながら，随分と時間がかかってしまいました。でも大きな喪失が重なった私にはあっという間の時間でした。最初に書き上げたときには随分と分厚くなってしまい，削るのが大変でした。どうも別れることは苦手なのかもしれません。この書が読者の方々の仕事に少しでもお役に立てることがあれば，幸いです。

　これまで私を支えて下さった多くの方々に心から感謝して，筆を置きます。

平成 15 年新春

●索引

欧文

AA　270
acting out　31, 39, 265, 269

Benner　10, 103
Bermosk　22
body-image　245
burnout　28

Casement　121, 266
clearing a space　99
Clinical Nurse Specialist
　　　20
confrontation　56, 191
container　266

Davidsen-Nielsen　217

existential claim　18

felt sense　51, 96
Freud S　5
Fromm E　5

Giorgi　17

Hall　102
Hames　12
Heidegger M　17
helping role　10
here and now　49
Holmes TH　258

Johnson　10
Joseph　12

Jourard　137

King　13
Kissane　217
Kübler-Ross
　　125, 128, 216, 217, 255

Leick　217
Levenson EA　63

Mahler MS　245
Martin　10
Maslow AH　2
Merleau-Ponty M　17
Mindell　104

NBM　65
Nichols　29
Nightingale　14
Norbeck J　271

OK place　155, 156
open group　219

QOL（quality of life）
　　15, 71, 184, 198, 202, 203

Riessman　183
Rogers CR　2

Sacks　121
self-esteem　245
Spiegel　128

Travelbee　12

Weisman　248

和文

●あ

アイデンティティ
　　40, 168, 198, 228, 229, 243
　──の確立　245
　──の喪失　**239**
　──の喪失感　246
アルコホリックス・アノニマス（AA）　270
あきらめと受容　244, 260
あと知恵　266
あなたはあなたのままでいい　86, **148, 171**, 172
愛他主義　**195**-198, 207
曖昧さ　259
安全な雰囲気　85, 204
暗々裡の身体感覚
　──の洞察　52, **53**, 56
　──への焦点づけ　52
　──への焦点づけへの援助　**53**, 55

●い

イメージ療法　85, 187, 195
インフォームド・コンセント　82, **117**
いま，ここで（here and now）　**49**, 59, 148, 175, 242, 244
生きられた現象　17
生きられた実践　18
生きられた状況　17
生きられた世界　66, 87

290　索引

生きられた体験　16, 91
医療者のためのサポートグループ　228
居場所
　　207, 210, 212, 214, 228
異界　149, 158
異質性　195, 236, 237
意味ある偶然の一致　58
意味づけ　8, 13, 22, 50, 51, 58, 65, 128, 142, 167, 168, 175, 248
意味の概念　11, 19
意味の探求　18, 19
遺族ケア　215
遺族のためのサポートグループ　74-76, 130, 215, 216, 218, 226
飯田　21
怒り　24, 33, 50, 51, 62, 63, 85, 112, 114, 145, 148, 162, 164, 216, 217, 235, 241, 254, 264
痛み　15, 198, 239, 241, 246
一致性　7, 9
一方通行　118
　──のコミュニケーション　99
陰性感情　159, 160, 165

●う, え, お

ウォーデン　216, 217, 227
エンカウンター・グループ　106-108, 185, 187, 198, 200, 231, 233, 234, 236
延命治療　252
援助役割　10
恐れ
　　10, 23, 48, 50, 51, 186, 266
音楽療法　85, 157, 158

●か

カウンセリング
　　6, 20, 21, 33, 36, 37
　──・プロセス　89, 90

カタルシス　195
カラーリ　255
カンファレンス
　　79, 81, 89, 180, 181, 234
仮面的態度　137
河合隼雄　41
家族力動　86
過程の中の人間
　　5, 6, 29, 66
外来サロン　69, 171, 202-204, 206-214, 227
駆け込み寺的な場　182
柏木　244, 260
括弧入れ　16, 18, 61, 91
葛藤　11, 23, 28, 40, 69, 70, 72, 114, 159, 160, 186, 214, 218, 228-230, 234, 237, 262
悲しみ　24, 33, 37, 47, 75, 85, 112, 137, 138, 169, 176, 216, 217, 241, 242, 256
看護カウンセリング　19, 21, 22, 24, 26, 27, 44, 78, 167, 175, 260
看護カウンセリング室
　　181, 182
看護師のためのサポートグループ　230
看護診断　111
看護面接　22
神田橋　48, 61, 63, 114, 119, 137, 144, 252
患者と共に在ること　134
患者の基底的世界　239
感覚の明確化　52-54
感覚麻痺　216
感情の反射　57, 93-95
関心　19, 64, 85, 102, 111, 114, 148
　──を示す　12, 86
緩和医療
　　67, 214, 215, 271
緩和ケア　15, 73, 202, 218, 226, 228, 229, 231, 256
　──にかかわる人のため

のエンカウンター・グループ　231
緩和デイケア
　　202, 203, 213

●き

キセイン（Kissane）
　　217, 218
キャラナン　149
キューブラー・ロス（Kübler-Ross）
　　125, 128, 216, 217, 255
キング（King）　13
気づかい（ケアリング）
　　12, 227
希望　58, 125, 127, 179, 195, 196, 207
季羽　184
記述
　　16-18, 77, 90-92, 183
記述的アプローチ　17, 18
基底的世界　238, 244, 248
基本的安全感　35
聴くこと　64, 66, 142, 144
岸本　40, 41, 149
逆転移　63
客観性　91
客観的　19, 89, 91
　──事実　110
拒否　111, 112, 119, 161, 164, 245, 261, 265
共感　8, 19, 21, 45, 47-50, 65, 70, 75, 94, 98, 114, 165, 200, 257, 266, 268
共感的　49
共感的理解
　　8, 44, 47-61, 64, 85, 176
　──のタイプ分類　52
　──の分類　59
恐怖　32, 117, 145, 157, 172, 243, 270
強迫性　232
強迫的　7, 137, 230
　──観念　137
境界例　159, 162, 246

凝集性 **195**, 214, 226
禁止による欲求の顕在化・肥大と自己コントロールの喪失感 239, 240
禁止による欲求の肥大と自己コントロールの喪失感 246

●く

クライエント中心のアプローチ 25
クリニカル・ナース・スペシャリスト 20, 26, 27
グリーフセラピー（悲嘆療法） 217, 218
グリーフワーク 130, 133, 165, 178, **216**, 217, 227
グリンドラー 155
グループ・アプローチ 183-185, 234, **236**, 237
グループ・ダイナミクス 71, 72, 76, 195, 205, 233
グループ・プロセス 107, 195
グループ療法 76, **183**, 195, 265
グループワーク 230
苦悩 33, 115, **248**, 254, **256**, 260, 271
苦しみ 11, 32, 45, 48, 65, 70, **137**, 145, 150, 176, 229, 243, 254, 271

●け

ケアリング **12**, 227
ケースメント（Casement） 121, 138, 266, 267
経験 4, 7, 8
　――世界 51
　――と認識とコミュニケーション 62
　――と認識との不一致 61
　――と認識の一致 62

――の意味 18, 19, **50**, 51
傾聴 41, **64**-66, 75, 85, 93-95, **144**, 161, 231, 232
継続的サポートグループ 69, **201**-203, 209
――研究 185
芸術療法 **157**, 159
言語的伝達 52
――（狭義の意味） **54**
言語的要求 33
現象学 16, **17**-20, 61, 91
現象学的アプローチ **16**, 18-20, 48, 52, 91
現象学的還元 **18**, 20, 61
現象学的記述 90, 91
現象学的研究 17
現象学的心理学研究 17
現象学的態度 16, 91
現象学的方法 16-18
現象の本質 **16**-18
現存 10

●こ

コーピング・スキル 198
コーピング方法 183, 184
コーマワーク 104
コミットメント 19
コミュニケーション 4, 11, 17, 21, 28, 42, 48, 62, 72, 88, 93, **99**-101, 103, 110, 119, 231
コラージュ 206, 212, 215
――療法 85, 157, **158**, 204
コンサルテーション **28**, 80
コンテクスト 17
孤独 117, **201**, 217, 229, 234, 241, 245, 256
――感 196, 207, 216
孤立感 197, 207, 208
個人カウンセリング 27, 28, 76, 183, 185, 265
個性的記述 18

個別化 19
行動化（acting out） 31, 39, 114, 159, **245**, 246, 261, 265
行動主義 3
行動の意味 13, 22, 105, **113**, 117
河野 172
構成的グループ 233, 236
構造化された精神医学的介入グループ 184
構造的アプローチ 17
告知 258-260
心のケア 24, 42, **68**, **69**, 72, **228**
心のスーパービジョン 266
心への侵襲 86, 172
困ったことに対する心の営む能力 **124**, 168, 176, 263, 267

●さ

サックス（Sacks） 121
サポートグループ 27, 28, 76, 158, **183**-185, 187, 194, 195, 198, 200, 205, 216, 217, 226, 230, 234, 247, 265, 271
再構成 105
――法 105

●し

ジェンドリン 8, 49-51, 64, 96, 97, 99
ジオルジー（Giorgi） 17, 18
ジュラード（Jourard） 137
ジョセフ（Joseph） 12
ジョンソン（Johnson） 10
支持・表出型グループ 184
死の顕在化 **238**, 239, 246
死の不安 142, 158, 184, 186, 195, 196, 208, 214,

291

239, 245, 249, 256
死別 217, 218
―― グループ 217
自然科学 129
自然科学的アプローチ 18
自己 4, 5, 7, 13, 14, 58, 60, 65, 107, 108, 157, 168, 175, 202, 239, 244, 256
―― 一致 7, 44, 61–64, 110, 137
―― 開示 94, 137
―― 指示的 4
―― 受容 14, 62, 195, 197, 198, 207, 208
―― と経験の一致 4, 8, 50
―― と経験の不一致 4
―― の経験と自己概念との不一致 8, 50
―― 表現 107, 156
―― 理解 3, 13, 14, 268
自己概念 3, 4, 8, 51
―― と経験の一致 4
自己実現 3, 5–7, 13
―― 過程 6, 7, 11, 13, 25, 78, 167, 261
自尊心 (self-esteem) 183, 196, 198, 245
事実と真実 109
事例検討 105, 107, 234
―― 会 28
質的研究 90
実存 175
実存的 17, 195, 198, 207, 256
―― 不安 238
社会的 67
主観的 89, 90, 92
――・内的世界 4
―― 意味 238
―― 世界 179
主体 17, 19, 20, 91
主体性 200
守秘義務 36, 82, 87
受容 4, 7, 14, 21, 41, 45, 60–62, 75, 85, 142, 197,

207, 209, 216, 217, 244, 250, 255, 257, 260, 268
終結 37, 86, 90
十分に機能している人間 5
純粋性 7
初回面接 79, 82, 84
焦点づけ 8, 53, 57
状況の意味づけ 239, 243, 248
情緒的サポート 183, 184, 203
情報的サポート 183
心身両面からのアプローチ 198, 200
心的感覚麻痺 75, 251, 270
心理教育 184, 236
心理社会的 15, 198
心理的 67
―― ケア 93, 107, 228, 230
身心一如 15
身体感覚 8, 50, 52, 58, 59, 96, 99, 151, 155, 157, 204, 256
身体接触 21, 30, 31, 39, 85, 102, 152
身体像 (body-image) 246
真実 3, 69, 90, 92, 107, 109, 110, 117, 120, 121, 149, 228, 230, 257
真実性 7
診断と仮説的解釈 112
人格障害 115, 162, 164

●す

スーパーバイザー 92, 93, 163, 166, 265, 269
スーパービジョン 92, 166, 265
スケープゴート 229
ステレオタイプ 111
ストレス 28, 113, 156, 165, 183, 217, 228, 229, 235, 249, 251, 258, 271

――・マネージメント 184
―― マグニチュード 258
スピーゲル (Spiegel) 128, 184, 195, 198, 207
スピリチュアリティ 256, 257
スピリチュアル 67, 198, 202, 207, 256
―― ケア 10, 15, 150, 256
―― ペイン 256
スピリチュアルな痛み 31

●せ

セラピーとケア 269
セルフケア 112, 251
セルフヘルプ 230, 235
――・グループ 183–185, 200, 270
せん妄 71, 149
生活・生命の質 (QOL) 71, 184
生活世界 17, 87
成長 3, 4, 6, 13, 51, 65, 75, 106, 108, 195, 200, 202, 217, 261
――, 人間的 108
成長促進的精神的環境 4, 6
成長促進的な環境 4
西洋医学 129
精神的ケア 24, 26–29, 33, 39, 70, 71, 74–76, 78, 81, 177, 226, 249
―― システム 74
精神的健康 28, 260
精神分析学 3
精神力学説 129
先入見 16, 19
専門看護師 (クリニカル・ナース・スペシャリスト, Clinical Nurse Specialist) 20, 23, 26–28

潜在可能性 3
潜在的要求 33
潜在力
　　　5, 6, 13, 139, 167, 262
全人的アプローチ
　　　　　　11, 24, 78, 198
全人的医療 67

●そ

ソーシャルサポート
　　　　　　　　115, 201
双方通行 118
　── のコミュニケーション　100, 101
相互交流性コミュニケーション　121, 266
相互作用理論 12
相互支援 195
相互理解
　　　195, 197, 198, 207, 208
喪失 23, 217, 239, 256
　── 感 215, 227
　── 体験 216, 245
躁的防衛 113
側に居る(こと)　10, 31,
　　144, 147, 148, 153, 257
存在的主張(existential
　claim) 18

●た

ターミナルケア
　　　　　32, 40, 103, 249
ダイナミクス 39
ダヴィットセン＝ニールセン 217
他者受容 14
体験 22
　── 過程
　　　　8, 49-53, 85, 96, 99
　── 学習 94
　── 世界 36, 48, 70, 72,
　　77, 87-89, 92, 179, 238,
　　246, 248, 252, 257, 260
体験の意味

　　11, 29, 49, 61, 65, 91, 167
　──(下位) 30, 46
　──(上位) 30, 46
　── の直観的把握
　　　　　　　　　52-54
対決(confrontation)
　　　56, 62, 94, 190, 191
対象世界 241
対人関係 12, 16, 74, 104,
　　232, 233, 240
　── 理論 12
対話 13, 20, 21, 29, 31, 65,
　　66, 69, 72, 88, 107, 109,
　　118, 145, 149, 151, 152,
　　178, 181, 234, 259
退行 113
代替医療(療法) 128, 129
竹内 101
武井 270
短期型サポートグループ
　　155, 157, 185, 209, 211

●ち

チーム・アプローチ 68
チーム医療 36, 67-69, 72,
　　74, 82, 87, 160, 178, 232,
　　271
治療構造 40, 41, 84, 85
治療的自己利用 14
治療的人間関係 41
治療の枠組み 40
知性化 114
置換(置き換え) 113
違いに耐える 237
逐語録 91
直面 94
直面化 23, 35, 62, 196
直観的 33, 53, 94

●つ, て

繋がり 256, 259, 270
壺イメージ療法 158, 204
ティータイム
　　187, 189, 192, 193, 219

デカセクシス 148

●と

トラベルビー(Travelbee)
　　　　　　　12, 14, 20
ドリームボディ・ワーク
　　　　　　　　　104
取り引き(取引) 216, 255
土井 46, 48
投影同一化 266
透析拒否の心理 240, 245
統合的アプローチ 74
統合的ケア 36, 70
同質性 195, 236
共に在る(こと)
　　　10, 144, 151, 152, 256
共に居る(こと)
　　　　85, 145, 178, 257
共に揺れる 152

●な

ナース・カウンセラー
　　　19, 23-24, 26, 27, 70
ナース・サイコセラピスト
　　　　　　　　　23
ナイチンゲール(Nightin-
　gale) 14
ナラティブ 65, 66
　── ・アプローチ 65
　── ・セラピー 65
成田 48, 62, 63, 79, 138,
　　159, 251, 254
内的現実 72
内的世界 41, 47, 49
中井久夫
　　　42, 66, 145, 162, 235

●に, の

ニコルス(Nichols) 29, 93
二元性 19
二元論 129
二者関係
　　　36, 159, 160, 180, 261

人間科学的心理学 17
人間関係
　20, 28, **107**, 108, 227, 233
人間性 14
──　心理学 **2**, **3**, 15
人間中心のアプローチ
　　　　　　　　2, 6
人間的回復 24
ノーベック（Norbeck J）
　　　　　　　　271

●は

ハーメス（Hames） 12
ハイデガー（Heidegger M）
　　　　　　　17, 19
バーンアウト 75, 93, 270
パークス 216, 217
パースィ 16
パーソナリティ **4**, **7**, **9**,
　12, **14**, 65, 114, 218, 245
パーソン・センタード・アプ
　ローチ 65
破壊性 5
話す 47
離す 47
春木 159, 245
反動形成 113

●ひ

否認　23, 112, **113**, 123,
　124, 128, 139, 161, 216,
　244, 245
非言語的共感的理解
　　　　　　60, 101, 152
非言語的コミュニケーショ
　ン　85, 101, **152**
非言語的対話 22
非言語的表現 90, 91
非言語的要求 33
非構成的グループ 236
悲哀 **216**, 217
悲嘆 15, 23, 215–217, 219,
　222, 225, 226
──　過程 **216**

──　療法 217
暇そうにみえること 43
平山 32, 172

●ふ

ファウズィー 184, 185
ファシリテーター 75,
　107, 110, 180, 187, 204,
　219, 220, 223–225, 228,
　231, 234
フィードバック 95
フェルトセンス 97
フォーカサー 97
フォーカシング 8, 49, **51**,
　58, 64, 85, **96**, **97**, **154**,
　155, **157**, 187, 194, 196,
　198, 204, 210, 212, 215,
　219, 224, 235, 246
フォローアップ・セミナー
　　　　186, 187, 192, **200**
フッサール 17
フロイト（Freud S） 5
──　理論 3
フロム（Fromm E） 5, 14
──　の見解 14
ブレーンストーミング
　187, **188**, 194, 196, 201,
　207
プライバシー 36, 77, 119
プレゼンス 145
プロセス・ワーク 104
プロセス指向心理学 104
不安　10, 11, 32, 33, 37, 57,
　71, 79, 80, 82, 85, 86, 89,
　90, 112, 145, 150, 154, 156,
　169, 172, **176**, 186, 197,
　201, 214, 228, 243, 244,
　256
不一致 23
不確実性（不確かさ）
　240, 241, 245, 256, 270
複雑性悲嘆 215
普遍性 **195**, 207, 236
普遍的 18, 66, 248, 249
触れる 11, **30**, **31**, 39,

　101–104, 130, 152, 153
分離−固体化期 246
分裂 114

●へ

ヘルパーセラピー原理
　　　　　　　　184
ベナー（Benner） 10–12,
　19, 22, 46, 103, 129, 151,
　227, 270
ペプロウ 12, 13

●ほ

ホームズ（Holmes TH）
　　　　　　　　258
ホール（Hall） 101, 102
ホリスティックケア 67
母性 66
──　性 32, **172**, 173
防衛機制 **113**, **114**, 123
防衛的態度 107

●ま

マーティン（Martin） 10
マーラー（Mahler MS）
　　　　　　　　245
マスロー（Maslow AH）
　　　　　2, 3, 5, 6, 14
待つ　**138**–**140**, **142**, 148
間の相互性 266
間を置く（こと）（clearing a
　space）　97, 99, **156**, 194,
　196, 246, 267
増井 124

●み

ミンデル（Mindell） 104
三好 101
見捨てられ体験 246, 261
見捨てられ不安 261, 266
見立て　79, 89, 106, 134,
　162–164
見藤 21

密接距離　101, 102

●む

無意識的　113
無条件の肯定的配慮
　　7, 8, 44, 61-62, 64, 110
無知のアプローチ　65
無(能)力　121, **269**, 270
　── 感　160, 216, 261, **269**

●め，も

メルロポンティ（Merleau-Ponty M）　17, 18
モラールサポート　183
燃えつき（burnout）
　　28, 271
物語　65, 119, 179

●や，ゆ

ヤーロム
　　195, 198, 207, 217, 236
柳澤　45, 120, 121
柳　103

●よ

寄り添う（こと）　31, **38**, 42, 86, 119, 125, 147, **148**, 214, 253, 269
抑うつ　11, 79, 90, **113**, 154, 156, **216**, 246, 255

●ら，り

ラーソン　270
ライフレビュー　139
リースマン（Riessman）
　　183
リエゾン
　　27, 28, 174, 178, 229
　── 精神科医　76
　── 精神看護　27
　── 精神看護師　229
リラクセーション　27, 85, **155**, 187, 198, 206
療法的因子　236
　──, グループの　195
臨死意識　150
臨床心理士　39, 40, 43
臨床態度　137

●る，れ

類型化　19
レイク　217
レッテル　63, **111**, 112
レベンソン（Levenson EA）
　　63

●ろ

ロール・プレイ
　　94-96, 107, 233
ロールモデル　130
ロジャーズ（Rogers CR）
　　2-8, 23, 25, 44, 48-50, 63, 65, 94, 106
　── 理論　9, 106
ロベルツ　90

●わ

ワイスマン（Weisman）
　　248, 255
わかる　21, 39, **44**, 46
分かる　45, 46
判る　45, 46
解る　44, 46
枠組み　78, 108, **111**, 121, 203, 219, 269
　──, 自分の　**61**
　──, 治療の　78, 186, 226
鷲田　30, 65, 145, 148, 270

【著者略歴】

広瀬寛子

1959年　金沢市に生まれる
1983年　千葉大学看護学部卒業．その後，石川県立中央病院勤務
1988年　千葉大学大学院看護学研究科(看護教育学専攻)修了
1991年　東京大学大学院医学系研究科(保健学専攻)修了，保健学博士
1991〜1993年　東京大学医学部保健学科看護学教室助手
1993〜1998年　東京都精神医学総合研究所医療看護研究部門主任研究員を経て，1998年より戸田中央総合病院看護カウンセリング室ナース・カウンセラー

●主な著書

『臨床心理リーディングガイド』(分担執筆)　サイエンス社，1991

『精神保健学』(分担執筆)　真興交易医書出版部，1993

『看護カウンセリング』　医学書院，1994

『がんと共に生きる：緩和医療のすすめ』(分担執筆)　最新医学社，1998

『カウンセリングの実習：自分を知る，現場を知る』(分担執筆)　北樹出版，1998

『パーソンセンタード・アプローチ：21世紀の人間関係を拓く』(分担執筆)　ナカニシヤ出版，1999

『緩和ケア』(分担執筆)　医学書院，2000

『いまを読み解く保健活動のキーワード』(分担執筆)　医学書院，2002

『Q&A知っておきたいモルヒネと緩和ケア質問箱101』(分担執筆)　メディカルレビュー社，2004